JN079428

厚生労働省「試験問題作成に関する手引き（令和5年4月）」に準拠

登録販売者

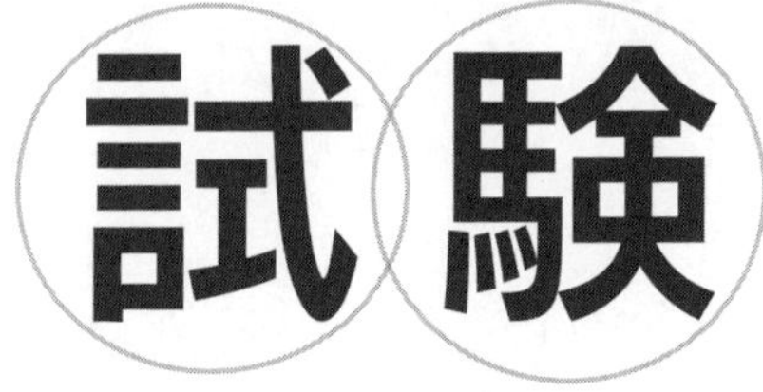

対策問題・パターン分析＆模試2回分

手引き（令和5年4月）対応

薬事日報社

はじめに

登録販売者試験の出題範囲として、厚生労働省のホームページには「試験問題の作成に関する手引き(令和5年4月)」が公表されています。これは、登録販売者試験の作問の“手引き”となっているため、これに従って学習を進めることが、登録販売者試験の合格への王道になります。

ただし、通常の難易度の“並み試験”とは一線を画し、難度の高い問題をズラリとならべてくる都道府県もあります。難問を繰りだしてくる都道府県を事前に予測することは難しく、また、試験問題の難化は合格率の顕著な低下となって現れます。この“難化試験”という存在が、登録販売試験対策上の攪乱要素になっていることは間違いないでしょう。

さて、本書は「対策問題」、「パターン分析」、「模試2回分」の三部構成としております。

出題範囲の総ざらいができる「対策問題」は、①定番の頻出ポイントに加え、②見落としがちなポイント、③正確な理解へ導くためのポイント、④重要とはいえないものの作問担当者が好むポイント、等に焦点を当てた問題群で構成しています。

並み試験はもちろんのこと、難化試験にも対処できるようになりますので、一度解いて終わりにせず、繰り返し解きながら学習していくことをお勧めします。

登録販売者試験では、“手引き”の内容に加工を施して作問が行われますが、その作問の方法にはいくつかの特徴があるため、これを知っておくと正答を選択する上で有利になる場合があります。代表的な試験問題の作成法を「パターン分析」としてまとめておりますので、作問のクセをつかんでおきましょう。

最後に「模試2回分」を収載しています。難化試験と同レベルであるため、合格基準をクリアできた方は、並み試験であればらくらく合格できます。100点以上の方は、難化試験に遭遇した場合であってもまず間違いなく合格でき、並み試験であればハイスコア合格者になります。実際の試験でも、この模試と同じ論点で問題が作成されますので、試験対策にご活用ください。

令和5年　初夏

團　野　　浩

登録販売者試験の概要

1　登録販売者とは

医薬品の販売業務は、薬剤師又は登録販売者でなければ行うことができません。登録販売者は、一般用医薬品のうち、第二類医薬品と第三類医薬品を販売できる資格です。

2　登録販売試験

① 登録販売者試験の受験資格は設けられていないため、誰でも受けることができます。

② マークシート方式の筆記試験です。

③ 120問(午前2時間で60問、午後2時間で60問)が出題され、その内訳は次のとおりです。

第1章(医薬品に共通する特性と基本的な知識)　20問

第2章(人体の働きと医薬品)　20問

第3章(主な医薬品とその作用)　40問

第4章(薬事関係法規と制度)　20問

第5章(医薬品の適正使用・安全対策)　20問

④ 合格基準は、120問中84問以上を正解すること、かつ、各章の正解率が35%以上(40%以上とする都道府県もある)であることです。

⑤ 毎年、通常1回、都道府県ごとに8月末から12月、翌年1月にかけて試験が行われます。

⑥ 試験の日時、場所、申込方法等は、5月頃から各都道府県のホームページ等に掲載されます。

⑦ どの都道府県の試験でも受けることができます。例えば、埼玉県に居住する人が、群馬県の試験を受験することもできます。また、同一年度に複数の都道府県の試験を受けることができます。例えば、同じ年に山梨県、神奈川県、静岡県の3つの試験を受けることもできます。

(注) 令和 2～4 年度実施の試験においては、新型コロナウイルス感染症の拡大防止のため、願書提出時点で当該都道府県に在住、通勤又は通学している人の受験に制限した都道府県もありました。

⑧ 1つの都道府県で合格すれば、どこの都道府県でも有効です。例えば、北海道の試験合格者が、沖縄県で登録販売者として働くこともできます。

⑨ 試験合格に有効期限はありません。一度合格すれば、一生涯にわたって、登録販売者として働くことができます。

3　出題範囲

厚生労働省作成の「試験問題作成に関する手引き」から出題されるため、この“手引き”に沿った学習が合格の近道になります。

4　販売従事登録

試験合格者は、勤務地の都道府県で販売従事登録を受けることにより、登録販売者として働くことができます。販売従事登録の申請方法は、各都道府県のホームページ等に掲載されています。

目 次

対策問題　出題範囲を総ざらい

第１章　医薬品に共通する特性と基本的な知識

第２章　人体の働きと医薬品

第３章　主な医薬品とその作用

第4章　薬事関係法規・制度

第5章　医薬品の適正使用・安全対策

パターン分析

模試2回分

別冊　解答編

対策問題 解答

模試2回分 解答

登録販売者試験対策問題・
パターン分析＆模試２回分
手引き(令和５年４月)対応

対策問題

出題範囲を総ざらい

DOMO

第１章　医薬品に共通する特性と基本的な知識

１－Ⅰ　医薬品概論

１　医薬品の本質

〔★ 重要な問題　◎ 出題範囲の改正(令和５年４月)に伴う新問〕

1-Ⅰ　医薬品概論　★　　チェック　□　□

問１　「医薬品の本質」に関する記述について、正しい組合せはどれか。

a　医薬品は人体にとって異物である。

b　医薬品は期待される有益な効果をもたらすものであり、好ましくない反応を生じることはない。

c　人体に対して使用されない医薬品でも、人体がそれに曝されて健康を害することもある。

d　医薬品には、検査薬は含まれない。

１(a，b)　２(a，c)　３(b，d)　４(c，d)

1-Ⅰ　医薬品概論　★　　チェック　□　□

問２　「医薬品の本質」に関する記述について、正しい組合せはどれか。

a　医薬品が人体に及ぼす作用は複雑、かつ、多岐に渡り、そのすべては解明されていない。

b　一般の生活者においては、薬剤師や登録販売者に相談しなくても、一般用医薬品の効能、効果や副作用等について誤解や認識不足を生じることはない。

c　医薬品は、効能効果、用法用量、副作用等の必要な情報が適切に伝達されることを通じて、購入者等が適切に使用することにより、初めてその役割を十分に発揮する。

d　健康被害の発生の可能性がなければ、製品回収等の措置がなされることはない。

１(a，c)　２(b，c)　３(b，d)　４(a，d)

1-Ⅰ　医薬品概論　★　　チェック　□　□

問３　「医薬品の本質」に関する記述について、誤ったものはどれか。

１　一般用医薬品は、医療用医薬品と比較すれば保健衛生上のリスクは相対的に低いと考えられる。

２　医薬品は、人の疾病の診断、治療もしくは予防に使用されること、又は人の身体の構造や機能に影響を及ぼすことを目的とする生命関連製品である。

３　人体に対して使用されない医薬品の殺虫剤であれば、誤って人体がそれに曝されても、健康を害することはない。

問4 「一般用医薬品」に関する記述について、正しい組合せはどれか。

a 一般用医薬品の添付文書や製品表示には、効能効果、用法用量、副作用等の必要な情報が記載されている。

b 購入者等が、適切に選択し、適正に使用するためには、販売に専門家が関与し、購入者等が知りたい情報を十分に得ることができるよう相談に対応することが不可欠である。

c 一般用医薬品の販売等に従事する専門家は、常に新しい有効性、安全性等に関する情報の把握に努める必要がある。

d 市販前に有効性、安全性等が確認されれば、市販後に医学・薬学の新たな知見、使用成績等に基づき、その有効性、安全性等の確認が行われることはない。

	a	b	c	d
1	正	正	正	正
2	正	正	正	誤
3	正	正	誤	正
4	正	誤	正	誤
5	誤	正	正	正

問5 「一般用医薬品とPL法」に関する記述について、( )の字句の正しい組合せはどれか。

一般用医薬品として販売される製品は、製造物責任法((a))の対象でもある。(a)法は、(b)、人の生命、身体、財産に係る被害が生じた場合における製造業者等の損害賠償の責任について定めている。

	a	b
1	PL法	製造物に欠陥があったかどうかにかかわらず
2	PL法	製造物の欠陥により
3	QOL法	製造物に欠陥があったかどうかにかかわらず
4	QOL法	製造物の欠陥により

2 医薬品のリスク評価

問6 「医薬品のリスク評価」に関する記述について、正しい組合せはどれか。

a 医薬品は、使用方法を誤ると健康被害を生じることがある。

b 医薬品の効果とリスクは、用量と作用強度の関係(強度－反応関係)に基づいて評価される。

c 投与量と効果の関係は、薬物用量の増加に伴い、効果の発現が検出されない「無作用量」から、最小致死量を経て「治療量」に至る。

d LD_{50}は、薬物の毒性の指標として用いられる。

1(a,b) 2(a,c) 3(a,d) 4(c,d)

1-I　医薬品概論　　チェック　□ □

問7　「医薬品のリスク評価」に関する記述について、正しい組合せはどれか。

a　少量の医薬品の投与であっても、長期投与されれば慢性的な毒性が発現する場合がある。

b　少量の医薬品の投与であっても、発がん作用を生じる場合がある。

c　少量の医薬品の投与であっても、胎児毒性を生じる場合がある。

d　少量の医薬品の投与であっても、臓器の機能不全を生じる場合がある。

	a	b	c	d
1	正	正	正	正
2	正	正	正	誤
3	正	正	誤	正
4	正	誤	正	誤
5	誤	正	正	正

1-I　医薬品概論　★　　チェック　□ □

問8　「医薬品のリスク評価」に関する記述について、正しい組合せはどれか。

a　GLPは、医薬品の安全性に関する非臨床試験の基準である。

b　日本においては、臨床試験の実施の基準としてGCPが定められているが、これは国際的な基準ではない。

c　GPSPは、医薬品の製造販売後の調査及び試験の実施の基準である。

d　GVPは、医薬品の製造後安全管理の基準である。

1(a,b)　2(a,c)　3(a,d)　4(c,d)

3　健康食品

1-I　医薬品概論　　チェック　□ □

問9　「健康食品」に関する記述について、正しい組合せはどれか。

a　特定保健用食品は、特定の保健機能を示す有効性や安全性等に関する国の審査を受けたものではない。

b　栄養機能食品は、身体の健全な成長や発達、健康維持に必要な栄養成分(ビタミン、ミネラル等)の補給を目的としたものである。

c　機能性表示食品は、事業者の責任で科学的根拠をもとに疾病に罹患していない者の健康維持及び増進に役立つ機能を商品のパッケージに表示するものとして国に届出されたものである。

d　健康食品の誤った使用方法や個々の体質により健康被害を生じた例が報告されている。

	a	b	c	d
1	正	正	正	正
2	正	正	正	誤
3	正	正	誤	正
4	正	誤	正	誤
5	誤	正	正	正

4　セルフメディケーションへの積極的な貢献

1-I　医薬品概論　　　　　　　　　　　　　　　　　　チェック　□　□

問 10　「セルフメディケーション」に関する記述について、正しい組合せはどれか。

a　地域住民の健康相談を受け、一般用医薬品の販売や必要な時は医療機関の受診を勧める業務は、セルフメディケーションの推進に欠かせない。

b　登録販売者は、薬剤師や医師、看護師など地域医療を支える医療スタッフ等とも連携をとって、地域住民の健康維持・増進、生活の質の改善・向上などに携わることが望まれる。

c　地域包括ケアシステムでは、自分、家族、近隣住民、専門家、行政など全ての人たちで協力して個々の住民の健康を維持・増進していくことが求められる。

d　条件を満たした場合に医療用医薬品の購入の対価について、一定の金額をその年分の総所得金額等から控除するセルフメディケーション税制が導入されている。

	a	b	c	d
1	正	正	正	誤
2	正	正	誤	正
3	正	誤	正	正
4	誤	正	正	正
5	正	正	正	正

1－II　医薬品の効き目や安全性に影響を与える要因

1　副作用

1-II　医薬品の効き目や安全性に影響を与える要因　★　　　　チェック　□　□

問 11　「医薬品の副作用」に関する記述について、（　）の字句の正しい組合せはどれか。

WHO(世界保健機関)の定義によれば、医薬品の副作用とは、「疾病の予防、（ a ）、治療のため、又は身体の（ b ）を正常化するために、人に通常用いられる量で発現する医薬品の（ c ）かつ意図しない反応」とされている。

	a	b	c
1	診断	機能	有害
2	診断	構造	不快
3	診断	機能	不快
4	検査	構造	有害
5	検査	機能	不快

1-II　医薬品の効き目や安全性に影響を与える要因　★　　　　チェック　□　□

問 12　「医薬品の作用」に関する記述について、正しい組合せはどれか。

a　医薬品の副作用は、発生原因の観点から、相互作用によるものとアレルギーに大別することができる。

b　薬物が生体の生理機能に影響を与えることを生理作用という。

c　医薬品が人体に及ぼす作用は解明されており、十分に注意して適正に使用された場合、重大な副作用を引き起こすことはない。

d　副作用は、容易に異変を自覚できるものとは限らない。

	a	b	c	d
1	正	誤	正	誤
2	誤	誤	誤	正
3	正	正	誤	正
4	誤	誤	正	正
5	誤	正	誤	誤

1-II　医薬品の効き目や安全性に影響を与える要因　★　　　チェック　□　□

問13　「一般用医薬品と副作用」に関する記述について、誤ったものはどれか。

1　副作用は、眠気や口渇等の比較的よく見られるものから、日常生活に支障を来す程度の健康被害を生じる重大なものまで様々である。

2　一般用医薬品は、軽度な疾病に伴う症状の改善を図るためのものである。

3　一般用医薬品は、副作用の兆候が現れたときには、基本的に用量を減らし継続して使用することとされている。

4　医薬品を使用する人が副作用をその初期段階で認識することにより、副作用の種類に応じて速やかに適切に処置し、又は対応し、重篤化の回避が図られることが重要である。

1-II　医薬品の効き目や安全性に影響を与える要因　★　　　チェック　□　□

問14　「アレルギー」に関する記述について、正しい組合せはどれか。

a　アレルギーには体質的な要素はあるが、遺伝的な要素はない。

b　アレルギーは、一般的にあらゆる物質によって起こり得るものであるため、医薬品の薬理作用等とは関係なく起こり得る。

c　医薬品によるアレルギーは、内服薬だけに限られ、外用薬で引き起こされることはない。

d　医薬品には、牛乳を原材料として作られているものはないため、牛乳に対するアレルギーがある人は注意する必要はない。

	a	b	c	d
1	正	誤	正	誤
2	正	誤	誤	正
3	誤	正	誤	誤
4	誤	正	誤	正
5	正	正	正	誤

1-II　医薬品の効き目や安全性に影響を与える要因　★　　　チェック　□　□

問15　「アレルギー」に関する記述について、正しい組合せはどれか。

a　免疫は、細菌などが人体に取り込まれたとき、人体を攻撃するために生じる反応である。

b　アレルギーを引き起こす原因物質をアナフィラキシーという。

c　通常の免疫反応の場合、炎症やそれに伴って発生する痛み、発熱等は、人体にとって有害なものを体内から排除するための必要な過程であるが、アレルギーにおいては過剰に組織に刺激を与える場合も多い。

d　医薬品にアレルギーを起こしたことのない人でも、病気等に対する抵抗力が低下している状態などの場合、医薬品によるアレルギーを生じることがある。

	a	b	c	d
1	誤	誤	正	正
2	誤	正	誤	誤
3	正	正	誤	正
4	正	誤	正	誤
5	正	正	正	正

1-II　医薬品の効き目や安全性に影響を与える要因　★　　　チェック　□　□

問16　「アレルギー」に関する記述について、(　)の字句として正しいものはどれか。

アレルゲンと(　)添加物としては、黄色4号、カゼイン、亜硫酸塩等が知られている。

1　なり得る　　2　ならない

2　不適正な使用と副作用

1-II　医薬品の効き目や安全性に影響を与える要因　★　　チェック　□　□

問 17　「一般用医薬品の不適正な使用」に関する記述について、正しい組合せはどれか。

a　一般用医薬品は、購入者等の誤解や認識不足のために適正に使用されないことがある。

b　「多く飲めば早く効く」等と短絡的に考えて、定められた用量を超える量を服用するなど、安易に医薬品を使用するような場合には、特に副作用につながる危険性が高い。

c　便秘薬や総合感冒薬、解熱鎮痛薬などを長期連用しても、肝臓や腎臓などを傷めたりする可能性はない。

d　購入者等が医薬品を使用する前に添付文書や製品表示を必ず読むなどの適切な行動がとられ、その適正な使用が図られるよう、医薬品の販売等に従事する専門家により、購入者等の理解力や医薬品を使用する状況等に即して説明がなされるべきである。

	a	b	c	d		a	b	c	d
1	正	正	誤	正	2	正	正	正	誤
3	正	誤	誤	正	4	誤	正	正	正

1-II　医薬品の効き目や安全性に影響を与える要因　★　　チェック　□　□

問 18　「一般用医薬品の不適正な使用」に関する記述について、正しい組合せはどれか。

a　医薬品は、その目的とする効果に対して副作用が生じる危険性が最小限となるよう、使用する量や使い方が定められている。

b　症状を一時的に緩和するだけの対処を漫然と続けることは、適切な治療の機会を失うことにつながりやすい。

c　一般用医薬品には、習慣性・依存性がある成分を含んでいるものはない。

d　定められた用量を超えて服用すると急性中毒を生じる危険性が高くなる。

	a	b	c	d		a	b	c	d		a	b	c	d
1	正	正	正	誤	2	正	正	誤	正					
3	正	誤	正	正	4	誤	正	正	正	5	正	正	正	正

1-II　医薬品の効き目や安全性に影響を与える要因　　チェック　□　□

問 19　「一般用医薬品の不適正な使用」に関する記述について、正しい組合せはどれか。

a　薬物依存とは、ある薬物の精神的な作用を体験するために、その薬物を連続的、あるいは周期的に摂取することへの強迫を常に伴っている行動等によって特徴づけられる精神的・身体的な状態をいう。

b　薬物依存が形成された場合は、いかなる場合であっても簡単に離脱することができる。

c　医薬品を本来の目的以外の意図で、みだりに他の医薬品や酒類等と一緒に摂取するといった乱用がなされると、過量摂取による急性中毒等を生じる危険性が高くなる。

	a	b	c		a	b	c
1	正	正	正	2	正	正	誤
3	正	誤	正	4	誤	誤	正

3　相互作用と飲み合わせ

1-II　医薬品の効き目や安全性に影響を与える要因　★　　チェック　□　□

問20　「一般用医薬品の相互作用」に関する記述について、誤ったものはどれか。

1　複数の疾病を有する人では、疾病ごとにそれぞれ医薬品が使用される場合が多く、相互作用に関して特に注意が必要となる。

2　かぜ薬、解熱鎮痛薬、鎮静薬、鎮咳去痰薬、アレルギー用薬等では成分や作用が重複することが多く、通常、これらの薬効群に属する医薬品の併用は避けることとされている。

3　相互作用による副作用のリスクを減らす観点から、緩和を図りたい症状が明確である場合には、なるべくその症状に合った成分のみが配合された医薬品を選択することが望ましい。

4　登録販売者は、一般用医薬品の購入者等に対し、医療機関等から交付された薬剤を使用している場合には、その薬剤の使用を中止するよう説明すべきである。

1-II　医薬品の効き目や安全性に影響を与える要因　★　　チェック　□　□

問21　「医薬品と食品との飲み合わせ」に関する記述について、正しい組合せはどれか。

a　食品との相互作用は、食品と飲み薬が体内で相互作用を生じる場合が主に想定される。

b　外用薬や注射薬であれば、食品によって医薬品の作用や代謝に影響を受ける可能性はない。

c　カフェインやビタミンA等のように、食品中には医薬品の成分と同じ物質が存在する場合があり、それらを含む医薬品と食品を一緒に服用すると過剰摂取となるものがある。

d　生薬成分が配合された医薬品の効き目又は副作用を増強させる食品はない。

	a	b	c	d
1	正	正	正	誤
2	誤	誤	正	正
3	正	正	誤	正
4	正	誤	正	誤
5	誤	正	正	誤

1-II　医薬品の効き目や安全性に影響を与える要因　★　　チェック　□　□

問22　「医薬品と食品との飲み合わせ」に関する記述について、(　)の字句の正しい組合せはどれか。

酒類(アルコール)をよく摂取する者では、肝臓で代謝されるアセトアミノフェンが、通常よりも(　a　)なり、体内から医薬品が(　b　)消失して十分な薬効が得られなくなることがある。

	a	b
1	代謝されにくく	ゆっくり
2	代謝されにくく	速く
3	代謝されやすく	ゆっくり
4	代謝されやすく	速く

4　小児・高齢者・妊婦、授乳婦等への配慮

1-II　医薬品の効き目や安全性に影響を与える要因　　　チェック　□　□

問 23　「年齢区分」に関し、新生児、乳児、幼児という場合のおおよその目安として、正しい組合せはどれか。

	新生児	乳児	幼児
1	生後１週未満	生後１週以上１歳未満	１歳以上３歳未満
2	生後１週未満	生後１週以上３歳未満	３歳以上５歳未満
3	生後４週未満	生後４週以上１歳未満	１歳以上５歳未満
4	生後４週未満	生後４週以上３歳未満	３歳以上７歳未満
5	生後４週未満	生後４週以上１歳未満	１歳以上７歳未満

1-II　医薬品の効き目や安全性に影響を与える要因　★　　　チェック　□　□

問 24　「小児の医薬品の使用」に関する記述について、正しい組合せはどれか。

a　小児は、大人と比べて身体の大きさに対して腸が短く、服用した医薬品の吸収率が低い。

b　小児は、吸収されて循環血液中に移行した医薬品の成分が脳に達しやすいため、中枢神経系に影響を与える医薬品で副作用を起こしやすい。

c　小児は、肝臓や腎臓の機能が未発達であり、医薬品の成分の代謝・排泄に時間がかかり、作用が強く出過ぎたり、副作用がより強く出ることがある。

d　小児用の用法用量が定められていない医薬品の場合は、成人用の医薬品の量を減らして小児に与えるよう、保護者に対して説明して販売すればよい。

1（a，b）　2（b，c）　3（c，d）　4（a，d）

1-II　医薬品の効き目や安全性に影響を与える要因　★　　　チェック　□　□

問 25　「乳幼児」に関する記述について、正しい組合せはどれか。

a　乳児向けの用法用量が設定されている医薬品であっても、乳児は基本的には医師の診療を受けることが優先され、一般用医薬品による対処は最小限にとどめるのが望ましい。

b　乳幼児は、医薬品が喉につかえると、大事に至らなくても咳き込んで吐き出し苦しむことになり、その体験から医薬品の服用に対する拒否意識を生じさせることがある。

c　一般に乳幼児は、容態が変化した場合に、自分の体調を適切に伝えることが難しいため、医薬品を使用した後は、保護者が乳幼児の状態をよく観察することが重要である。

d　登録販売者は、乳幼児が誤って一般用医薬品を大量に飲み込んだ場合には、専門的判断が必要となることが多いので、様子がおかしいようであれば、最初に販売店に連れて来るよう説明することが重要である。

	a	b	c	d
1	正	正	誤	誤
2	正	誤	誤	正
3	誤	誤	正	正
4	誤	正	誤	正
5	正	正	正	誤

1-II　医薬品の効き目や安全性に影響を与える要因　★　　チェック　□　□

問26　「高齢者の年齢区分」のおおよその目安として、正しいものはどれか。

1　60歳以上　　2　65歳以上　　3　70歳以上　　4　75歳以上　　5　80歳以上

1-II　医薬品の効き目や安全性に影響を与える要因　★　　チェック　□　□

問27　「高齢者」に関する記述について、正しい組合せはどれか。

a　高齢者は生理機能の衰えの度合いに個人差はなく、副作用を生じるリスクの程度は年齢のみから容易に判断できる。

b　高齢者は、喉の筋肉が衰えて飲食物を飲み込む力が弱まっている場合があり、内服薬を使用する際に喉に詰まらせやすい。

c　高齢者は、細かい文字が見えづらく、添付文書や製品表示の記載を読み取るのが難しい場合等があり、情報提供や相談対応において特段の配慮が必要となる。

	a	b	c
1	正	誤	誤
2	誤	正	誤
3	誤	正	正
4	誤	誤	正
5	正	誤	正

1-II　医薬品の効き目や安全性に影響を与える要因　★　　チェック　□　□

問28　「高齢者」に関する記述について、正しい組合せはどれか。

a　高齢者では、医薬品の取り違えや飲み忘れを起こしやすい傾向があり、家族や周囲の人の理解や協力も含めて、医薬品の安全使用の観点からの配慮が重要となることがある。

b　一般に、高齢者は生理機能が衰えつつあり、特に肝臓や腎臓の機能が低下していると医薬品の作用が強く現れやすい。

c　高齢者は、持病(基礎疾患)を抱えていることが多く、一般用医薬品の使用によって基礎疾患の症状が悪化したり、治療の妨げとなる場合がある。

	a	b	c
1	正	正	誤
2	正	誤	誤
3	誤	誤	正
4	誤	正	誤
5	正	正	正

問 29　「女性と医薬品」に関する記述について、正しい組合せはどれか。

a　妊婦が一般用医薬品を使用することにより症状の緩和を図ろうとする場合には、一般用医薬品による対処が適当かどうかを含めて慎重に考慮したうえで使用しなければならない。

b　胎盤には、胎児の血液と母胎の血液とが混ざらない仕組みがあり、胎児への医薬品の成分への移行は完全に防御されている。

c　ビタミンＣ含有製剤は、妊娠前後の一定期間に通常の用量を超えて摂取すると胎児に先天異常を起こす危険性が高まるとされている。

d　医薬品の種類によっては、体に吸収された医薬品の成分の一部が乳汁中に移行し、母乳を介して乳児が医薬品の成分を摂取することになる場合がある。

1（a，c）　2（a，d）　3（b，c）　4（b，d）

問 30　「女性と医薬品」に関する記述について、正しい組合せはどれか。

a　便秘薬によっては、流産や早産を誘発するおそれがあるものがある。

b　一般用医薬品においては、妊婦が使用した場合の安全性に関する評価は確立している。

c　乳幼児に好ましくない影響が及ぶことが知られている医薬品については、授乳期間中の使用を避けるか、使用後しばらくの間は授乳を避ける必要がある。

	a	b	c
1	誤	誤	誤
2	正	正	誤
3	正	誤	正
4	誤	誤	正
5	正	正	正

1-II　医薬品の効き目や安全性に影響を与える要因　　チェック　□　□

問 31　「医療機関で治療を受けている人等」に関する記述について、正しい組合せはどれか。

a　医療機関で交付された薬剤を使用している人については、医師において一般用医薬品との併用の可否を判断することは困難なことが多く、登録販売者に相談するよう説明する必要がある。

b　過去に医療機関で治療を受けていたという場合には、どのような疾患について、いつ頃治癒したのかを踏まえ、一般用医薬品の購入者等が使用の可否を適切に判断することができるよう情報提供がなされることが重要である。

c　一般用医薬品を使用しようとする者が医療機関で治療を受けている場合には、疾患の程度やその医薬品の種類等に応じて、問題を生じるおそれがあれば使用を避けることができるよう情報提供がなされることが重要であり、必要に応じて、いわゆるお薬手帳を活用する必要がある。

d　医療機関で治療を受ける際には、使用している一般用医薬品の情報を医療機関の医師や薬局の薬剤師等に伝えるよう購入者等に説明することが重要である。

	a	b	c	d		a	b	c	d
1	誤	誤	誤	正	2	正	正	誤	誤
3	正	誤	正	正	4	誤	正	正	正
5	正	正	正	誤					

5　プラセボ効果

1-II　医薬品の効き目や安全性に影響を与える要因　★　　チェック　□　□

問 32　「プラセボ効果」に関する記述について、正しい組合せはどれか。

a　医薬品を使用したとき、偶発的な薬理作用により作用を生じることをプラセボ効果という。

b　医薬品を使用したこと自体による楽観的な結果への期待や、条件付けによる生体反応、時間経過による自然発生的な変化等が関与して生じると考えられている。

c　医薬品を使用したときにもたらされる反応や変化には、薬理作用によるもののほか、プラセボ効果によるものも含まれている。

d　プラセボ効果によってもたらされる反応には、不都合なもの(副作用)は含まれない。

1(a,b)　2(b,c)　3(c,d)　4(a,d)

6　医薬品の品質

1-II　医薬品の効き目や安全性に影響を与える要因　★　　　チェック　□ □

問 33　「医薬品の品質」に関する記述について、正しい組合せはどれか。

a　医薬品に表示されている「使用期限」は、未開封状態で保管された場合に品質が保持される期限である。

b　一般用医薬品は購入された後、すぐに使用されるとは限らず、家庭における常備薬として購入されることも多いことから、外箱等に記載されている使用期限から十分な余裕をもって販売等がなされることが重要である。

c　医薬品は適切な保管・陳列がなされていれば、経時変化による品質の劣化は起こらない。

d　医薬品は、高い水準で均一な品質が保証されており、配合されている成分(有効成分及び添加物成分)に、高温や多湿、光(紫外線)等によって品質の劣化(変質・変敗)を起こすものはない。

	a	b	c	d
1	誤	誤	正	正
2	正	誤	誤	正
3	正	正	誤	誤
4	誤	正	誤	誤
5	誤	正	正	誤

1－III　適切な医薬品選択と受診勧奨

1　一般用医薬品で対処可能な症状等の範囲

1-III　適切な医薬品選択と受診勧奨　★　　　チェック　□ □

問 34　「一般用医薬品の定義」に関する記述ついて、(　)の字句の正しい組合せはどれか。

一般用医薬品　医薬品のうち、その効能及び効果において人体に対する作用が(a)ものであって、(b)その他の医薬関係者から提供された情報に基づく(c)の選択により使用されることが目的とされているもの(要指導医薬品を除く。)

	a	b	c
1	緩和な	医師	需要者
2	緩和な	薬剤師	消費者
3	著しくない	医師	消費者
4	著しくない	薬剤師	需要者
5	緩和な	医師	消費者

1-III　適切な医薬品選択と受診勧奨　★　　　チェック　□ □

問 35　「一般用医薬品の役割」として、正しい組合せはどれか。

a　重度な疾病の治療　　b　生活の質(QOL)の改善・向上

c　健康状態の自己検査　　d　健康の維持・増進

	a	b	c	d
1	正	正	正	正
2	正	正	正	誤
3	正	正	誤	正
4	正	誤	正	正
5	誤	正	正	正

1-III　適切な医薬品選択と受診勧奨　　　チェック　□　□

問 36　「一般用医薬品」に関する記述について、正しい組合せはどれか。

a　情報提供は、医薬品の販売促進に結びつけることを前提としている。

b　高熱や激しい腹痛がある場合等の症状が重いときに、一般用医薬品を使用することは、一般用医薬品の役割を考えると、適切な対処とはいえない。

c　一般用医薬品で対処可能な範囲は医薬品を使用する人によって変わってくるものであり、乳幼児や妊婦等では通常の成人の場合に比べ、その範囲は限られたものとなる。

d　一般用医薬品には、使用すればドーピングに該当する成分を含んだものはない。

1（a,b）　2（b,c）　3（c,d）　4（a,d）

2　販売時のコミュニケーション

1-III　適切な医薬品選択と受診勧奨　★　　　チェック　□　□

問 37　「コミュニケーション」に関する記述について、正しいものはどれか。

1　医薬品の販売に従事する専門家が一般用医薬品の選択や使用を判断する主体である。

2　添付文書による医薬品の情報提供を常に行っており、特定の顧客に長時間接客することは不公平であるので、会話しやすい雰囲気づくりはするべきではない。

3　医薬品の販売に際して、現に症状のある本人が購入しようとしている場合は、購入者等の言葉だけでなく、その人の状態や様子全般から得られる情報も重要である。

4　購入者があらかじめ購入する医薬品を決めている場合には、購入者側の個々の状況を把握する必要はない。

1-III　適切な医薬品選択と受診勧奨　★　　　チェック　□　□

問 38　「一般用医薬品の購入者等に確認しておきたい基本的な事項（確認が義務ではない事項を含む）」として、正しい組合せはどれか。

a　その医薬品を何のために購入しようとしているのか

b　その医薬品を使用する人は、情報提供を受けている当人か家族等なのか

c　その医薬品を使用する人が、医療機関で治療を受けていないか

d　その医薬品を使用する人が、健康保険に加入しているか

	a	b	c	d
1	正	正	誤	誤
2	正	誤	誤	正
3	誤	誤	正	正
4	誤	正	正	正
5	正	正	正	誤

1-III　適切な医薬品選択と受診勧奨　　チェック　□　□

問39　「第一類医薬品を販売する場合、薬剤師が購入者等から確認しなければならない事項(確認が義務である事項)」として、正しい組合せはどれか。

a　その医薬品を使用する人として、小児や高齢者、妊婦等なのか

b　その医薬品を使用する人が、医療機関で治療を受けていないか

c　その医薬品を使用する人が、過去にアレルギーや医薬品による副作用等の経験があるか

d　その医薬品はすぐに使用されるのか、常備薬になるのか

	a	b	c	d
1	正	正	誤	誤
2	正	誤	誤	正
3	誤	誤	正	正
4	誤	正	正	正
5	正	正	正	誤

1－IV　薬害の歴史

1-IV　薬害の歴史　★　　チェック　□　□

問40　「サリドマイド」に関する記述について、正しい組合せはどれか。

a　サリドマイド製剤は、催眠鎮静成分として承認されていた。

b　妊娠している女性がサリドマイドを摂取した場合、血液－胎盤関門を通過して胎児に移行し、主な症状として、胎児に重篤な神経症状が発生することがある。

c　先天異常の原因となる血管新生を妨げる作用は、サリドマイドの光学異性体のうち、*S*体のみが有する作用である。

d　サリドマイドは、*R*体のみで製剤化すると、催奇形性を避けることができる。

1(a,c)　2(a,d)　3(b,c)　4(b,d)

1-IV　薬害の歴史　★　　チェック　□　□

問41　「サリドマイド」に関する記述について、正しい組合せはどれか。

a　サリドマイド訴訟では、国及び製薬企業が被告となったが、1974年に和解が成立した。

b　サリドマイド製剤は、1957年に西ドイツ(当時)で販売が開始され、その後1961年11月、西ドイツのレンツ博士がサリドマイド製剤の催奇形性について警告を発し、西ドイツでは製品が回収されるに至った。

c　日本では、サリドマイド製剤の催奇形性に関して、1961年12月に西ドイツ企業からの勧告が届くと同時に、直ちにサリドマイド製剤の販売停止及び回収措置がとられた。

d　サリドマイドによる薬害事件は、日本のみで起こった薬害である。

1(a,b)　2(a,c)　3(b,d)　4(c,d)

1-IV 薬害の歴史 ★ チェック □ □

問 42 「スモン訴訟」に関する記述について、( )の字句の正しい組合せはどれか。

スモン訴訟は、(a)として販売されていたキノホルム製剤を使用したことにより、(b)に罹患したことに対する損害賠償訴訟である。

	a	b
1	催眠鎮静剤	混合性結合組織病
2	整腸剤	亜急性脊髄視神経症
3	催眠鎮静剤	亜急性脊髄視神経症
4	整腸剤	亜急性硬化性全脳炎
5	解熱鎮痛剤	混合性結合組織病

1-IV 薬害の歴史 ★ チェック □ □

問 43 「スモン」に関する記述について、正しい組合せはどれか。

a サリドマイド訴訟、スモン訴訟を契機として、1979 年、医薬品の副作用による健康被害の迅速な救済を図るため、医薬品副作用被害救済制度が創設された。

b キノホルム製剤は、米国では 1960 年にアメーバ赤痢への使用に限ることが勧告されたことから、日本でも同年に販売が停止された。

c スモンは、その症状として、認知症に類似した症状が現れ、死に至る重篤な神経難病である。

d スモン患者に対する施策や救済制度として、治療研究施設の整備、治療法の開発調査研究の推進、施術費及び医療費の自己負担分の公費負担、重症患者に対する介護事業等が講じられている。

	a	b	c	d
1	正	正	正	正
2	正	誤	誤	正
3	誤	正	正	正
4	誤	正	誤	誤
5	誤	誤	正	正

1-IV 薬害の歴史 ★ チェック □ □

問 44 「HIV 訴訟」に関する記述について、( )の字句の正しい組合せはどれか。

HIV 訴訟は、(a)患者が、ヒト免疫不全ウイルス(HIV)が混入した原料血漿から製造された(b)製剤の投与を受けたことにより、HIV に感染したことに対する損害賠償訴訟である。(c)を被告として、1989 年 5 月に大阪地裁、同年 10 月に東京地裁で提訴された。

	a	b	c
1	貧血	血液凝固因子	国
2	貧血	グロブリン	国及び製薬企業
3	血友病	血液凝固因子	国
4	血友病	グロブリン	国及び製薬企業
5	血友病	血液凝固因子	国及び製薬企業

1-IV　薬害の歴史　　チェック　□　□

問45　「HIV感染者への恒久対策等」に関する記述について、正しい組合せはどれか。

a　エイズ治療・研究開発センターの整備が推進された。

b　緊急に必要とされる医薬品を迅速に供給するための「緊急輸入」制度が創設された。

c　献血時の問診の充実が図られた。

d　製薬企業に対し、従来の副作用報告に加えて感染症報告が義務づけられた。

	a	b	c	d
1	正	正	正	正
2	正	正	正	誤
3	正	正	誤	正
4	正	誤	正	正
5	誤	正	正	正

1-IV　薬害の歴史　★　　チェック　□　□

問46　「CJD」に関する記述について、誤ったものはどれか。

1　CJD訴訟とは、脳外科手術等に用いられたヒト乾燥硬膜を介してCJDに罹患したことに対する損害賠償訴訟である。

2　CJDは、次第に腹部の膨満感から激しい腹痛を伴う下痢の症状が現れ、死に至る重篤な神経難病である。

3　CJDは、細菌でもウイルスでもないタンパク質の一種であるプリオンが原因とされ、プリオン不活化のための十分な化学的処理が行われていない製品が流通して発生した。

4　CJD訴訟等を契機に生物由来製品による感染等被害救済制度の創設がなされた。

1-IV　薬害の歴史　　チェック　□　□

問47　「C型肝炎訴訟」に関する記述について、(　)の字句の正しい組合せはどれか。

C型肝炎訴訟は、出産や手術での大量出血などの際に特定の(　)の投与を受けたことにより、C型肝炎ウイルスに感染したことに対する損害賠償訴訟である。

1　漢方処方製剤

2　インターフェロン製剤

3　モノアミン酸化酵素阻害剤

4　ニコチン含有製剤

5　フィブリノゲン製剤や血液凝固第IX因子製剤

第２章　人体の働きと医薬品

２－Ⅰ　人体の構造と働き

１　胃・腸、肝臓、肺、心臓、腎臓などの内臓器官

〔★ 重要な問題　◎ 出題範囲の改正(令和５年４月)に伴う新問〕

2-Ⅰ　人体の構造と働き　　チェック　□　□

問 48　「口腔・咽頭」に関する記述について、正しい組合せはどれか。

a　歯冠の表面は象牙質で覆われ、体で最も硬い部分となっている。

b　舌の表面には、舌乳頭という無数の小さな突起があり、味覚を感知する部位である味蕾が分布している。

c　唾液には、デンプンをデキストリンやアミノ酸に分解する消化酵素が含まれている。

d　飲食物を飲み込む運動(嚥下)が起きるときには、喉頭の入り口にある弁(喉頭蓋)が反射的に開くことにより、飲食物が喉頭や気管に流入せずに食道へと送られる。

	a	b	c	d
1	正	正	正	正
2	正	誤	正	誤
3	誤	正	誤	誤
4	誤	誤	正	正
5	正	誤	誤	誤

2-Ⅰ　人体の構造と働き　★　　チェック　□　□

問 49　「口腔・食道」に関する記述について、正しい組合せはどれか。

a　齲蝕が象牙質に達すると、歯がしみたり痛みを感じるようになる。

b　唾液は、リゾチーム等の殺菌・抗菌物質を含んでおり、口腔粘膜の保護・洗浄、殺菌等の作用もある。

c　飲食物を飲み込む運動(嚥下)が起きた後、嚥下された飲食物は、食道を通り、重力によって胃に落ち込む。

d　唾液によって口腔内は pH がアルカリ性に保たれ、酸による歯の齲蝕を防いでいる。

1(a,b)　2(a,c)　3(b,d)　4(c,d)

2-Ⅰ　人体の構造と働き　★　　チェック　□　□

問 50　「胃」に関する記述について、正しい組合せはどれか。

a　ペプシノーゲンは胃酸によって、消化酵素であるペプシンとなる。

b　胃酸は、胃内を中性に保って内容物が腐敗や発酵を起こさないようにする役割をもつ。

c　胃粘液に含まれる成分は、小腸でのビタミン B12 の吸収に重要な役割を果たしている。

d　胃内容物の滞留時間は、炭水化物主体の食品の場合には比較的長く、脂質分の多い食品の場合には比較的短い。

	a	b	c	d
1	正	誤	誤	正
2	誤	誤	正	誤
3	誤	正	誤	正
4	正	誤	正	誤
5	誤	正	誤	誤

2-I　人体の構造と働き　★　　チェック　□　□

問51　「胃」に関する記述について、誤ったものはどれか。

1　食道から内容物が送られると、その刺激に反応して胃壁の平滑筋が弛緩し容積が拡がる。
2　胃腺から塩酸(胃酸)のほか、トリプシノーゲンなどを分泌している。
3　タンパク質がペプシンによって半消化された状態をペプトンという。
4　胃液分泌と粘液分泌のバランスが崩れると、胃液により胃の内壁が損傷を受けて胃痛等の症状を生じる。

2-I　人体の構造と働き　★　　チェック　□　□

問52　「小腸」に関する記述について、正しい組合せはどれか。

a　小腸は、内壁粘膜に絨毛がないため、栄養分の吸収効率は低い。
b　十二指腸で分泌される腸液に含まれる成分の働きによって、膵液中のトリプシノーゲンがトリプシンになる。
c　回腸は、胃から連なる約25cmのC字型に彎曲した部分で、彎曲部には膵臓からの膵管と胆嚢からの胆管の開口部があり、それぞれ膵液と胆汁を腸管内へ送り込んでいる。

	a	b	c
1	正	正	誤
2	正	誤	正
3	誤	正	正
4	誤	正	誤
5	誤	誤	正

2-I　人体の構造と働き　　チェック　□　□

問53　「小腸」に関する記述について、誤ったものはどれか。

1　小腸は栄養分の吸収に重要な器官である。
2　トリプシンは、ペプトンをさらに細かく消化する酵素である。
3　トリグリセリドは、リパーゼの作用によって分解を受け、小腸粘膜の上皮細胞で吸収されるとグリコーゲンに形成される。
4　十二指腸の上部を除く小腸の内壁には輪状のひだがある。

2-I　人体の構造と働き　★　　チェック　□　□

問54　「膵臓」に関する記述について、正しい組合せはどれか。

a　膵臓は、心臓の後下部に位置する細長い臓器である。
b　膵液は弱酸性である。
c　膵臓は膵液アミラーゼやリパーゼなど、炭水化物、タンパク質、脂質のそれぞれを消化するすべての酵素の供給を担っている。
d　膵臓は、消化腺であるとともに、内分泌腺でもある。

1(a,b)　2(a,c)　3(b,d)　4(c,d)

2-I　人体の構造と働き　　　　チェック　□　□

問55　「膵臓」に関する記述について、(　)の字句として正しいものはどれか。

膵臓は、インスリン及び(　)を血液中に分泌する。

1　エレプシン　　2　アミラーゼ　　3　グルカゴン　　4　チロキシン

2-I　人体の構造と働き　★　　　　チェック　□　□

問56　「胆嚢・肝臓」に関する記述について、正しい組合せはどれか。

a　胆汁には、古くなった赤血球や過剰なコレステロール等を排出する役割がある。

b　肝臓では、必須アミノ酸以外のアミノ酸を生合成することができる。

c　小腸で吸収されたブドウ糖は、血液によって肝臓に運ばれてグリコーゲンとして蓄えられる。

d　アミノ酸が分解された場合等に生成するアンモニアは、体内に滞留すると有害な物質であり、肝臓において窒素へと代謝される。

	a	b	c	d
1	正	正	正	誤
2	正	正	誤	正
3	正	誤	誤	正
4	誤	誤	正	正
5	誤	正	正	誤

2-I　人体の構造と働き　　　　チェック　□　□

問57　「胆汁」に関する記述について、正しい組合せはどれか。

a　胆汁に含まれる胆汁酸塩は、脂溶性ビタミンの吸収を助ける。

b　腸内に放出された胆汁酸塩の大部分は、小腸で再吸収されて肝臓に戻される。

c　胆汁に含まれるビリルビンは、赤血球中のヘモグロビンが分解されて生じた老廃物である。

	a	b	c
1	正	正	正
2	正	正	誤
3	正	誤	誤
4	誤	誤	正
5	誤	正	正

2-I　人体の構造と働き　★　　　　チェック　□　□

問58　「大腸」に関する記述について、正しい組合せはどれか。

a　大腸は、盲腸、虫垂、上行結腸、横行結腸、下行結腸、S状結腸、直腸からなる管状の臓器で、内壁粘膜に絨毛がある。

b　大腸においては、腸の内容物から水分と電解質の吸収を行う。

c　大腸内には腸内細菌が多く存在し、腸管内の食物繊維(難消化性多糖類)を発酵分解する。

d　大腸の腸内細菌は、血液凝固や骨へのカルシウム定着に必要なビタミンK等の物質を産生している。

	a	b	c	d
1	正	誤	正	誤
2	誤	正	誤	正
3	正	誤	正	正
4	正	正	誤	誤
5	誤	正	正	正

2-I　人体の構造と働き　　　チェック　□　□

問 59　「大腸・肛門」に関する記述について、誤ったものはどれか。

1　糞便の成分の大半は水分である。

2　大腸の粘膜から分泌される粘液(大腸液)は、便塊を粘膜上皮と分離しやすく滑らかにする。

3　通常、糞便は直腸に滞留している。

4　肛門周囲には静脈が細かい網目状に通っていて、肛門周囲の組織がうっ血すると痔の原因になる。

2-I　人体の構造と働き　★　　　チェック　□　□

問 60　「呼吸器系」に関する記述について、正しい組合せはどれか。

a　気道のうち、鼻腔から咽頭・喉頭までの部分を上気道、気管から気管支、肺までの部分を下気道という。

b　鼻汁にはリゾチームが含まれ、気道の防御機構の一つとなっている。

c　肺の内部は気管支が細かく枝分かれし、末端は肺胞と呼ばれるブドウの房のような構造となっている。

d　咽頭は、喉頭と気管の間にある軟骨に囲まれた円筒状の器官で、発声器としての役割もある。

	a	b	c	d
1	正	正	正	誤
2	誤	正	誤	正
3	誤	誤	正	正
4	正	正	誤	誤
5	正	誤	正	正

2-I　人体の構造と働き　★　　　チェック　□　□

問 61　「呼吸器系」に関する記述について、正しい組合せはどれか。

a　肺は、肺自体の筋組織が弛緩・収縮することにより呼吸運動が行われている。

b　喉頭の後壁にある扁桃では、気道に侵入してくる細菌等に対する免疫反応が行われる。

c　肺胞まで進入してきた異物は、肺胞の粘液にからめ取られ線毛運動によって排出される。

	a	b	c
1	正	正	正
2	正	正	誤
3	誤	誤	誤
4	誤	正	正
5	誤	誤	正

2-I　人体の構造と働き　　　チェック　□　□

問 62　「呼吸器系」に関する記述について、誤ったものはどれか。

1　鼻腔内に物理的又は化学的な刺激を受けると、反射的に咳が起きて激しい呼気とともに刺激の原因物を排出しようとする。

2　咽頭は、消化管と気道の両方に属する。

3　喉頭の大部分と気管から気管支までの粘膜は線毛上皮で覆われている。

4　肺胞と毛細血管を取り囲んで支持している組織を間質という。

2-I　人体の構造と働き　　　チェック　□　□

問63　「循環器系」に関する記述について、誤ったものはどれか。

1　循環器系は、体液(血液やリンパ液)を体内に循環させ、酸素、栄養分等を全身の組織へ送り、老廃物を排泄器官へ運ぶための器官系である。

2　血液が血管中を流れる方向は一定しており、心臓から拍出された血液を送る血管を動脈、心臓へ戻る血液を送る血管を静脈という。

3　血液の循環によって、体内で発生した温熱が体表、肺、四肢の末端等に分配され、全身の温度をある程度均等に保つのに役立っている。

4　血漿の水分量や赤血球の量は、血液の粘稠性にほとんど影響を与えない。

2-I　人体の構造と働き　★　　　チェック　□　□

問64　「循環器系」に関する記述について、正しい組合せはどれか。

a　心臓の左側部分(左心房、左心室)は、全身から集まってきた血液を肺に送り出す。

b　血液とリンパ液の循環は、主として心臓がポンプの役割を果たしている。

c　心房で血液を集めて心室に送り、心室から血液を拍出する。

d　心臓が収縮したときの血圧を最大血圧、心臓が弛緩したときの血圧を最小血圧という。

1(a,b)　2(a,c)　3(b,d)　4(c,d)

2-I　人体の構造と働き　★　　　チェック　□　□

問65　「循環器系」に関する記述について、正しいものはどれか。

1　血漿は、90%以上が水分からなり、アルブミン、グロブリン等のタンパク質のほか、微量の脂質、糖質、電解質を含む。

2　白血球の中では、単球が最も数が多い。

3　動脈には、血液の逆流を防ぐ弁があるが、静脈にはない。

4　損傷した血管は、血管壁が拡張することで血流を減少させ、大量の血液が流出するのを防ぐ。

2-I　人体の構造と働き　　　チェック　□　□

問66　「循環器系」に関する記述について、正しい組合せはどれか。

a　血漿中のアルブミンは、免疫反応において、体内に侵入した細菌やウイルス等の異物を特異的に認識する抗体としての役割を担う。

b　単球は、血管壁を通り抜けて組織の中に入り込むことができる。

c　リンパ液の流速は、血流に比べて緩やかである。

	a	b	c
1	正	正	誤
2	正	誤	正
3	正	誤	誤
4	誤	正	正
5	誤	誤	正

2-I　人体の構造と働き　★　　　　チェック　□　□

問 67　「循環器系」に関する記述について、誤ったものはどれか。

1　消化管壁を通っている毛細血管の大部分は、門脈と呼ばれる血管に集まって肝臓に入る。
2　血液は、血漿と血球からなり、赤血球は血液全体の 90%前後である。
3　赤血球は骨髄で産生される。
4　B 細胞リンパ球は、細菌、ウイルス等の異物に対する抗体(免疫グロブリン)を産生する。

2-I　人体の構造と働き　　　　チェック　□　□

問 68　「循環器系」に関する記述について、誤ったものはどれか。

1　フィブリノゲンは、傷口で重合すると線維状のフィブリンとなる。
2　血液が凝固して血餅が沈殿したときの上澄みを血漿という。
3　脾臓は、握りこぶし大のスポンジ状臓器で、胃の後方の左上腹部に位置する。
4　脾臓にはリンパ球が増殖、密集する組織(リンパ組織)があり、血流中の細菌やウイルス等の異物に対する免疫応答に関与する。

2-I　人体の構造と働き　　　　チェック　□　□

問 69　「循環器系」に関する記述について、正しい組合せはどれか。

a　リンパ管には、逆流防止のための弁がある。
b　リンパ液は血漿とほとんど同じ成分からなるが、タンパク質が少なく、リンパ球を含む。
c　脾臓の主な働きは、血液から古くなった白血球を濾し取って処理することである。
d　組織液(組織中の細胞と細胞の間に存在する体液)は、組織中の細胞に酸素や栄養分を供給して二酸化炭素や老廃物を回収したのち、そのほとんどがリンパ管へ入ってリンパ液となるが、一部は毛細血管で吸収されて血液に還元される。

	a	b	c	d
1	正	誤	正	誤
2	正	正	誤	誤
3	誤	誤	正	正
4	正	誤	誤	正
5	誤	正	正	誤

2-I　人体の構造と働き　★　　　　チェック　□　□

問 70　「泌尿器系」に関する記述について、正しい組合せはどれか。

a　腎臓に入る動脈は細かく枝分かれし、毛細血管が小さな球状になったボウマン嚢を形成する。
b　腎小体では、原尿中の栄養分及び水分や電解質が再吸収される。
c　副腎皮質ホルモンの一つであるアルドステロンは、体内に塩分と水を貯留し、カリウムの排泄を促す作用がある。
d　尿は血液が濾過されて作られるため、糞便とは異なり、健康な状態であれば細菌等の微生物は存在しない。

	a	b	c	d
1	正	誤	正	誤
2	誤	誤	正	正
3	正	正	誤	正
4	誤	誤	誤	正
5	誤	正	正	誤

2-I　人体の構造と働き　★　　チェック　□　□

問 71　「泌尿器系」に関する記述について、正しい組合せはどれか。

a　腎臓では、血液中の老廃物の除去のほか、水分及び電解質の排出調節が行われている。
b　食品から摂取あるいは体内で生合成されたビタミンＤは、腎臓で活性型ビタミンＤに転換されて、骨の形成や維持の作用を発揮する。
c　左右の腎臓と膀胱は、尿管でつながっている。
d　男性は尿道が短いため、細菌などが侵入したとき膀胱まで感染を生じやすい。

	a	b	c	d
1	正	正	正	誤
2	誤	正	誤	正
3	誤	誤	正	正
4	正	正	誤	誤
5	正	誤	正	正

2-I　人体の構造と働き　★　　チェック　□　□

問 72　「泌尿器系」に関する記述について、誤ったものはどれか。

1　腎小体と尿細管とで腎臓の基本的な機能単位(ネフロン)を構成している。
2　副腎髄質では、自律神経系に作用するアセチルコリンが産生・分泌される。
3　腎臓から膀胱を経て尿道に至る尿の通り道を尿路という。
4　男性では、膀胱の真下に尿道を取り囲むように前立腺がある。

2-I　人体の構造と働き　　チェック　□　□

問 73　「膀胱」に関する記述について、(　)の字句として正しいものはどれか。

膀胱の出口にある膀胱括約筋が緩むと、同時に膀胱壁の排尿筋が(　)し、尿が尿道へと押し出される。

1　収縮　　2　弛緩

2　目、鼻、耳などの感覚器官

2-I　人体の構造と働き　★　　チェック　□　□

問 74　「目」に関する記述について、正しい組合せはどれか。

a　水晶体は、その周りを囲んでいる毛様体の収縮・弛緩によって、遠くの物を見るときには丸く厚みが増し、近くの物を見るときには扁平になる。
b　水晶体の前にある虹彩は、瞳孔を散大・縮小させて遠近の焦点調節をしている。
c　網膜には光を受容する細胞(視細胞)が密集していて、視細胞が受容した光の情報は網膜内の神経細胞を介して神経線維に伝えられる。網膜の神経線維は眼球の後方で束になり、視神経となる。
d　角膜と水晶体の間は組織液(房水)で満たされ、眼内に一定の圧(眼圧)を生じさせている。

	a	b	c	d
1	正	誤	誤	正
2	誤	正	正	誤
3	正	正	誤	正
4	正	誤	正	誤
5	誤	誤	正	正

2-I　人体の構造と働き　★　　チェック　□　□

問 75　「目」に関する記述について、誤ったものはどれか。

1　角膜に射し込んだ光は、角膜、房水、水晶体、硝子体を透過しながら屈折して網膜に焦点を結ぶが、主に水晶体の厚みを変化させることによって遠近の焦点調節が行われている。

2　光を感じる反応にはビタミン B12 が不可欠であるため、ビタミン B12 が不足すると夜間視力の低下(夜盲症)を生じる。

3　涙液には、角膜や結膜を感染から防御する働きがある。

4　眼球を上下左右斜めの各方向に向けるため、6 本の眼筋が眼球側面の強膜につながっている。

2-I　人体の構造と働き　　チェック　□　□

問 76　「目」に関する記述について、正しい組合せはどれか。

a　眼瞼は、物理的・化学的刺激から目を保護するため、皮下組織が多く厚くできている。

b　結膜が充血したときは、眼瞼の裏側は赤くならず、白目の部分がピンク味を帯びる。

c　涙腺は上眼瞼の裏側にある分泌腺で、血漿から涙液を産生する。

d　涙液は、目頭の内側にある小さな孔(涙点)から涙道に流れこんでいる。

1(a,b)　2(a,c)　3(b,d)　4(c,d)

2-I　人体の構造と働き　　チェック　□　□

問 77　「目」に関する記述について、正しい組合せはどれか。

a　雪眼炎(雪目)は、紫外線を含む光に長時間曝され、網膜が損傷することによって起こる。

b　角膜や水晶体には、毛細血管により栄養分や酸素が供給される。

c　睡眠中は、涙液分泌がほとんどない。

d　生理的な目の疲れではなく、メガネやコンタクトレンズが合っていなかったり、ストレス、睡眠不足、栄養不良等が要因となって、慢性的な目の疲れに肩こり、頭痛等の全身症状を伴う場合を眼精疲労という。

	a	b	c	d			a	b	c	d
1	正	誤	正	誤		2	誤	正	誤	誤
3	誤	誤	正	正		4	正	誤	誤	正

2-I　人体の構造と働き　★　　チェック　□　□

問 78　「鼻」に関する記述について、誤ったものはどれか。

1　においに対する感覚は非常に鋭敏であるが順応を起こしやすい。

2　鼻腔は、薄い板状の軟骨と骨でできた鼻中隔によって上下に仕切られている。

3　副鼻腔は、線毛を有し粘液を分泌する細胞でできた粘膜で覆われている。

4　副鼻腔と鼻腔を連絡する管は非常に狭いため、鼻腔粘膜が腫れると副鼻腔の開口部がふさがりやすくなる。

2-I　人体の構造と働き　★　　チェック　□　□

問 79　「耳」に関する記述について、正しい組合せはどれか。

a　外耳は、鼓膜、鼓室、耳小骨、耳管からなる。

b　小さな子供では、耳管が太く短くて、走行が水平に近いため、鼻腔からウイルスや細菌が侵入し感染が起こりやすい。

c　内耳は、平衡器官である蝸牛と、聴覚器官である前庭の２つの部分からなる。

d　鼓室は、耳管という管で鼻腔や咽頭と通じている。

1（a，c）　2（b，c）　3（b，d）　4（a，d）

2-I　人体の構造と働き　★　　チェック　□　□

問 80　「耳」に関する記述について、誤ったものはどれか。

1　耳介は、軟骨組織が皮膚で覆われたもので、外耳道の軟骨部に連なっている。

2　鼓室の内部では、３つの耳小骨が鼓膜の振動を増幅して、内耳へ伝導する。

3　前庭は、水平・垂直方向の加速度を感知する部分(半規管)と、体の回転や傾きを感知する部分(耳石器官)に分けられる。

4　乗物酔いは、乗り物に乗っているとき反復される加速度刺激や動揺によって、平衡感覚が混乱して生じる身体の変調である。

3　皮膚、骨・関節、筋肉などの運動器官

2-I　人体の構造と働き　　チェック　□　□

問 81　「外皮系」に関する記述について、誤ったものはどれか。

1　皮膚、汗腺、皮脂腺、乳腺等の皮膚腺、爪や毛等の角質を総称して外皮系という。

2　皮膚は、表皮、真皮、皮下組織の三層構造からなる。

3　角質層は、セラミドでできた板状の角質細胞と、ケラチンを主成分とする細胞間脂質で構成されており、皮膚のバリア機能を担っている。

4　毛母細胞の間にはメラノサイトが分布し、産生されたメラニン色素が毛母細胞に渡される。

2-I　人体の構造と働き　　チェック　□　□

問 82　「外皮系」に関する記述について、正しい組合せはどれか。

a　体温が上がり始めると、皮膚を通っている毛細血管が収縮し、体外へより多くの熱を排出する。逆に体温が下がり始めると血管が開いて放熱を抑える。

b　爪や毛等の角質は皮膚の一部が変化したもので、皮膚に強度を与えて体を保護している。

c　ヒトの皮膚の表面には常に一定の微生物が付着しており、それら微生物の存在によって、皮膚の表面での病原菌の繁殖が抑えられている。

d　皮脂には、外部からの異物に対する保護膜としての働きがある。

	a	b	c	d
1	誤	誤	正	正
2	正	誤	誤	正
3	正	正	誤	誤
4	正	正	正	誤
5	誤	正	正	正

2-I　人体の構造と働き　★　　チェック　□　□

問83　「外皮系」に関する記述について、正しい組合せはどれか。

a　皮膚の色は、皮下組織に沈着したメラニン色素によるものである。
b　皮膚に物理的な刺激が繰り返されると角質層が肥厚して、たこやうおのめができる。
c　アポクリン腺は、手のひらなど毛根がないところも含め全身に分布する。
d　真皮には、毛細血管や知覚神経の末端が通っている。

1（a,b）　2（a,c）　3（b,c）　4（b,d）　5（c,d）

2-I　人体の構造と働き　　チェック　□　□

問84　「外皮系」に関する記述について、正しい組合せはどれか。

a　精神的緊張による発汗は、全身の皮膚に生じる。
b　メラニン色素の量は、毛の色には影響を与えない。
c　毛根を鞘状に包んでいる毛包には、立毛筋と皮脂腺がつながっている。
d　皮脂腺は腺細胞が集まってできており、脂分を蓄えて死んだ腺細胞自身が分泌物(皮脂)となって、毛穴から排出される。

1（a,b）　2（a,c）　3（b,c）　4（b,d）　5（c,d）

2-I　人体の構造と働き　　チェック　□　□

問85　「骨格系」に関する記述について、誤ったものはどれか。

1　骨格系は骨と関節からなり、骨と骨が関節で接合し、相連なって体を支えている。
2　無機質は骨に硬さを与え、有機質(タンパク質及び多糖体)は骨の強靱さを保つ。
3　関節周囲を包む膜(滑膜)は軟骨の働きを助け、靱帯は骨を連結し、関節部を補強している。
4　マグネシウムは、生体の生理機能に関与する重要な物質であり、細胞内において微量で筋組織の収縮、神経の伝達調節などに働いている。

2-I　人体の構造と働き　★　　チェック　□　□

問86　「骨格系」に関する記述について、正しい組合せはどれか。

a　骨の関節面は弾力性に富む柔らかな滑膜に覆われ、これが衝撃を和らげ、関節の動きを滑らかにしている。
b　骨の基本構造は骨質、骨膜、骨髄、関節軟骨の四組織からなる。
c　骨は成長が停止した後も、骨吸収と骨形成が繰り返されることで新陳代謝が行われている。
d　すべての骨の骨髄で造血が行われている。

1（a,c）　2（a,d）　3（b,c）　4（b,d）

2-Ⅰ　人体の構造と働き　　チェック　□ □

問 87　「筋組織」に関する記述について、誤ったものはどれか。

1　筋組織は、筋細胞(筋線維)とそれらをつなぐ結合組織からなる。
2　関節を動かす骨格筋は、関節を構成する骨に腱を介してつながっている。
3　骨格筋の疲労は、グリコーゲンの代謝に伴って生成する酢酸が蓄積するなどして、筋組織の収縮性が低下する現象である。
4　随意筋(骨格筋)は体性神経系(運動神経)で支配されるのに対して、不随意筋(平滑筋及び心筋)は自律神経系に支配されている。

2-Ⅰ　人体の構造と働き　★　　チェック　□ □

問 88　「筋組織」に関する記述について、正しい組合せはどれか。

a　筋組織は、その機能や形態によって、骨格筋、平滑筋、心筋に分類される。
b　腱は、筋細胞と結合組織からできており、伸縮性がある。
c　心筋は、意識的にコントロールできない筋組織(不随意筋)である。
d　骨格筋は、横紋筋とも呼ばれ、疲労しやすく、長時間の動作は難しい。

	a	b	c	d
1	正	正	正	正
2	誤	正	正	誤
3	正	正	誤	誤
4	誤	誤	誤	正
5	正	誤	正	正

2-Ⅰ　人体の構造と働き　★　　チェック　□ □

問 89　「筋組織」に関する記述について、(　)の字句の正しい組合せはどれか。

平滑筋は、筋線維に骨格筋のような(a)がなく、消化管壁、血管壁、膀胱等に分布し、比較的(b)力で持続的に収縮する特徴がある。

	a	b
1	横縞模様	強い
2	横縞模様	弱い
3	縦縞模様	強い
4	縦縞模様	弱い

4　脳や神経系の働き

2-Ⅰ　人体の構造と働き　　チェック　□ □

問 90　「中枢神経系」に関する記述について、誤ったものはどれか。

1　中枢神経系は脳と延髄から構成される。
2　脳の下部には、自律神経系、ホルモン分泌等の様々な調節機能を担っている部位がある。
3　脳において、血液の循環量は心拍出量の約 15%、酸素の消費量は全身の約 20%、ブドウ糖の消費量は全身の約 25%と多い。
4　脳は脊髄と、延髄でつながっている。

2-I　人体の構造と働き　　チェック　□ □

問 91　「中枢神経系」に関する記述について、正しい組合せはどれか。

a　脳は頭の上部から下後方部にあり、知覚、運動、記憶、情動、意思決定等の働きを行っている。

b　脳内には、多くの血管が通っているが、脳の血管は末梢に比べて物質の透過に関する選択性が低い。

c　延髄は、心拍数を調節したり、呼吸を調節したりするなど、多くの生体の機能を制御するが、複雑な機能の場合にはさらに上位の脳の働きによって制御されている。

d　脊髄は、脳と末梢の間で刺激を伝えるほか、末梢からの刺激の一部に対して脳を介さずに刺激を返す場合がある。

	a	b	c	d
1	誤	正	正	誤
2	正	誤	正	正
3	誤	正	誤	正
4	正	誤	正	誤
5	正	正	誤	正

2-I　人体の構造と働き　★　　チェック　□ □

問 92　「自律神経系」に関する記述について、正しい組合せはどれか。

a　概ね、交感神経系は体が闘争や恐怖等の緊張状態に対応した態勢をとるように働き、副交感神経系は体が食事や休憩等の安息状態となるように働く。

b　交感神経の節後線維の末端から放出される神経伝達物質はアセチルコリンである。

c　汗腺(エクリン腺)を支配する交感神経線維の末端では、ノルアドレナリンが伝達物質として放出される。

d　気管支において、交感神経系と副交感神経系は、互いに拮抗して働き、一方が活発になっているときには他方は活動を抑制している。

1　(a,b)　2(a,d)　3(b,c)　4(c,d)

2-I　人体の構造と働き　★　　チェック　□ □

問 93　「交感神経系」に関する記述について、正しいものはどれか。

1　肝臓では、交感神経系が優位になると、グリコーゲンが合成される。

2　皮膚では、交感神経系が優位になると、立毛筋が収縮する。

3　腸では、交感神経系が優位になると、腸の運動が亢進する。

4　気管支では、交感神経系が優位になると、気管支が収縮する。

5　心臓では、交感神経系が優位になると、心拍数が減少する。

2－II　薬が働く仕組み

1　有効成分の吸収・代謝・排泄

2-II　薬が働く仕組み　　チェック　□ □

問 94　「有効成分の吸収」に関する記述について、正しい組合せはどれか。

a　内服薬は、多くの場合、腸で有効成分が溶出し、そこで吸収される。

b　全身作用を目的とする医薬品では、その有効成分が消化管等から吸収されて、循環血液中に移行することが不可欠である。

c　目の粘膜に適用する点眼薬は、すぐに涙道に流れてしまい、全身作用をもたらすほど吸収されないため、ショック(アナフィラキシー)は起こらない。

	a	b	c		a	b	c
1	正	正	正	2	正	誤	誤
3	誤	誤	正	4	誤	正	誤

2-II　薬が働く仕組み　★　　チェック　□ □

問 95　「有効成分の吸収」に関する記述について、正しい組合せはどれか。

a　一般に、消化管からの吸収は、濃い方から薄い方へ拡散していくことによって消化管にしみ込んでいく現象ではない。

b　点鼻薬は、有効成分が鼻腔粘膜から吸収され、局所の組織に浸透するため、循環血液中に入ることはない。

c　加齢等により皮膚のみずみずしさが低下すると、有効成分は、皮膚から浸潤・拡散しにくくなる。

	a	b	c		a	b	c		a	b	c
1	正	正	誤	2	正	誤	正				
3	正	誤	誤	4	誤	正	正	5	誤	誤	正

2-II　薬が働く仕組み　★　　チェック　□ □

問 96　「有効成分の吸収・代謝・排泄」に関する記述について、正しい組合せはどれか。

a　皮膚に適用する医薬品(塗り薬、貼り薬等)は、皮膚から循環血液中へ移行する有効成分の量が比較的少ないため、全身作用は現れない。

b　坐剤は、内服の場合よりも全身作用が速やかに現れる。

c　一般用医薬品では、鼻腔粘膜からの吸収による全身作用を目的とする点鼻薬はない。

d　消化管で吸収された有効成分は、主に肝細胞内の酵素系の働きで代謝を受ける。

	a	b	c	d		a	b	c	d		a	b	c	d
1	誤	誤	誤	正	2	誤	正	正	正					
3	正	誤	誤	誤	4	正	誤	正	誤	5	誤	正	正	誤

2-II　薬が働く仕組み　★　　チェック　□　□

問 97　「有効成分の代謝・排泄」に関する記述について、正しい組合せはどれか。

a　消化管で吸収され、肝臓に入った有効成分について、循環血液中に到達する成分の量は、消化管で吸収された量よりも少なくなる。これを肝初回通過効果という。

b　循環血液中に移行した成分は、タンパク質と結合した複合体のまま腎臓で濾過され、大部分は尿中に排泄される。

c　有効成分は乳汁中に移行することはなく、乳児に母乳を与えても医薬品の影響が生じることはない。

d　有効成分によっては、未変化体又は代謝物が肝臓から胆汁中へ排出される。

1（a，b）　2（b，c）　3（c，d）　4（a，d）

2-II　薬が働く仕組み　★　　チェック　□　□

問 98　「有効成分の代謝・排泄」に関する記述について、正しい組合せはどれか。

a　肝臓の機能が低下した状態にある人では、正常な人に比べて、循環血液中への有効成分の到達量が少なくなるため、効き目が弱くなる。

b　ほとんどの場合、有効成分は血液中で血漿タンパク質と結合した複合体を形成するが、この結合は速やかかつ可逆的である。

c　複合体を形成している有効成分の分子は、薬物代謝酵素の作用で代謝される。ただし、トランスポーターによって輸送されることはない。

d　腎機能が低下した人では、正常の人よりも有効成分の血中濃度が下がりにくい。

1（a，c）　2（a，d）　3（b，c）　4（b，d）

2　薬の体内での働き

2-II　薬が働く仕組み　★　　チェック　□　□

問 99　「薬の体内での働き」に関する記述について、正しい組合せはどれか。

a　医薬品がその薬効をもたらすには、有効成分がその作用対象である器官や組織の細胞外液又は細胞質中に、一定量以上の濃度で分布する必要がある。

b　医薬品の有効成分の血中濃度が危険域に達したときに、初めて生体の反応として薬効がもたらされる。

c　全身作用を目的とする医薬品は、使用後の一定期間、その有効成分の血中濃度推移が、治療濃度域内となるよう使用量や使用間隔が定められている。

d　有効成分の血中濃度について、毒性が現れる濃度域を有効域という。

1（a，c）　2（b，c）　3（b，d）　4（a，d）

2-II　薬が働く仕組み　★　　チェック　□　□

問 100　「薬の体内での働き」に関する記述について、誤ったものはどれか。

1　循環血液中に移行した有効成分は、多くの場合、標的細胞の受容体、酵素、トランスポーターなどのタンパク質と結合し、その機能を変化させることで薬効や副作用を発現する。
2　十分な間隔をあけずに追加摂取して血中濃度を高くすると、副作用が現れやすくなる。
3　医薬品の使用量及び使用間隔は、年齢や体格等による個人差が考慮されていない。

3　剤形ごとの適切な使用方法

2-II　薬が働く仕組み　★　　チェック　□　□

問 101　「剤形」に関する記述について、正しい組合せはどれか。

a　チュアブル錠は、口の中で舐めたり噛み砕いたりし、水なしでも服用できる。
b　経口液剤は、既に有効成分が液中に溶けたり分散したりしているため、服用後、比較的速やかに消化管から吸収される。
c　カプセルの原材料として広く用いられているゼラチンはブタなどのタンパク質であるため、アレルギーを持つ人ではカプセル剤の使用を避けるなどの注意が必要である。
d　クリーム剤は、適用部位を水から遮断したい場合等に用い、患部が乾燥していてもじゅくじゅくと浸潤していても使用できる。

	a	b	c	d
1	正	正	正	正
2	正	正	正	誤
3	正	誤	誤	誤
4	誤	正	誤	正
5	誤	誤	正	正

2-II　薬が働く仕組み　★　　チェック　□　□

問 102　「剤形」に関する記述について、正しい組合せはどれか。

a　外用液剤は、軟膏剤やクリーム剤に比べて、適用した表面が乾きやすく、適用した部位に直接的な刺激感等は与えない。
b　錠剤(内服)は、例外的な場合を除いて、口中で噛み砕いて服用しなければならない。
c　貼付剤は、皮膚に貼り付けて用いる剤形であり、適用した部位に有効成分が一定時間留まるため、薬効の持続が期待できる反面、適用部位にかぶれなどを起こす場合もある。
d　スプレー剤は、有効成分を霧状にする等して局所に吹き付ける剤形であり、手指等では塗りにくい部位や、広範囲に適用する場合に適している。

1(a,b)　2(a,c)　3(b,d)　4(c,d)

2-II　薬が働く仕組み　　チェック　□　□

問 103　「剤形」に関する記述について、誤ったものはどれか。

1　口腔内崩壊錠は唾液で速やかに溶けるが、水なしで服用してはならない。
2　トローチ、ドロップは、飲み込まずに口の中で舐めて、徐々に溶かして使用する。
3　粉末状にしたものを散剤、小さな粒状にしたものを顆粒剤という。
4　顆粒剤は、粒の表面がコーティングされているものもあるので、噛み砕いてはならない。

2－III　症状からみた主な副作用

1　全身的に現れる副作用

2-III　症状からみた主な副作用　★　　チェック　□　□

問 104　「ショック（アナフィラキシー）」に関する記述について、正しい組合せはどれか。

a　生体異物に対する即時型の過敏反応（アレルギー）である。

b　発症後の進行が非常に速やかな（通常、2 時間以内に急変する。）ことが特徴である。

c　顔や上半身の紅潮・熱感、皮膚の痒み、蕁麻疹などの複数の症状が現れる。

d　チアノーゼや呼吸困難等を生じても、安静にしていれば、直ちに救急救命処置が可能な医療機関を受診する必要はない。

	a	b	c	d
1	正	正	正	誤
2	正	誤	正	正
3	正	誤	誤	正
4	誤	正	正	誤
5	誤	正	誤	正

2-III　症状からみた主な副作用　★　　チェック　□　□

問 105　「重篤な皮膚粘膜障害」に関する記述について、誤ったものはどれか。

1　SJS（皮膚粘膜眼症候群）は、スティーブンス・ジョンソン症候群とも呼ばれる。

2　SJS の発生頻度は、人口 100 万人当たり年間 0.4～1.2 人と報告されている。

3　TEN（中毒性表皮壊死融解症）は、ライエル症候群とも呼ばれる。

4　TEN の症例の多くが SJS の進展型とみられる。

2-III　症状からみた主な副作用　★　　チェック　□　□

問 106　「重篤な皮膚粘膜障害」に関する記述について、正しい組合せはどれか。

a　SJS は、高熱（38℃以上）を伴って、発疹・発赤、火傷様の水疱等の激しい症状が、比較的短時間に全身の皮膚、口、目の粘膜に現れる病態である。

b　SJS、TEN のいずれも、一旦発症すると多臓器障害の合併症等により致命的な転帰をたどることがあり、また、眼や呼吸器等に障害が残ったりする重篤な疾患である。

c　SJS の発症機序は解明されており、関連する医薬品の種類も限られているため、発症の予測は容易である。

d　SJS と TEN は、いずれも原因医薬品の使用開始後 2 週間以内に発症することが多いが、1ヶ月以上経ってから起こることもある。

	a	b	c	d
1	誤	正	正	誤
2	正	正	誤	正
3	正	誤	正	誤
4	誤	正	誤	正
5	正	誤	正	正

2-III　症状からみた主な副作用　★　　チェック　□　□

問107　「中毒性表皮壊死融解症」に関する記述について、正しい組合せはどれか。

a　38℃以上の高熱、口唇の発赤、眼の充血等の症状を生じる。

b　全身が広範囲にわたって赤くなり、全身の 10%以上に火傷様の水疱、皮膚の剥離、びらん等が認められる。

c　目の充血、目やに、まぶたの腫れなどの症状が持続したり、急激に悪化するような場合には、直ちに専門医の診療を受ける必要がある。

d　両眼に現れる急性結膜炎は、皮膚や粘膜の変化とほぼ同時期又は半日～1日程度先行して生じることが知られている。

	a	b	c	d
1	正	正	正	正
2	正	正	正	誤
3	正	誤	誤	正
4	誤	誤	正	正
5	誤	正	正	誤

2-III　症状からみた主な副作用　★　　チェック　□　□

問108　「肝機能障害」に関する記述について、正しい組合せはどれか。

a　黄疸は、ビリルビンが胆汁中へ排出されず血液中に滞留することにより生じる。

b　主な症状は、全身の倦怠感、黄疸、発熱、発疹などである。

c　必ず自覚症状がみられる。

d　不可逆的な病変に至ることはないので、原因と思われる医薬品の使用を中止する必要はない。

1(a,b)　2(a,d)　3(b,c)　4(c,d)

2-III　症状からみた主な副作用　★　　チェック　□　□

問109　「偽アルドステロン症」に関する記述について、誤ったものはどれか。

1　体内にナトリウムと水が貯留し、体からカリウムが失われることによって生じる。

2　副腎皮質からのアルドステロン分泌は増加していない。

3　主な症状に、手足の脱力、血圧低下、頭痛などがある。

4　低身長、低体重など体表面積が小さい者や高齢者で生じやすい。

2-III　症状からみた主な副作用　　　　チェック　□ □

問110　「抵抗力の低下・出血傾向」に関する記述について、（　）の字句の正しい組合せはどれか。

医薬品の使用が原因で血液中の（ a ）が減少し、細菌やウイルスの感染に対する抵抗力が弱くなって、突然の高熱、悪寒、喉の痛み、倦怠感等の症状を呈することがある。

医薬品の使用が原因で血液中の（ b ）が減少し、鼻血、歯ぐきからの出血、手足の青あざや口腔粘膜の血腫等の内出血、月経過多等の症状が現れることがある。

	a	b		a	b
1	好中球	血小板	2	好中球	抗体
3	リポタンパク質	血小板	4	リポタンパク質	抗体

2　精神神経系に現れる副作用

2-III　症状からみた主な副作用　★　　　　チェック　□ □

問111　「精神神経障害・無菌性髄膜炎」に関する記述について、正しい組合せはどれか。

a　医薬品の副作用によって中枢神経系が影響を受け、物事に集中できない、落ち着きがなくなる等のほか、不眠、不安、震え、興奮、眠気、うつ等の精神神経症状を生じることがある。

b　精神神経症状は、医薬品の多量服用や長期連用、適用外の乳幼児への使用等の不適正な使用がなされた場合に限られ、通常の使用では発生しない。

c　無菌性髄膜炎は、早期に原因となった医薬品の使用を中止すれば、速やかに回復し、予後は良好であるため、重篤な中枢神経系の後遺症が残った事例はない。

d　無菌性髄膜炎は、全身性エリテマトーデス、混合性結合組織病、関節リウマチ等の基礎疾患がある人で、発症するリスクが高い。

	a	b	c	d
1	誤	誤	正	正
2	正	誤	誤	正
3	正	正	誤	誤
4	正	正	正	誤
5	誤	正	正	正

3　体の局所に現れる副作用

2-III　症状からみた主な副作用　★　　　　チェック　□ □

問112　「消化性潰瘍」に関する記述について、正しい組合せはどれか。

a　胃や十二指腸の粘膜組織が傷害され、粘膜組織の一部が粘膜筋板を超えて欠損する状態であり、医薬品の副作用により生じることも多い。

b　消化管出血に伴って糞便が黒くなるなどの症状が現れる。

c　貧血症状の検査時や突然の吐血・下血によって発見されることもある。

d　胃のもたれ、食欲低下、胸やけ、吐き気、胃痛などの症状を生じる。

	a	b	c	d
1	正	正	正	正
2	正	正	誤	誤
3	正	誤	正	正
4	誤	正	正	誤
5	誤	誤	誤	正

2-III　症状からみた主な副作用　★　　チェック　□ □

問 113　「イレウス様症状」に関する記述について、正しい組合せはどれか。

a　医薬品の作用によって腸管運動が亢進し、激しい腹痛、嘔吐、著しい下痢の症状が現れる。

b　小児や高齢者などで発症のリスクが高いとされる。

c　悪化すると、腸内容物の逆流による嘔吐が原因で脱水症状を呈したり、腸内細菌の異常増殖によって全身状態の衰弱が急激に進行する可能性がある。

	a	b	c
1	正	正	正
2	正	正	誤
3	誤	正	正
4	誤	誤	正
5	誤	誤	誤

2-III　症状からみた主な副作用　★　　チェック　□ □

問 114　「間質性肺炎・喘息」に関する記述について、誤ったものはどれか。

1　間質性肺炎は、気管支又は肺胞が細菌に感染して炎症を生じたものである。

2　間質性肺炎が悪化すると肺線維症に移行することがある。

3　喘息では、原因となる医薬品(アスピリンなどの非ステロイド性抗炎症成分を含む解熱鎮痛薬など)の使用後、短時間(1 時間以内)のうちに鼻水・鼻づまりが現れ、続いて咳、及び呼吸困難を生じる。

4　これまでに医薬品で喘息発作を起こしたことがある人は、喘息が重症化しやすい。

2-III　症状からみた主な副作用　★　　チェック　□ □

問 115　「間質性肺炎・喘息」に関する記述について、誤ったものはどれか。

1　間質性肺炎では、肺胞と毛細血管の間でのガス交換効率が低下して、血液に酸素が十分に取り込めずに低酸素状態となる。

2　間質性肺炎では、息切れ・息苦しさ等の呼吸困難、空咳(痰の出ない咳)、発熱等が、医薬品の使用から 1～2 週間程度の間に起こることが多い。

3　間質性肺炎の症状は、かぜや気管支炎の症状と区別が難しいこともあり、細心の注意を払ってそれらとの鑑別が行われている。

4　喘息は、坐薬や外用薬では誘発されない。

2-III　症状からみた主な副作用　　チェック　□　□

問 116　「うっ血性心不全・不整脈等」に関する記述について、正しい組合せはどれか。

a　息切れ、疲れやすい、足のむくみ、急な体重の増加、咳とピンク色の痰などを認めた場合は、うっ血性心不全の可能性を疑い、早期に医師の診療を受ける必要がある。

b　心不全の既往がある人は、薬剤による心不全を起こしにくい。

c　失神するような場合は、危険な不整脈を起こしている可能性があるので、自動体外式除細動器の使用を考慮するとともに、直ちに救急救命処置が可能な医療機関を受診する必要がある。

d　高血圧や心臓病等、循環器系疾患の診断を受けている人は、心臓や血管に悪影響を及ぼす可能性が高い医薬品を使用してはならない。

	a	b	c	d
1	正	正	正	誤
2	正	正	誤	正
3	正	誤	正	正
4	誤	正	正	誤
5	誤	誤	誤	正

2-III　症状からみた主な副作用　　チェック　□　□

問 117　「腎障害」に関する記述について、(　)の字句として正しいものはどれか。

尿量の減少、ほとんど尿が出ない、逆に一時的に尿が増える、(　)、倦怠感、発疹、吐きけ・嘔吐、発熱、血尿等の症状が現れたときは、原因と考えられる医薬品の使用を中止して、速やかに医師の診療を受ける必要がある。

1　便秘　　2　むくみ　　3　激しい咳　　4　高熱

2-III　症状からみた主な副作用　　チェック　□　□

問 118　「排尿困難・尿閉」に関する記述について、誤ったものはどれか。

1　副交感神経系を亢進する成分によって、排尿時に尿が出にくい、尿が少ししか出ないなどの症状を起こすことがある。

2　排尿困難、尿閉の症状は前立腺肥大等の基礎疾患がない人でも現れることが知られており、男性に限らず女性においても報告されている。

3　初期段階で適切な対応が図られるよう、尿勢の低下等の兆候に留意することが重要である。

2-III　症状からみた主な副作用　★　　チェック　□　□

問 119　「眼圧上昇」に関する記述について、(　)の字句として正しい組合せはどれか。

(　a　)作用がある成分が配合された医薬品を使用した場合、副作用として眼圧の上昇が誘発され、眼痛、目の充血とともに急激な視力低下を起こすことがあり、特に(　b　)の場合には注意が必要である。

	a	b
1	抗コリン	閉塞隅角緑内障
2	抗コリン	白内障
3	局所麻酔	閉塞隅角緑内障
4	局所麻酔	白内障

2-III　症状からみた主な副作用　★　　チェック　□　□

問120　「接触皮膚炎・光線過敏症」に関する記述について、正しい組合せはどれか。

a　接触皮膚炎は、原因となる医薬品が触れた部分の皮膚のみに生じ、正常な皮膚との境目がはっきりしているのが特徴である。ただし、アレルギー性皮膚炎の場合、発症部位は医薬品の接触部位に限定されない。

b　接触皮膚炎は、原因となった医薬品との接触がなくなれば、通常は1週間程度で症状は治まり、再びその医薬品と接触しても再発はしない。

c　光線過敏症では医薬品が触れた部分だけでなく、全身へ広がって重篤化する場合がある。

d　貼付剤を剥がした後に、光線過敏症を発症することはない。

1(a,c)　2(a,d)　3(b,c)　4(b,d)

2-III　症状からみた主な副作用　★　　チェック　□　□

問121　「薬疹」に関する記述について、正しい組合せはどれか。

a　あらゆる医薬品で起きる可能性がある。

b　同じ医薬品である場合、その生じる発疹の型は人によって違いはない。

c　医薬品を使用した後に発疹・発赤等が現れた場合は、薬疹の可能性を考慮すべきである。

d　薬疹を経験したことがある人が再度同種の医薬品を使用すると、ショック(アナフィラキシー)、SJS、TEN等のより重篤なアレルギー反応を生じるおそれがある。

	a	b	c	d
1	正	正	正	正
2	正	正	誤	誤
3	正	誤	正	正
4	誤	正	正	誤
5	誤	誤	誤	正

2-III　症状からみた主な副作用　　チェック　□　□

問122　「副作用情報等の収集と報告」に関する記述について、(　)の字句として正しいものはどれか。

医薬品医療機器等法第68条の10第2項の規定に基づき、登録販売者は、医薬品の副作用等を知った場合において、保健衛生上の危害の発生又は拡大を防止するため必要があると認めるときは、その旨を(　)に報告しなければならないとされている。

1　都道府県知事
2　厚生労働大臣
3　保健所
4　日本製薬団体連合会
5　消費生活センター

第３章　主な医薬品とその作用

３－Ⅰ　精神神経に作用する薬

１　かぜ薬

〔★ 重要な問題　◎ 出題範囲の改正（令和５年４月）に伴う新問〕

3-Ⅰ　精神神経に作用する薬　★　　チェック　□　□

問 123　「かぜ」に関する記述について、正しい組合せはどれか。

a　かぜは、通常は数日から１週間程度で自然寛解する。

b　急激な発熱を伴う場合や、症状が４日以上続くとき又は症状が重篤なときは、かぜではない可能性が高い。

c　かぜの原因となるウイルスは５種類である。

d　インフルエンザ(流行性感冒)は、かぜの別称で、インフルエンザとかぜの症状は同じである。

1（a，b）　2（a，c）　3（b，d）　4（c，d）

3-Ⅰ　精神神経に作用する薬　　チェック　□　□

問 124　「かぜ」に関する記述について、正しい組合せはどれか。

a　かぜ約８割はウイルスの感染が原因であるが、それ以外に細菌の感染や、まれに冷気や乾燥、アレルギーのような非感染性の要因による場合もある。

b　かぜとよく似た症状が現れる疾患には、肺炎、急性肝炎等があるので注意が必要である。

c　かぜは、生体にもともと備わっている免疫機構によってウイルスが排除されれば自然に治癒する。

	a	b	c		a	b	c		a	b	c
1	正	正	正	2	正	正	誤				
3	正	誤	正	4	誤	正	誤	5	誤	誤	正

3-Ⅰ　精神神経に作用する薬　★　　チェック　□　□

問 125　「かぜ」に関する記述について、正しい組合せはどれか。

a　「かぜ」は単一の疾患ではなく、医学的にはかぜ症候群といい、主にウイルスが鼻や喉などに感染して起こる上気道の急性炎症の総称である。

b　インフルエンザ(流行性感冒)は消化器症状が現れることがあり、俗に「お腹にくるかぜ」などと呼ばれることがある。

c　かぜ薬とは、かぜの諸症状の緩和及びウイルスの増殖を抑える目的で使用される医薬品の総称であり、総合感冒薬とも呼ばれる。

d　かぜであるからといって必ずしもかぜ薬(総合感冒薬)が選択されるのが最適ではなく、発熱、咳、鼻水など症状がはっきりしている場合には、解熱鎮痛薬、鎮咳去痰薬、鼻炎を緩和させる薬などが選択されることが望ましい。

1（a，c）　2（a，d）　3（b，c）　4（b，d）

3-I 精神神経に作用する薬 ★ チェック □ □

問 126 「かぜ薬の成分と注意点」について、誤ったものはどれか。

1 サリチルアミド ― 15歳未満で水痘(水疱瘡)にかかっているときは使用を避ける
2 イブプロフェン ― 胃・十二指腸潰瘍の既往歴のある人に再発を招くおそれがある
3 ビタミンB2 ― 尿が赤くなることがある
4 ジフェンヒドラミン塩酸塩 ― 排尿困難の症状のある人は悪化を招くおそれがある

3-I 精神神経に作用する薬 ★ チェック □ □

問 127 「かぜ薬の成分と配合目的」について、正しい組合せはどれか。

a エテンザミド ― 咳を抑える
b クレマスチンフマル酸塩 ― くしゃみや鼻汁を抑える
c ブロムヘキシン塩酸塩 ― 痰の切れを良くする
d グリチルリチン酸二カリウム ― 咳を抑える

1(a,c) 2(a,d) 3(b,c) 4(b,d)

3-I 精神神経に作用する薬 ★ チェック □ □

問 128 「かぜ薬の成分と配合目的」について、正しいものはどれか。

1 カルビノキサミンマレイン酸塩 ― 炎症による腫れを和らげる
2 イソプロピルアンチピリン ― 咳を抑える
3 アスピリン ― 鼻粘膜の充血を和らげ、気管支を広げる
4 グアイフェネシン ― 痰の切れを良くする

3-I 精神神経に作用する薬 ★ チェック □ □

問 129 「かぜ薬の鎮咳成分」について、依存性があるものはどれか。

1 ノスカピン 2 デキストロメトルファン臭化水素酸塩水和物
3 ジヒドロコデインリン酸塩 4 チペピジンヒベンズ酸塩
5 クロペラスチン塩酸塩

3-I 精神神経に作用する薬 ★ チェック □ □

問 130 「かぜ薬」に関する記述について、正しいものはどれか。

1 グリチルリチン酸を心臓病や腎臓病の診断を受けた人が大量に摂取すると、カリウム貯留、ナトリウム排泄促進が起こり、むくみ等の症状が現れるおそれがある。
2 グリチルリチン酸二カリウムは、甘味料として医薬部外品にも配合されているが、一般食品に用いられることはない。
3 コデインリン酸塩水和物及びジヒドロコデインリン酸塩は、12才未満の小児には使用禁忌となっている。

3-I　精神神経に作用する薬　　チェック　□ □

問 131　「漢方処方製剤」について、構成生薬としてマオウを含むものはどれか。

1　小青竜湯　　2　半夏厚朴湯　　3　小柴胡湯　　4　桂枝湯　　5　麦門冬湯

3-I　精神神経に作用する薬　　チェック　□ □

問 132　「漢方処方製剤」の記述について、正しいものはどれか。

体力充実して、かぜのひきはじめで、寒気がして発熱、頭痛があり、咳が出て身体のふしぶしが痛く汗が出ていないものの感冒、鼻かぜ、気管支炎、鼻づまりに適すとされるが、胃腸の弱い人、発汗傾向の著しい人では、悪心、胃部不快感、発汗過多、全身脱力感等の副作用が現れやすい等、不向きとされる。

1　小青竜湯　　2　半夏厚朴湯　　3　香蘇散　　4　柴胡桂枝湯　　5　麻黄湯

3-I　精神神経に作用する薬　　チェック　□ □

問 133　「漢方処方製剤」の記述について、正しい組合せはどれか。

a　葛根湯は、体力虚弱で、感冒の初期(汗をかいていないもの)、鼻かぜ、鼻炎、頭痛、肩こり、筋肉痛、手や肩の痛みに適すとされる。

b　香蘇散は、体力虚弱で、神経過敏で気分がすぐれず胃腸の弱いもののかぜの初期、血の道症に適すとされる。

c　小柴胡湯は、体力虚弱で、ときに脇腹からみぞおちあたりにかけて苦しく、食欲不振や口の苦味があり、舌に白苔がつくものの食欲不振、吐きけ、胃炎、胃痛、胃腸虚弱、疲労感、かぜの後期の諸症状に適すとされる。

d　桂枝湯は、体力虚弱で、汗が出るもののかぜの初期に適すとされる。

	a	b	c	d
1	正	正	誤	正
2	正	誤	正	正
3	誤	誤	正	誤
4	誤	正	誤	正
5	正	誤	誤	誤

2　解熱鎮痛薬

3-I　精神神経に作用する薬　★　　チェック　□ □

問 134　「解熱鎮痛薬」に関する記述について、誤ったものはどれか。

1　月経そのものが起こる過程にプロスタグランジンが関わっている。

2　病気や外傷のときは、体内でのプロスタグランジンの産生が活発になり、体の各部位で発生した痛みが脳へ伝わる際に、その痛みの信号を増幅させる。

3　解熱鎮痛薬は、配合されている解熱鎮痛成分によって解熱、鎮痛、抗炎症のいずれの作用が中心的であるかなどの性質が異なる。

4　解熱鎮痛薬は、痛みや発熱の原因となっている病気や外傷自体を治すことにより、発熱や痛みを鎮めるために使用される医薬品(内服薬)の総称である。

3-I 精神神経に作用する薬 ★ チェック □ □

問 135 「解熱鎮痛成分」に関する記述について、正しい組合せはどれか。

a アスピリン、サザピリン、サリチル酸ナトリウム、エテンザミド、サリチルアミド等を総称してサリチル酸系解熱鎮痛成分という。

b 一般用医薬品としてのサザピリンは、15歳未満の者も使用できる。

c アスピリンは、血液を凝固しにくくさせる作用を有する。

d エテンザミドは、15歳未満でインフルエンザにかかっているときは使用を避ける。

	a	b	c	d
1	正	正	誤	正
2	正	誤	正	正
3	誤	誤	正	正
4	誤	正	誤	誤
5	正	誤	誤	誤

3-I 精神神経に作用する薬 ★ チェック □ □

問 136 「解熱鎮痛成分」に関する記述について、正しい組合せはどれか。

a アスピリンは、ライ症候群の発生との関連性が示唆されているため、一般用医薬品では15歳未満の小児に対してはいかなる場合も使用しないこととなっている。

b アスピリンやサザピリンはピリン系の解熱鎮痛成分であり、ピリン疹と呼ばれるアレルギー症状をもたらすことがある。

c アセトアミノフェンは、解熱・鎮痛をもたらすほか、抗炎症作用も期待できる。

d アセトアミノフェンは、定められた用量を超えて使用した場合や、日頃から酒類(アルコール)をよく摂取する人では、肝機能障害を起こしやすい。

	a	b	c	d
1	正	正	正	誤
2	正	誤	正	正
3	正	誤	誤	正
4	誤	正	誤	正
5	誤	誤	正	誤

3-I 精神神経に作用する薬 ★ チェック □ □

問 137 「解熱鎮痛薬」に関する記述について、正しい組合せはどれか。

a アスピリン喘息は、アスピリン特有の副作用であり、他の解熱鎮痛成分では生じない。

b アリルイソプロピルアセチル尿素は、依存性がある成分であることに留意する。

c イブプロフェンは、アスピリン等に比べて胃腸への悪影響が少なく、抗炎症作用も示す。

	a	b	c
1	正	正	誤
2	正	誤	誤
3	誤	正	正
4	誤	正	誤
5	誤	誤	正

3-I 精神神経に作用する薬 ★ チェック □ □

問 138 「解熱鎮痛薬」に関する記述について、正しい組合せはどれか。

a 解熱鎮痛成分の鎮痛作用を助ける目的で、アリルイソプロピルアセチル尿素のような鎮静成分が配合されていることがある。

b 胃腸障害を減弱させる目的で水酸化アルミニウムゲルのような制酸成分が配合されていることがある。制酸成分が配合されているため、胃腸症状に対する薬効を標榜することができる。

c 中枢神経系を刺激して疲労感、倦怠感を和らげる目的で、無水カフェインのようなカフェイン類が配合されていることがある。

d ビタミン B1 やビタミン B2 は、解熱鎮痛効果を減弱させることがあるため、解熱鎮痛薬に配合してはならない。

1(a,c) 2(a,d) 3(b,c) 4(b,d)

3-I 精神神経に作用する薬 ★ チェック □ □

問 139 「解熱鎮痛薬」に関する記述について、正しい組合せはどれか。

a 解熱鎮痛薬は、頭痛の症状が現れないうちに予防的に使用することが適切である。

b アセトアミノフェンが配合された坐薬は、解熱鎮痛薬やかぜ薬と併用されることのないよう注意が必要である。

c 解熱鎮痛薬を連用することによって、かえって頭痛が常態化することがある。

d メトカルバモールは、副作用として眠気、めまい、ふらつきが現れることがあるため、服用後は乗物又は機械類の運転操作を避ける必要がある。

	a	b	c	d
1	誤	誤	正	正
2	正	誤	誤	正
3	正	正	誤	誤
4	正	正	正	誤
5	誤	正	正	正

3-I 精神神経に作用する薬 チェック □ □

問 140 「漢方処方製剤」について、構成生薬としてマオウを含むものはどれか。

1 薏苡仁湯 2 釣藤散 3 呉茱萸湯 4 疎経活血湯 5 芍薬甘草湯

3　眠気を促す薬

3-I　精神神経に作用する薬　★　　チェック　□　□

問 141　「催眠鎮静薬」に関する記述について、正しい組合せはどれか。

a　主成分が抗ヒスタミン成分である睡眠改善薬は、寝つきが悪いなどの一時的な睡眠障害の緩和に用いられるものであり、慢性的に不眠症状がある人を対象としたものではない。
b　生薬成分のみからなる鎮静薬の場合、複数の鎮静薬の併用や長期連用を避ける必要はない。
c　睡眠改善薬の配合成分であるジフェンヒドラミン塩酸塩は、ヒスタミンに関する中枢性の作用が、抗ヒスタミン成分の中では弱い。
d　ブロモバレリル尿素については、胎児障害の可能性があるため、妊婦又は妊娠していると思われる女性は使用を避けるべきである。

	a	b	c	d
1	正	正	正	誤
2	正	誤	正	誤
3	正	誤	誤	正
4	誤	誤	正	正
5	誤	正	誤	正

3-I　精神神経に作用する薬　★　　チェック　□　□

問 142　「催眠鎮静薬」に関する記述について、正しい組合せはどれか。

a　生薬成分のみからなる鎮静薬や漢方処方製剤については、飲酒を避けることとはなっていないが、アルコールが睡眠の質を低下させ、催眠鎮静薬の効果を妨げることがある。
b　ブロモバレリル尿素等の反復摂取によって依存を生じている場合は、自己努力のみで依存からの離脱を図ることは困難である。
c　15 歳未満の小児では、抗ヒスタミン成分を含有する薬の使用を避ける必要がある。
d　目が覚めたあとも、注意力の低下や寝ぼけ様症状を起こすことがある。

	a	b	c	d
1	正	正	誤	正
2	正	誤	正	誤
3	正	誤	正	正
4	正	正	正	正
5	誤	誤	誤	誤

3-I　精神神経に作用する薬　★　　チェック　□　□

問 143　「催眠鎮静薬」に関する記述について、正しい組合せはどれか。

a　眠気を促す薬に含まれる抗ヒスタミン成分は、脳の下部にある、睡眠・覚醒に大きく関与する部位においてヒスタミンの働きを抑えるため、眠気が促される。
b　かつてベンゾジアゼピン系成分の大量摂取による自殺が日本で社会問題になり、その役割が取って代わられたことから、近年はブロモバレリル尿素の使用量が増加している。
c　妊娠中にしばしば生じる睡眠障害は、睡眠改善薬の適用対象となる。
d　眠気を促す薬に含まれる抗ヒスタミン成分は、ヒスタミンの働きを抑える作用以外に抗コリン作用も示すため、排尿困難や口渇、便秘等の副作用が現れることがある。

	a	b	c	d
1	正	正	正	誤
2	正	誤	正	正
3	正	誤	誤	正
4	誤	正	誤	正
5	誤	誤	正	誤

問 144 「生薬成分」について、( )の字句として正しいものはどれか。

サンソウニンは、( )を基原とする生薬である。

1 アカネ科のカギカズラ、*Uncaria sinensis* Haviland 又は *Uncaria macrophylla* Wallich の通例とげ

2 クロウメモドキ科のサネブトナツメの種子

3 オミナエシ科のカノコソウの根及び根茎

4 眠気を防ぐ薬

3-I 精神神経に作用する薬 ★ チェック □ □

問 145 「カフェイン」に関する記述について、正しい組合せはどれか。

a 脳に軽い興奮状態を引き起こし、眠気や倦怠感を一時的に抑える効果がある。

b 腎臓での水分の再吸収を促進し、尿量の減少をもたらす。

c 胃液の分泌を亢進させる作用があり、副作用として胃腸障害が現れることがある。

d 血液-胎盤関門を通過して、胎児に到達することはない。

1(a,b) 2(a,c) 3(b,d) 4(c,d)

3-I 精神神経に作用する薬 ★ チェック □ □

問 146 「眠気防止薬」に関する記述について、正しい組合せはどれか。

a カフェインは、心筋を興奮させる作用があり、動悸が現れることがあるため、心臓病の診断を受けた人は眠気防止薬の服用を避ける必要がある。

b 眠気防止薬に小児向けの製品はないが、小・中学生の試験勉強に効果があると誤解され、誤用事故を起こした事例も知られており、小児に使用されることのないよう注意が必要である。

c 一般用医薬品の眠気防止薬におけるカフェインの 1 回摂取量は、カフェインとして 100mg、1 日摂取量では 200mg が上限とされている。

d 乳児の場合、カフェインの代謝は成人より速い。

1(a,b) 2(a,d) 3(b,c) 4(c,d)

5　鎮暈薬(乗物酔い防止薬)

3-Ⅰ　精神神経に作用する薬　★　　チェック　□　□

問 147　「鎮暈薬」に関する記述について、正しい組合せはどれか。

a　アミノ安息香酸エチルは、胃粘膜への麻酔作用によって嘔吐刺激を和らげ、乗物酔いに伴う吐き気を抑える。

b　スコポラミン臭化水素酸塩水和物は、肝臓で代謝されにくいため、抗ヒスタミン成分等と比べて作用の持続時間は長い。

c　ジメンヒドリナートは、脳に軽い興奮を起こさせて平衡感覚の混乱によるめまいを軽減させる。

d　ジフェニドール塩酸塩は、内耳にある前庭と脳を結ぶ神経(前庭神経)の調節作用のほか、内耳への血流を改善する作用を示す。

	a	b	c	d
1	正	誤	誤	正
2	正	正	誤	誤
3	正	正	正	誤
4	誤	正	正	正
5	誤	誤	正	正

3-Ⅰ　精神神経に作用する薬　★　　チェック　□　□

問 148　「鎮暈薬の成分と配合目的」について、正しい組合せはどれか。

a　クロルフェニラミンマレイン酸塩　―　不安や緊張などの緩和

b　プロメタジン塩酸塩　―　内耳の前庭における自律神経反射の抑制

c　アリルイソプロピルアセチル尿素　―　胃粘膜への麻酔作用による嘔吐刺激の緩和

d　ジプロフィリン　―　脳に軽い興奮を起こさせて平衡感覚の混乱によるめまいの軽減

1(a,c)　2(a,d)　3(b,c)　4(b,d)

3-Ⅰ　精神神経に作用する薬　★　　チェック　□　□

問 149　「乗物酔い防止薬」に関する記述について、正しい組合せはどれか。

a　乗物酔い防止薬には、3歳未満の乳幼児向けの製品はない。

b　乗物酔い防止薬には、主として吐き気を抑えることを目的とした成分が配合されているので、つわりに伴う吐き気への対処としても使用できる。

c　乗物酔い防止薬に配合される抗コリン成分は、眠気を促すほかに、散瞳による目のかすみや異常なまぶしさを引き起こすことがある。

d　乗物酔い防止薬とかぜ薬との併用は特に問題がない。

1(a,b)　2(a,c)　3(b,d)　4(c,d)

6　小児鎮静薬

3-I　精神神経に作用する薬　★　　チェック　□　□

問 150　「小児鎮静薬」に関する記述について、正しい組合せはどれか。

a　夜泣き、ひきつけ、疳の虫等の症状を鎮めるほか、小児における虚弱体質、消化不良などの改善を目的とする医薬品である。

b　鎮静作用のほか、血液の循環を促す作用があるとされる生薬成分を中心に配合されている。

c　古くから伝統的に用いられているため、作用が穏やかで小さな子供に使っても副作用がない。

d　症状の原因となる体質の改善を主眼としているものが多く、比較的長期間(1ヶ月位)継続して服用されることがある。

	a	b	c	d
1	正	正	誤	正
2	正	誤	正	誤
3	誤	正	誤	誤
4	誤	正	正	正
5	誤	誤	誤	正

3-I　精神神経に作用する薬　　チェック　□　□

問 151　「小児鎮静薬」に関する記述について、誤ったものはどれか。

1　小児では、特段身体的な問題がなく、基本的な欲求が満たされていても、夜泣き、ひきつけ、疳の虫等の症状が現れることがある。

2　ゴオウは、緊張や興奮を鎮め、また、血液の循環を促す作用等を期待して用いられる。

3　小建中湯は、構成生薬としてカンゾウを含まない。

3－II　呼吸器官に作用する薬

1　鎮咳去痰薬

3-II　呼吸器官に作用する薬　　チェック　□　□

問 152　「咳・痰が生じる仕組み」に関する記述について、誤ったものはどれか。

1　咳は、気管や気管支に何らかの異変が起こったときに、その刺激が中枢神経系に伝わり、延髄にある咳嗽中枢の働きによって引き起こされる反応である。

2　呼吸器官に感染を起こしたときやタバコを吸いすぎたときなどには、気道粘膜からの粘液分泌が減少し、気道に入り込んだ異物等を排除しにくくなる。

3　痰が気道粘膜上に滞留すると呼吸の妨げとなるため、反射的に咳が生じて痰を排除しようとする。

4　気道粘膜に炎症を生じると、咳が誘発されるほか、気管や気管支が収縮して喘息を生じることがある。

3-II 呼吸器官に作用する薬 ★ チェック □ □

問153 「鎮咳去痰薬」に関する記述について、正しい組合せはどれか。

a ジヒドロコデインリン酸塩は、作用本体であるジヒドロコデインがモルヒネと同じ基本構造を持ち、依存性がある成分であり、麻薬性鎮咳成分とも呼ばれる。

b コデインリン酸塩水和物は、胃腸の運動を亢進させる作用を示すため、副作用として下痢が現れることがある。

c デキストロメトルファン臭化水素酸塩水和物は非麻薬性鎮咳成分とも呼ばれ、延髄の咳嗽中枢に作用して咳を抑える成分とは異なる。

d ハンゲは、中枢性の鎮咳作用を示す生薬成分である。

1(a,c) 2(a,d) 3(b,c) 4(b,d)

3-II 呼吸器官に作用する薬 チェック □ □

問154 「コデイン類」に関する記述について、正しいものはどれか。

1 国内において、コデイン類を含む医薬品による死亡が13例報告された。

2 日本での呼吸抑制のリスクは、欧米と比較して遺伝学的に低いと推定された。

3 コデイン類を含む医薬品を高齢者に使用しないよう注意喚起を行うこととされた。

4 すみやかにコデイン類を含む製品の回収を行うこととされた。

3-II 呼吸器官に作用する薬 チェック □ □

問155 「鎮咳去痰薬」に関する記述について、誤ったものはどれか。

1 トリメトキノール塩酸塩水和物は、交感神経系を刺激して気管支を拡張させる作用を示し、呼吸を楽にして咳や喘息の症状を鎮める。

2 カルボシステインは、気道粘膜からの粘液の分泌を促進する作用を示すことにより、痰の切れを良くする。

3 咳や喘息、気道の炎症は、アレルギーに起因することがあり、鎮咳成分や気管支拡張成分、抗炎症成分の働きを助ける目的で、クロルフェニラミンマレイン酸塩が配合される。

4 生薬成分のマオウは、交感神経系の刺激作用を持つため、気管支拡張作用の他に、心臓血管系や肝臓でのエネルギー代謝にも影響を与えることが考えられる。

3-II 呼吸器官に作用する薬 ★ チェック □ □

問156 「鎮咳去痰薬」に関する記述について、正しい組合せはどれか。

a メチルエフェドリン塩酸塩やメチルエフェドリンサッカリン塩は、副交感神経系を刺激して気管支を拡張させ、咳を鎮める作用がある。

b 生薬成分のマオウは気管支拡張のほか、発汗促進、尿量増加等の作用も期待される。

c プソイドエフェドリン塩酸塩は、パーキンソン病治療薬であるセレギリン塩酸塩と併用すると、体内でのプソイドエフェドリンの代謝が妨げられて、副作用が現れやすくなる。

	a	b	c		a	b	c
1	正	正	正	2	正	誤	誤
3	誤	正	正	4	誤	誤	正

3-II 呼吸器官に作用する薬 ★ チェック □ □

問 157 「鎮咳去痰薬の成分と配合目的」について、正しいものはどれか。

1 ジプロフィリン ― 気管支拡張
2 ブロムヘキシン塩酸塩 ― 殺菌消毒
3 エチルシステイン塩酸塩 ― 抗炎症
4 ジメモルファンリン酸塩 ― 抗ヒスタミン

3-II 呼吸器官に作用する薬 ★ チェック □ □

問 158 「鎮咳去痰薬の成分と配合目的」について、正しい組合せはどれか。

a トラネキサム酸 ― 気道の炎症を和らげる
b セチルピリジニウム塩化物 ― 痰の切れを良くする
c ノスカピン ― 気管支を拡げる
d チペピジンヒベンズ酸塩 ― 延髄の咳嗽中枢に作用して咳を抑える

1(a,b) 2(a,d) 3(b,c) 4(c,d)

3-II 呼吸器官に作用する薬 チェック □ □

問 159 「生薬成分」の記述について、正しいものはどれか。

ヒメハギ科のイトヒメハギの根及び根皮を基原とする生薬で、去痰作用が期待され、その摂取により糖尿病の検査値に影響を生じることがあり、糖尿病が改善したと誤認されるおそれがある。このため1日最大配合量が原生薬として1g以上を含有する製品では、使用上の注意において成分及び分量に関連する注意として記載されている。

1 キョウニン 2 オンジ 3 ナンテンジツ 4 シャゼンソウ
5 キキョウ

3-II 呼吸器官に作用する薬 ★ チェック □ □

問 160 「漢方処方製剤」の記述について、構成生薬としてカンゾウを含まないものはどれか。

1 半夏厚朴湯 2 柴朴湯 3 麦門冬湯 4 五虎湯 5 麻杏甘石湯

2　口腔咽喉薬と含嗽薬

3-II　呼吸器官に作用する薬　★　　チェック　□　□

問 161　「口腔咽喉薬・含嗽薬」に関する記述について、正しい組合せはどれか。

a　口腔咽喉薬は、口腔内又は咽頭部の粘膜に局所的に作用して、それらの部位の炎症による痛み、腫れ等の症状の緩和を主たる目的とするものである。

b　含嗽薬は、水で用時希釈又は溶解して使用するものが多いが、調製した濃度が濃すぎても薄すぎても効果が十分得られない。

c　声がれ、喉の荒れ、喉の不快感、喉の痛み又は喉の腫れの症状を鎮めることを目的として、ベンゼトニウム塩化物が用いられる。

d　ヨウ素系殺菌消毒成分が配合された含嗽薬は、局所的な作用を目的とする医薬品であるため、全身性の重篤な副作用を生じることはない。

	a	b	c	d
1	正	正	誤	誤
2	誤	正	正	誤
3	誤	誤	正	正
4	誤	誤	誤	正
5	正	誤	誤	誤

3-II　呼吸器官に作用する薬　★　　チェック　□　□

問 162　「口腔咽喉薬・含嗽薬」に関する記述について、正しい組合せはどれか。

a　トローチ剤は、有効成分が口腔内や咽頭部に行き渡るよう、口中に含み、噛まずにゆっくり溶かすようにして使用するため、循環血流中に入り全身的な影響を生じることはない。

b　授乳中に摂取されたヨウ素の一部は乳汁中に移行する。

c　アズレンスルホン酸ナトリウムは、口腔内や喉に付着した細菌等の微生物を死滅させたり、その増殖を抑えることを目的として配合されることがある。

d　ヨウ素系殺菌消毒成分については、口腔粘膜の荒れ、灼熱感、悪心(吐き気)、不快感等の副作用が現れることがある。

	a	b	c	d
1	正	正	誤	誤
2	正	誤	正	誤
3	誤	正	誤	正
4	誤	誤	正	正
5	誤	正	正	正

3-II　呼吸器官に作用する薬　★　　チェック　□　□

問 163　「口腔咽喉薬・含嗽薬」に関する記述について、正しい組合せはどれか。

a　噴射式の液剤では、咽頭の奥まで薬剤が行き渡るように、息を吸いながら噴射することが望ましい。

b　妊娠中に摂取されたヨウ素は血液－胎盤関門を通過しない。

c　ヨウ素は、レモン汁やお茶などに含まれるビタミンC等の成分と反応すると、殺菌作用が増強する。

d　ヨウ素系成分が配合された含嗽薬を使用した場合、結果的にヨウ素の摂取につながり、甲状腺におけるホルモン産生に影響を及ぼす可能性がある。

	a	b	c	d
1	正	正	誤	誤
2	正	誤	誤	正
3	誤	正	正	正
4	誤	誤	正	誤
5	誤	誤	誤	正

3-II 呼吸器官に作用する薬　チェック □ □

問 164 「漢方処方製剤」に関する記述について、誤ったものはどれか。

1 桔梗湯は、体力に関わらず使用でき、喉が腫れて痛み、ときに咳がでるものの扁桃炎、扁桃周囲炎に適すとされる。

2 駆風解毒散は、体力中等度以上で、喉が腫れて痛む扁桃炎、扁桃周囲炎に適すとされる。

3 響声破笛丸は、体力に関わらず使用できる。しわがれ声、咽喉不快に適すとされる。

3－III 胃腸に作用する薬

1 胃の薬

3-III 胃腸に作用する薬 ★　チェック □ □

問 165 「胃の薬」に関する記述について、正しい組合せはどれか。

a 制酸薬としては、胃酸の働きを弱めるもの、胃液の分泌を抑えるものなどが用いられる。

b 健胃薬に配合される生薬成分は、独特の味や香りを有し、唾液や胃液の分泌を促して胃の働きを活発にする作用があるとされる。

c 消化薬は、炭水化物、脂質、タンパク質等の合成に働く酵素を補うことを目的とする。

d 乾燥水酸化アルミニウムゲルは、健胃成分として配合される。

1（a，b）　2（a，d）　3（b，c）　4（c，d）

3-III 胃腸に作用する薬 ★　チェック □ □

問 166 「胃の薬」に関する記述について、正しい組合せはどれか。

a 生薬成分のセンブリやオウバクは、苦味による健胃作用を期待して用いられる。

b テプレノンは、胃粘膜を覆って胃液による消化から保護する、荒れた胃粘膜の修復を促す等の作用を期待して用いられる。

c 平胃散は、消化不良、食欲不振に適すとされている。

d 過剰な胃液の分泌を抑える作用を期待して、アセチルコリンの働きを抑える成分が配合されることがある。

	a	b	c	d
1	正	正	正	正
2	正	正	誤	正
3	正	誤	正	誤
4	誤	誤	正	誤
5	誤	正	誤	正

3-III 胃腸に作用する薬 ★　チェック □ □

問 167 「胃の薬の成分と配合目的」について、誤ったものはどれか。

1 アルジオキサ ― 荒れた胃粘膜の修復を促す

2 デヒドロコール酸 ― 消化管内容物中の気泡の分離を促進

3 ピレンゼピン塩酸塩 ― 胃液の分泌を抑える

3-III　胃腸に作用する薬　★　　チェック　□　□

問168　「制酸成分」に関する記述について、正しい組合せはどれか。

a　制酸成分を主体とする胃腸薬は、酸度の高い食品と一緒に使用すると胃酸に対する中和作用がより進むことが考えられるため、炭酸飲料等での服用は適当でない。

b　メタケイ酸アルミン酸マグネシウムは、胃酸の中和作用のほか、胃粘膜にゼラチン状の皮膜を形成して保護する作用もある。

c　透析療法を受けている人では、制酸成分のうちアルミニウムを含む成分の使用を避ける必要がある。

d　腎臓病の診断を受けた人では、ナトリウム、カルシウム等の無機塩類の排泄が遅れたり、体内に貯留しやすくなるため、制酸成分を主体とする胃腸薬を使用する前に、治療を行っている医師又は処方薬の調剤を行った薬剤師に相談がなされるべきである。

	a	b	c	d
1	正	正	誤	誤
2	正	誤	誤	正
3	正	誤	正	正
4	誤	正	正	正
5	誤	正	正	誤

3-III　胃腸に作用する薬　★　　チェック　□　□

問169　「胃の薬」に関する記述について、正しい組合せはどれか。

a　制酸薬は、食後に服用することとなっているものが多く、食前又は食間に服用すると十分な効果が得られない。

b　透析を受けている人では、スクラルファートの使用を避ける必要がある。

c　胃粘液の分泌を促す、胃粘膜を覆って胃液による消化から保護する、荒れた胃粘膜の修復を促す等の作用を期待して、ジアスターゼ等が配合されている場合がある。

d　ウルソデオキシコール酸は、消化を助ける効果を期待して用いられるほか、肝臓の働きを高める作用もあるとされるが、肝臓病の診断を受けた人では、かえって症状を悪化させるおそれがある。

1(a,b)　2(a,c)　3(b,d)　4(c,d)

3-III　胃腸に作用する薬　★　　チェック　□　□

問170　「胃の薬の成分と配合目的」について、正しい組合せはどれか。

a　銅クロロフィリンナトリウム　―　荒れた胃粘膜の修復を促す

b　ロートエキス　―　味覚や嗅覚を刺激して反射的な唾液や胃液の分泌を促す

c　炭酸水素ナトリウム　―　中和反応によって胃酸の働きを弱める

d　テプレノン　―　副交感神経の伝達物質であるアセチルコリンの働きを抑える

1(a,b)　2(a,c)　3(b,c)　4(b,d)　5(c,d)

3-III　胃腸に作用する薬　★　　　チェック　□　□

問 171　「胃の薬」に関する記述について、誤ったものはどれか。

1　健胃薬、消化薬、整腸薬には、医薬部外品として製造販売されている製品もあるが、それらは人体に対する作用が緩和なものとして、配合できる成分やその上限量が定められている。

2　セトラキサート塩酸塩は、体内で代謝されてトラネキサム酸を生じるため、血栓を起こすおそれのある人は、使用する前に医師などに相談することが望ましい。

3　味覚や嗅覚を刺激して反射的な胃液の分泌を抑制することにより、弱った胃の働きを高めることを目的として、オウバク等の生薬成分が配合されている場合がある。

3-III　胃腸に作用する薬　　　チェック　□　□

問 172　「生薬成分」について、香りによる健胃作用を期待して用いられるものはどれか。

1　オウゴン　　2　オウバク　　3　センブリ　　4　ゲンチアナ　　5　オウレン

3-III　胃腸に作用する薬　　　チェック　□　□

問 173　「漢方処方製剤」について、構成生薬としてカンゾウを含むものはどれか。

1　八味地黄丸　　2　麻子仁丸　　3　六君子湯　　4　四物湯

3-III　胃腸に作用する薬　　　チェック　□　□

問 174　「胃の薬の服用方法」に関する記述について、正しい組合せはどれか。

a　消化を助ける効果を主とする胃の薬は、食間や就寝前の服用のものが多い。

b　胃酸の出すぎを抑える効果を主とする胃の薬は、食後服用のものが多い。

c　消化を助ける効果、胃酸の出すぎを抑える効果のいずれも有する胃の薬は、食後又は食間の服用指示のものが多い。

	a	b	c
1	正	正	誤
2	正	誤	誤
3	誤	誤	正
4	誤	正	正
5	誤	正	誤

2　腸の薬

3-III　胃腸に作用する薬　★　　チェック　□　□

問175　「腸の薬」に関する記述について、正しい組合せはどれか。

a　整腸薬の配合成分としては、腸内細菌の数やバランスに影響を与えたり、腸の活動を促す成分が主として用いられる。

b　止瀉薬の配合成分としては、腸やその機能に直接働きかけるもののほか、腸管内の環境を整えて腸に対する悪影響を減らすことによる効果を期待するものもある。

c　瀉下薬(下剤)の配合成分としては、腸管を直接刺激するもの、糞便のかさや水分量を増すものがある。

d　整腸薬、瀉下薬では、医薬部外品として製造販売されている製品もあり、それらは配合できる成分やその上限量が定められていない。

	a	b	c	d
1	正	誤	正	正
2	誤	正	正	誤
3	正	誤	誤	正
4	誤	誤	誤	誤
5	正	正	正	誤

3-III　胃腸に作用する薬　★　　チェック　□　□

問176　「腸の薬」に関する記述について、正しい組合せはどれか。

a　トリメブチンマレイン酸塩は、消化管(胃及び腸)の平滑筋に直接作用して、消化管の運動を調整する作用があるとされる。

b　ロペラミド塩酸塩は、腸管の運動を亢進させる作用を示し、胃腸鎮痛鎮痙薬の併用を避ける必要がある。

c　センナ及びセンナから抽出された成分であるセンノシドが配合された瀉下薬については、妊婦又は妊娠していると思われる女性であっても、安心して使用できる。

d　タンニン酸ベルベリンは、細菌感染による下痢の症状を鎮める。

1(a,b)　2(a,d)　3(b,c)　4(c,d)

3-III　胃腸に作用する薬　★　　チェック　□　□

問177　「腸の薬」に関する記述について、正しい組合せはどれか。

a　ダイオウは、腸内容物の浸透圧を高めることで糞便中の水分量を増して排便を促す。

b　次硝酸ビスマスは、腸粘膜のタンパク質と結合し、腸粘膜をひきしめることにより、腸粘膜を保護する。

c　ロペラミド塩酸塩は、食べすぎ・飲みすぎによる下痢の症状に用いられる。

d　ヒマシ油は、瀉下薬として比較的作用が穏やかなため、主に乳幼児の便秘に用いられる。

	a	b	c	d
1	誤	正	正	誤
2	正	正	誤	正
3	正	誤	正	誤
4	誤	正	誤	正
5	正	誤	正	正

3-III　胃腸に作用する薬　★　　チェック　□　□

問 178　「腸の薬」に関する記述について、誤ったものはどれか。

1　アクリノールは、細菌感染による下痢の症状を鎮める。
2　ビサコジルは、特に結腸や直腸の粘膜を刺激して、排便を促すと考えられている。
3　マルツエキスは、比較的作用が激しいため、乳幼児の便秘に用いてはならない。
4　硫酸マグネシウムは、腸内容物の浸透圧を高めることで糞便中の水分量を増し、また、大腸を刺激して排便を促す。

3-III　胃腸に作用する薬　　チェック　□　□

問 179　「クレオソート」に関する記述について、正しいものはどれか。

1　木クレオソートは、過剰な腸管の運動を正常化し、あわせて水分や電解質の分泌も抑える止瀉作用がある。
2　木クレオソートを歯に使用する場合、止血作用もあるとされる。
3　クレオソートのうち、医薬品として使用されるのは石炭を原料とする木クレオソートである。

3-III　胃腸に作用する薬　★　　チェック　□　□

問 180　「瀉下薬」に関する記述について、正しい組合せはどれか。

a　センノシドは、腸内容物に水分が浸透しやすくすることにより、糞便を軟らかくする。
b　ジオクチルソジウムスルホサクシネートは、小腸を刺激することで瀉下作用をもたらす。
c　マルツエキスは、主成分である麦芽糖が腸内細菌によって分解(発酵)して生じるガスによって便通を促す。
d　カルメロースナトリウムは、腸管内で水分を吸収して腸内容物に浸透し、糞便のかさを増やすとともに糞便を柔らかくする。

1(a,b)　2(a,c)　3(b,c)　4(b,d)　5(c,d)

3-III　胃腸に作用する薬　　チェック　□　□

問 181　「大腸刺激性瀉下成分」に関する記述について、正しい組合せはどれか。

a　大腸刺激性瀉下成分が配合された瀉下薬は、服用してから数分後に効果のあるものが多いので、就寝前に服用してはならない。
b　大腸刺激性瀉下成分が配合された瀉下薬は、便秘時の頓服として使用すべきである。
c　毎日の排便が滞るような時は、大腸刺激性瀉下成分の製剤を使用する、食物繊維を積極的に摂るなど、無機塩類や膨潤性瀉下成分のみに依存しない方法を指導することが必要である。

	a	b	c		a	b	c
1	誤	正	誤	2	正	誤	誤
3	誤	正	正	4	誤	誤	正

3-III　胃腸に作用する薬　　チェック　□　□

問 182　「漢方処方製剤」について、構成生薬としてダイオウを含まないものはどれか。

1　桂枝加芍薬湯　　2　麻子仁丸　　3　大黄甘草湯　　4　大黄牡丹皮湯

3-III　胃腸に作用する薬　　チェック　□　□

問 183　「腸の薬」に関する記述について、正しい組合せはどれか。

a　医薬品の副作用として下痢や便秘が現れることもあり、一般用医薬品の使用中に原因が明確でない下痢や便秘を生じた場合は、安易に止瀉薬や瀉下薬によって症状を抑えようとせず、その医薬品の使用を中止して、医師や薬剤師等に相談するよう説明がなされるべきである。

b　生菌成分が配合された整腸薬に、腸内殺菌成分が配合された止瀉薬が併用された場合、生菌成分の働きが腸内殺菌成分によって弱められる。

c　どのような種類の瀉下成分を含有するものであっても、瀉下薬を使用している間は、他の瀉下薬の使用を避けることとされている。

d　収斂成分の入った止瀉薬を下痢の予防で服用すると、腸内細菌のバランスを崩し、腸内環境を悪化させることもある。

	a	b	c	d
1	誤	誤	正	正
2	正	誤	正	正
3	正	正	正	誤
4	正	正	誤	誤
5	誤	正	正	誤

3　胃腸鎮痛鎮痙薬

3-III　胃腸に作用する薬　★　　チェック　□　□

問 184　「ロートエキス」に関する記述について、(　)の字句の正しい組合せはどれか。

(　a　)の伝達物質である(　b　)と受容体の反応を(　c　)ことで消化管の運動が抑制される。

	a	b	c
1	交感神経	ノルアドレナリン	亢進する
2	交感神経	アセチルコリン	妨げる
3	副交感神経	ノルアドレナリン	妨げる
4	副交感神経	アセチルコリン	亢進する
5	副交感神経	アセチルコリン	妨げる

問 185 「胃腸鎮痛鎮痙薬」に関する記述について、正しい組合せはどれか。

a ブチルスコポラミン臭化物は、副交感神経系の働きを抑える作用により胃痛、腹痛を鎮めるが、口渇、便秘、排尿困難等の副作用が現れることがある。

b ロートエキスは、吸収された成分の一部が母乳中に移行して乳児の脈が速くなるおそれがあるため、母乳を与える女性では使用を避けるか、又は使用期間中の授乳を避ける必要がある。

c パパベリン塩酸塩は、消化管の平滑筋に直接働いて胃腸の痙攣を鎮めたり、胃液分泌を抑える作用を示す。また、眼圧を上昇させる作用を示すことが知られている。

d オキセサゼインは、消化管の粘膜及び平滑筋に対する麻酔作用により鎮痛鎮痙の効果を示すため、胃液分泌を抑える作用はない。

1(a,b) 2(a,d) 3(b,c) 4(c,d)

問 186 「胃腸鎮痛鎮痙薬」に関する記述について、正しい組合せはどれか。

a アミノ安息香酸エチルは、眼圧を上昇させる作用を示すことが知られており、緑内障の診断を受けた人では、症状の悪化を招くおそれがある。

b ブチルスコポラミン臭化物の使用により、散瞳による目のかすみや異常な眩しさ等の副作用が現れることがあるため、使用した後は、乗物又は機械類の運転操作を避ける必要がある。

c アミノ安息香酸エチルは、痛みが感じにくくなることで重大な消化器疾患や状態の悪化等を見過ごすおそれがあるため、長期間にわたって漫然と使用することは避ける。

d ジサイクロミン塩酸塩は、局所麻酔作用を示す。

	a	b	c	d
1	正	正	誤	誤
2	誤	正	正	誤
3	誤	誤	正	正
4	誤	誤	誤	正
5	正	誤	誤	誤

4　浣腸薬

3-III　胃腸に作用する薬　★　　チェック　□　□

問187　「浣腸薬」に関する記述について、正しい組合せはどれか。

a　浣腸薬は、直腸内に適用される医薬品であるため、経口薬とは異なり、繰り返し使用しても感受性の低下は生じない。

b　浣腸薬は、流産・早産を誘発するおそれはないため、妊婦又は妊娠していると思われる女性でも使用を避ける必要はない。

c　グリセリンが配合された浣腸薬が、肛門や直腸の粘膜に損傷があり出血しているときに使用されると、グリセリンが傷口から血管内に入って、溶血を引き起こすおそれがある。

d　グリセリンは、浸透圧の差によって腸管壁から水分を取り込んで直腸粘膜を刺激し、排便を促す効果を期待して用いられる。

	a	b	c	d
1	正	正	正	誤
2	正	正	誤	正
3	正	誤	誤	誤
4	誤	誤	正	誤
5	誤	誤	正	正

3-III　胃腸に作用する薬　★　　チェック　□　□

問188　「浣腸薬」に関する記述について、正しい組合せはどれか。

a　浣腸薬の剤形として注入剤や塗布剤がある。

b　ビサコジルは、直腸内で炭酸ガスの微細な気泡を発生することで直腸を刺激する。

c　ソルビトールが成分として用いられることがある。

d　炭酸水素ナトリウムを主薬とするものでは、まれに重篤な副作用としてショックを生じることがある。

1(a,b)　2(a,d)　3(b,c)　4(c,d)

3-III　胃腸に作用する薬　★　　チェック　□　□

問189　「注入剤の用法」に関する記述について、誤ったものはどれか。

1　薬液の放出部を肛門に差し込み、薬液だまりの部分を絞って薬液を押し込むように注入する。

2　注入する薬液は人肌程度に温めておくと、不快感を生じることが少ない。

3　薬液を注入した後すぐに排便を試みると、薬液のみが排出されて効果が十分得られないことから、便意が強まるまでしばらく我慢する。

4　半量等を使用する用法がある場合、残量は冷蔵庫に保管する。

5　駆虫薬

3-III　胃腸に作用する薬　★　　チェック　□　□

問 190　「駆虫薬」に関する記述について、正しい組合せはどれか。

a　一般用医薬品の駆虫薬が対象とする寄生虫は、回虫と蟯虫である。

b　複数の駆虫薬を併用しても駆虫効果が高まることはなく、副作用が現れやすくなる。

c　虫体や残留する駆虫成分の排出を促すために併用する瀉下薬としてヒマシ油を用いるのが良い。

	a	b	c
1	正	正	正
2	正	正	誤
3	正	誤	正
4	誤	正	正
5	誤	誤	誤

3-III　胃腸に作用する薬　★　　チェック　□　□

問 191　「駆虫薬」に関する記述について、誤ったものはどれか。

1　駆虫薬は、消化管内容物の消化・吸収に伴って駆虫成分の吸収が高まることから、食後に使用することが多い。

2　サントニンは、回虫の自発運動を抑える作用を示し、虫体を排便とともに排出させる。

3　パモ酸ピルビニウムは、蟯虫の呼吸や栄養分の代謝を抑えて殺虫作用を示すとされる。

4　駆虫薬は、腸管内に生息する虫体にのみ作用し、虫卵には駆虫作用が及ばない。

3-III　胃腸に作用する薬　★　　チェック　□　□

問 192　「駆虫成分」の記述について、正しいものはどれか。

肝臓病の診断を受けた人では、肝機能障害を悪化させるおそれがあるほか、服用後、一時的に物が黄色く見えたり、耳鳴り、口渇が現れることがある。

1　パモ酸ピルビニウム　　2　ピペラジンリン酸塩　　3　カイニン酸

4　サントニン

3-III　胃腸に作用する薬　★　　チェック　□　□

問 193　「駆虫薬」に関する記述について、誤ったものはどれか。

1　マクリは、サントニンを含む生薬成分である。

2　ピペラジンリン酸塩は、回虫及び蟯虫の運動筋を麻痺させる作用を示す。

3　ピペラジンリン酸塩は、肝臓病、腎臓病の診断を受けた人では副作用を生じやすくなる。

4　パモ酸ピルビニウムは、赤～赤褐色の成分で、尿や糞便が赤く着色することがある。

３－Ⅳ　心臓などの器官や血液に作用する薬

１　強心薬

3-Ⅳ　心臓などの器官や血液に作用する薬　　チェック　□　□

問 194　「動悸・息切れ」に関する記述について、(　)の字句の正しい組合せはどれか。

体の不調による動悸、息切れは、睡眠不足や疲労による(　a　)の働きの低下のほか、不安やストレス等の(　b　)、また、女性では貧血や、更年期に生じる(　c　)などによっても起こることがある。

	a	b	c
1	心臓	精神的な要因	神経症状
2	肺	精神的な要因	ホルモンバランスの乱れ
3	心臓	日常生活の乱れ	神経症状
4	肺	日常生活の乱れ	神経症状
5	心臓	精神的な要因	ホルモンバランスの乱れ

3-Ⅳ　心臓などの器官や血液に作用する薬　★　　チェック　□　□

問 195　「心臓の働き・強心薬」に関する記述について、正しい組合せはどれか。

a　体の不調による動悸は、心臓の働きが低下して十分な血液を送り出せなくなり、脈拍数が減少することによって起こる。

b　センソは、微量で強い強心作用を示す。

c　ゴオウは、強心作用のほか、末梢血管の拡張による血圧降下、興奮を鎮める等の作用があるとされる。

	a	b	c
1	正	正	正
2	誤	正	誤
3	正	正	誤
4	正	誤	正
5	誤	正	正

3-Ⅳ　心臓などの器官や血液に作用する薬　★　　チェック　□　□

問 196　「生薬成分と基原」について、誤ったものはどれか。

1　センソ　―　ヒキガエル科のアジアヒキガエル等の耳腺の分泌物

2　ジャコウ　―　シカ科のジャコウジカの雄の麝香腺分泌物

3　ゴオウ　―　ウシ科のウシの胆嚢中に生じた結石

4　ロクジョウ　―　ボタン科のボタンの根皮

3-IV　心臓などの器官や血液に作用する薬　★　　チェック　□ □

問 197　「センソ」に関する記述について、正しい組合せはどれか。

a　皮膚や粘膜に触れると局所麻酔作用を示す。

b　センソが配合された丸薬、錠剤等の内服固形製剤は、噛まずに服用する。

c　1日用量中センソ 5mg を超えて含有する医薬品は劇薬に指定されている。

d　一般用医薬品では、1日用量が 5mg 以下となるよう用法・用量が定められている。

	a	b	c	d
1	正	正	正	正
2	正	正	正	誤
3	正	正	誤	正
4	正	誤	正	正
5	誤	正	正	正

2　高コレステロール改善薬

3-IV　心臓などの器官や血液に作用する薬　★　　チェック　□ □

問 198　「コレステロール」に関する記述について、正しいものはどれか。

1　低密度リポタンパク質(LDL)は、コレステロールを末梢組織から肝臓へと運ぶリポタンパク質である。

2　血液中の LDL が少なく、高密度リポタンパク質(HDL)が多いと、心臓病や肥満、動脈硬化症等の生活習慣病につながる危険性が高くなる。

3　血漿中のリポタンパク質のバランスの乱れは、生活習慣病を生じる以前の段階では動悸などの自覚症状を伴うことが多い。

4　コレステロールの産生及び代謝は、主として肝臓で行われる。

3-IV　心臓などの器官や血液に作用する薬　★　　チェック　□ □

問 199　「高コレステロール改善薬」に関する記述について、正しいものはどれか。

1　コレステロールは、食事から摂取された糖及び脂質から主に産生されるが、生体に不可欠な物質ではない。

2　高コレステロール改善薬の使用による対処は、食事療法、運動療法の補助的な位置づけである。

3　高コレステロール改善薬は、腹囲を減少させるなどの痩身効果を目的とする。

4　生活習慣の改善を図りつつ、しばらくの間(1〜3ヶ月)、高コレステロール改善薬を使用して検査値に改善がみられないときでも使用を継続すべきである。

3-Ⅳ　心臓などの器官や血液に作用する薬　★　　チェック　□ □

問200　「高コレステロール改善薬」に関する記述について、正しい組合せはどれか。

a　大豆油不けん化物は、肝臓におけるコレステロールの代謝を促す効果が期待される。

b　ビタミンEは、コレステロールからの過酸化脂質の生成を抑えるほか、末梢血管における血行を促進する作用があるとされている。

c　リノール酸は、腸管におけるコレステロールの吸収を抑える働きがあるとされている。

d　ビタミンB2は、コレステロールの生合成抑制と排泄・異化促進作用、中性脂肪抑制作用、過酸化脂質分解作用を有するといわれている。

1(a,c)　2(a,d)　3(b,c)　4(b,d)

3　貧血用薬(鉄製剤)

3-Ⅳ　心臓などの器官や血液に作用する薬　★　　チェック　□ □

問201　「貧血」に関する記述について、正しいものはどれか。

1　鉄分の摂取不足を生じても、初期にはヘモグロビン量が減少するのみで貯蔵鉄や血清鉄は変化せず、ただちに貧血の症状は現れない。

2　貧血の症状がみられる以前から予防的に鉄製剤を使用することは、適当でない。

3　貧血は、その原因によりいくつかに分類されるが、ビタミンB6が不足して生じる巨赤芽球貧血は悪性貧血と呼ばれている。

3-Ⅳ　心臓などの器官や血液に作用する薬　★　　チェック　□ □

問202　「貧血用薬」に関する記述について、誤ったものはどれか。

1　銅は、ヘモグロビンが産生されるのを助ける。

2　コバルトは、骨髄での造血機能を高める。

3　マンガンは、エネルギー合成を促進する。

4　ビタミンEは、消化管内で鉄が吸収されやすい状態に保つ。

3-Ⅳ　心臓などの器官や血液に作用する薬　★　　チェック　□ □

問203　「貧血用薬」に関する記述について、正しい組合せはどれか。

a　月経過多、消化管出血、痔及び子宮筋腫等、出血性の疾患による慢性的な血液の損失が原因で貧血症状が起きている場合には、これらの基礎疾患の治療が優先される。

b　服用前後30分にビタミンCを含む飲食物を摂取すると、ビタミンCと反応して鉄の吸収が悪くなることがある。

c　服用後、便が黒くなることがある。

	a	b	c		a	b	c		a	b	c
1	正	正	正	2	正	正	誤				
3	正	誤	正	4	誤	正	正	5	誤	誤	正

4　その他の循環器用薬

3-IV　心臓などの器官や血液に作用する薬　★　　チェック　□ □

問 204　「ユビデカレノン」に関する記述について、正しい組合せはどれか。

a　エネルギー代謝に関与する酵素の働きを助ける成分で、コエンザイム Q10 とも呼ばれる。

b　摂取された栄養素からエネルギーが産生される際に、ビタミン C とともに働く。

c　一般用医薬品でユビデカレノンを含む製剤は、軽度な心疾患により日常生活の身体活動を少し越えたときに起こる動悸、息切れ、むくみの症状に用いられる。

d　一般用医薬品でユビデカレノンを含む製剤には、15 歳未満の小児向けの製品はない。

	a	b	c	d
1	正	正	正	正
2	正	正	正	誤
3	正	正	誤	正
4	正	誤	正	正
5	誤	正	正	正

3-IV　心臓などの器官や血液に作用する薬　　チェック　□ □

問 205　「循環器用薬」に関する記述について、正しい組合せはどれか。

a　ユビデカレノンは、肝臓や心臓などの臓器に多く存在し、心筋の酸素利用効率を高めて収縮力を高めることによって血液循環の改善効果を示すとされる。

b　ルチンは、ビタミン様物質の一種で、高血圧等における毛細血管の補強、強化の効果を期待して用いられる。

c　イノシトールヘキサニコチネートが代謝されるとビタミン E となり、末梢の血液循環を改善する作用を示す。

d　生薬成分であるコウカには、末梢の血行を促してうっ血を除く作用があるとされる。

	a	b	c	d
1	正	誤	正	誤
2	誤	誤	正	誤
3	誤	正	誤	正
4	正	正	誤	正
5	正	正	正	正

3-IV　心臓などの器官や血液に作用する薬　　チェック　□ □

問 206　「漢方処方製剤」に関する記述について、誤ったものはどれか。

1　三黄瀉心湯は、構成生薬としてダイオウを含む。
2　三黄瀉心湯を使用している間は、瀉下薬の使用を避ける必要がある。
3　七物降下湯は、構成生薬としてカンゾウを含まない。
4　七物降下湯は、小児向けの漢方処方である。

3－Ⅴ　排泄に関わる部位に作用する薬

1　痔の薬

3-Ⅴ　排泄に関わる部位に作用する薬　　チェック　□　□

問 207　「痔の薬」に関する記述について、正しいものはどれか。

1　痔核は、肛門内部に存在する肛門腺窩と呼ばれる小さなくぼみに糞便の滓が溜まって炎症・化膿が生じた状態をいう。
2　裂肛は、肛門の出口からやや内側の上皮に傷が生じた状態をいう。
3　一般用医薬品の痔疾用薬では、肛門部又は直腸内に適用する外用薬のみが認められている。
4　カルバゾクロムは、痔による肛門部の創傷の治癒を促す組織修復成分として配合される。

3-Ⅴ　排泄に関わる部位に作用する薬　　チェック　□　□

問 208　「痔の薬」に関する記述について、誤ったものはどれか。

1　痔による肛門部の炎症や痒みを和らげる成分として、ヒドロコルチゾン酢酸エステルが配合されている坐剤及び注入軟膏は、長期連用を避ける必要がある。
2　外用痔疾用薬の坐剤及び注入軟膏は、成分の一部が直腸粘膜から吸収されるが、循環血流中に移行することはない。
3　内用痔疾用薬は、比較的緩和な抗炎症作用、血行改善作用を目的とする成分等が配合されたもので、外用痔疾用薬と併せて用いると効果的なものである。
4　一定期間、痔疾用薬を使用してもなお、排便時の出血等の症状が続く場合には、早期に医療機関を受診して専門医の診療を受けるなどの対応が必要である。

3-Ⅴ　排泄に関わる部位に作用する薬　★　　チェック　□　□

問 209　「痔の薬」に関する記述について、正しい組合せはどれか。

a　リドカインは、止血効果を期待して配合される。
b　グリチルレチン酸は、肛門部の炎症を和らげる作用を期待して配合される。
c　アラントインは、痔疾患に伴う局所の感染を防止することを目的として配合される。
d　トコフェロール酢酸エステルは、肛門周囲の末梢血管の血行を改善する作用を期待して配合される。

	a	b	c	d		a	b	c	d
1	誤	正	誤	正	2	正	誤	誤	誤
3	誤	正	正	正	4	正	誤	正	誤

3-Ⅴ　排泄に関わる部位に作用する薬　★　　チェック　□　□

問 210　「外用痔疾用薬」に関する記述について、誤ったものはどれか。

1　アルクロキサは、組織修復成分で、痔による肛門部の創傷の治癒を促す。
2　クロルヘキシジン塩酸塩は、アドレナリン作動成分で、血管収縮作用による止血効果を目的として用いられる。
3　ジブカイン塩酸塩は、局所麻酔成分で、痔に伴う痛み・痒みを和らげる。
4　ジフェンヒドラミン塩酸塩は、抗ヒスタミン成分で、痔に伴う痒みを和らげる。

3-V　排泄に関わる部位に作用する薬　　　　チェック　□　□

問 211　「外用痔疾用薬」に関する記述について、誤ったものはどれか。

1　クロタミトンは、局所への穏やかな熱感刺激によって痒みを抑える効果が期待される。
2　メチルエフェドリン塩酸塩が配合された坐剤及び注入軟膏については、心臓病、高血圧、糖尿病又は甲状腺機能障害の診断を受けた人では、症状を悪化させるおそれがある。
3　酸化亜鉛は、粘膜表面に不溶性の膜を形成することによる粘膜の保護・止血を目的とする。
4　シコンは、トチノキ科のセイヨウトチノキ(マロニエ)の種子を基原とする生薬である。

3-V　排泄に関わる部位に作用する薬　　　　チェック　□　□

問 212　「内用痔疾用薬」に関する記述について、誤ったものはどれか。

1　カイカは、抗炎症作用が期待される。
2　カイカクは、マメ科のエンジュの成熟果実を基原とする生薬である。
3　ビタミンＥは、肛門周囲の末梢血管の血行を促して、うっ血を改善する効果が期待される。

3-V　排泄に関わる部位に作用する薬　　　　チェック　□　□

問 213　「漢方処方製剤」の記述について、正しいものはどれか。

体力中等度以上で、大便がかたく、便秘傾向のあるものの痔核(いぼ痔)、切れ痔、便秘、軽度の脱肛に適すとされる。構成生薬としてカンゾウを含む。また、通常、ダイオウを含む。

1　乙字湯　　2　麻子仁丸　　3　芎帰膠艾湯　　4　四物湯

2　その他の泌尿器用薬

3-V　排泄に関わる部位に作用する薬　★　　　　チェック　□　□

問 214　「生薬成分」について、(　)の字句として正しいものはどれか。

(　)は、利尿作用のほかに、経口的に摂取した後、尿中に排出される分解代謝物が抗菌作用を示し、尿路の殺菌消毒効果を期待して用いられる。

1　ウワウルシ　　2　キササゲ　　3　ソウハクヒ　　4　カゴソウ

3-V　排泄に関わる部位に作用する薬　　　　チェック　□　□

問 215　「漢方処方製剤」について、構成生薬としてカンゾウを含むものはどれか。

1　牛車腎気丸　　2　六味丸　　3　猪苓湯　　4　竜胆瀉肝湯

3-V　排泄に関わる部位に作用する薬　　チェック □ □

問216　「漢方処方製剤」の記述について、正しいものはどれか。

体力に関わらず使用でき、排尿異常があり、ときに口が渇くものの排尿困難、排尿痛、残尿感、頻尿、むくみに適すとされる。

1　黄連解毒湯　　2　猪苓湯　　3　桂枝加竜骨牡蛎湯　　4　大柴胡湯

3－VI　婦人薬

3-VI　婦人薬　★　　チェック □ □

問217　「女性ホルモン成分」に関する記述について、誤ったものはどれか。

1　妊娠中の女性ホルモン成分の摂取によって胎児の先天性異常の発生が報告されている。
2　膣粘膜又は外陰部に適用される女性ホルモンを含有した医薬品は、その成分が循環血液中に移行することはない。
3　エチニルエストラジオールは、人工的に合成された女性ホルモンである。
4　長期連用により、血栓症を生じるおそれがある。

3-VI　婦人薬　　チェック □ □

問218　「生薬成分」に関する記述について、誤ったものはどれか。

1　オウレンは、胃腸症状に対する効果を期待して用いられる。
2　ブクリョウは、抗炎症作用を期待して用いられる。
3　センキュウは、血行を改善し、血色不良や冷えの症状を緩和する作用を期待して用いられる。
4　シャクヤクは、鎮痛・鎮痙作用を期待して用いられる。

3-VI　婦人薬　★　　チェック □ □

問219　「漢方処方製剤」について、構成生薬にダイオウを含むため、妊婦の使用に関して留意する必要があるものはどれか。

1　柴胡桂枝乾姜湯　　2　桃核承気湯　　3　温経湯　　4　桂枝茯苓丸
5　四物湯

3-VI　婦人薬　　チェック □ □

問220　「漢方処方製剤」について、婦人薬として適当でないものはどれか。

1　当帰芍薬散　　2　温清飲　　3　五積散　　4　麦門冬湯

3-VI　婦人薬　　チェック □ □

問221　「漢方処方製剤」について、(　)の字句として正しいものはどれか。

加味逍遙散は、まれに重篤な副作用として、肝機能障害、(　)を生じる。

1　間質性肺炎　　2　無菌性髄膜炎　　3　腸間膜静脈硬化症

3－VII　アレルギー用薬

3-VII　アレルギー用薬　★　　チェック　□　□

問 222　「アレルギー用薬」に関する記述について、正しい組合せはどれか。

a　内服アレルギー用薬には、抗ヒスタミン成分が主体として配合されている。

b　アレルゲンは、皮膚や粘膜から体内に入り込むと、その物質を特異的に認識した免疫グロブリン(抗体)によって肥満細胞が刺激され、ヒスタミンやプロスタグランジンなどが遊離する。

c　一般用医薬品のアレルギー用薬は、アトピー性皮膚炎による慢性湿疹等の治療を目的とするものである。

d　皮膚症状が治まると喘息が現れるというように、連鎖的にアレルギー症状が現れる場合には、一般用医薬品のアレルギー用薬を予防的に使用することが重要となる。

	a	b	c	d
1	正	正	誤	誤
2	誤	正	正	誤
3	誤	誤	正	正
4	誤	誤	誤	正
5	正	誤	誤	誤

3-VII　アレルギー用薬　★　　チェック　□　□

問 223　「アレルギー用薬」に関する記述について、正しい組合せはどれか。

a　内服アレルギー用薬は、蕁麻疹や湿疹等及びそれらに伴う皮膚の痒み又は鼻炎に用いられる。

b　一般用医薬品のアレルギー用薬は、一時的な症状の緩和に用いられるものであり、長期の連用は避ける必要がある。

c　蕁麻疹や鼻炎等のアレルギー症状に対する医薬品の使用は、基本的に対症療法である。

d　鼻炎用内服薬と鼻炎用点鼻薬のように、内服薬と外用薬でも同じ成分等が重複することもあるが、それらは相互に影響し合わないため併用することができる。

	a	b	c	d
1	正	正	誤	誤
2	誤	正	正	正
3	正	誤	正	誤
4	正	誤	誤	正
5	正	正	正	誤

3-VII　アレルギー用薬　★　　チェック　□　□

問 224　「アレルギー用薬」に関する記述について、正しい組合せはどれか。

a　皮膚感染症の場合、一般用医薬品のアレルギー用薬によって一時的な痒み等の緩和を図ることは適当でなく、皮膚感染症そのものに対する対処を優先する必要がある。

b　減感作療法は医師の指導の下に行われるべきものである。

c　ジフェンヒドラミン塩酸塩は、乳汁に移行しないため、授乳中の女性でも使用できる。

d　細胞から遊離したヒスタミンは、周囲の器官や組織の表面に分布する受容体と反応することで、血管収縮作用を示す。

	a	b	c	d
1	誤	正	誤	正
2	正	正	誤	誤
3	正	誤	正	誤
4	正	正	正	誤
5	誤	誤	誤	正

3-VII　アレルギー用薬　　チェック　□　□

問 225　「アレルギー用薬の成分」に関する記述について、正しい組合せはどれか。

a　エピナスチン塩酸塩は、交感神経系を刺激して鼻粘膜の血管を収縮させることによって鼻粘膜の充血や腫れを和らげる。

b　フェキソフェナジン塩酸塩は、鼻腔内の粘液分泌腺からの粘液の分泌を抑えるとともに、鼻腔内の刺激を伝達する副交感神経系の働きを抑えることによって、鼻汁分泌やくしゃみを抑える。

c　グリチルリチン酸モノアンモニウムは、皮膚や鼻粘膜の炎症を和らげる。

d　ロラタジンは、肥満細胞から遊離したヒスタミンが受容体と反応するのを妨げることにより、ヒスタミンの働きを抑える。

1(a,c)　2(a,d)　3(b,c)　4(b,d)　5(c,d)

3-VII　アレルギー用薬　　チェック　□　□

問 226　「生薬成分」の記述について、正しいものはどれか。

モクレン科の *Magnolia biondii* Pampanini、ハクモクレン、*Magnolia sprengeri* Pampanini、タムシバ又はコブシの蕾を基原とする。

1　シンイ　　2　サイシン　　3　ケイガイ

3-VII　アレルギー用薬　　チェック　□　□

問 227　「漢方処方製剤」に関する記述について、誤ったものはどれか。

1　荊芥連翹湯は、皮膚の症状を主とする人に適すとされる。

2　茵蔯蒿湯は、構成生薬としてダイオウを含む。

3　葛根湯加川芎辛夷は、構成生薬としてマオウを含む。

4　辛夷清肺湯は、まれに重篤な副作用として肝機能障害、間質性肺炎、腸間膜静脈硬化症が現れることが知られている。

3－VIII　鼻に用いる薬

3-VIII　鼻に用いる薬　★　　チェック　□　□

問 228　「鼻炎用点鼻薬」に関する記述について、正しいものの組合せはどれか。

a　剤形はクリーム剤で、鼻腔内に塗布するものが多い。

b　アドレナリン作動成分が配合された点鼻薬は、過度に使用されると、鼻づまりがひどくなりやすい。

c　一般用医薬品の鼻炎用点鼻薬の対応範囲に、蓄膿症は含まれている。

d　スプレー式鼻炎用点鼻薬は、汚染を防ぐために容器はなるべく直接鼻に触れないようにするほか、他人と点鼻薬を共有しないようにする必要がある。

1(a,b)　2(a,c)　3(b,d)　4(c,d)

3-VIII　鼻に用いる薬　★　　チェック　□　□

問 229　「鼻炎用点鼻薬の成分と作用」について、正しい組合せはどれか。

a　フェニレフリン塩酸塩　―　アドレナリン作動作用
b　クロルフェニラミンマレイン酸塩　―　抗ヒスタミン作用
c　セチルピリジニウム塩化物　―　局所麻酔作用
d　テトラヒドロゾリン塩酸塩　―　殺菌消毒作用

1（a，b）　2（a，c）　3（b，d）　4（c，d）

3-VIII　鼻に用いる薬　★　　チェック　□　□

問 230　「鼻炎用点鼻薬」に関する記述について、正しいものはどれか。

1　ナファゾリン塩酸塩が配合された点鼻薬は、過度に使用されると鼻粘膜の血管が反応しなくなり、逆に血管が拡張して二次充血を招く。
2　クロモグリク酸ナトリウムは、抗ヒスタミン薬と併用されると副作用が現れやすいので組合せて用いられない。
3　ベンゼトニウム塩化物は、局所麻酔成分として、鼻粘膜の過敏性や痛みや痒みを抑えることを目的として配合される。
4　リドカイン塩酸塩は、鼻粘膜を清潔に保ち、細菌による二次感染を防止することを目的として配合される。

3-VIII　鼻に用いる薬　★　　チェック　□　□

問 231　「鼻炎用点鼻薬」に関する記述について、正しい組合せはどれか。

a　ケトチフェンフマル酸塩は、抗ヒスタミン成分である。
b　クロモグリク酸ナトリウムは、肥満細胞からのヒスタミンの遊離を抑える作用を示し、花粉、ハウスダスト(室内塵)等による鼻アレルギー症状を緩和する目的で用いられる。
c　グリチルリチン酸二カリウムは、鼻粘膜の炎症を和らげる目的で用いられる。

	a	b	c
1	正	正	正
2	正	誤	正
3	正	誤	誤
4	誤	正	誤
5	誤	誤	正

3-VIII　鼻に用いる薬　★　　チェック　□　□

問232　「鼻炎用点鼻薬」に関する記述について、正しい組合せはどれか。

a　鼻炎用点鼻薬は、鼻腔内に適用される外用液剤であり、局所的な作用を目的としているため、全身的な影響を生じることはない。

b　ベンザルコニウム塩化物は、鼻粘膜を清潔に保ち、細菌による二次感染を防止する。

c　クロモグリク酸ナトリウムは、アレルギー性でない鼻炎や副鼻腔炎に対して無効である。

d　クロモグリク酸ナトリウムは、まれに重篤な副作用として、アナフィラキシーを生じることがある。

	a	b	c	d
1	誤	正	正	誤
2	正	誤	正	誤
3	誤	正	誤	誤
4	誤	誤	正	正
5	誤	正	正	正

3－IX　眼科用薬

3-IX　眼科用薬　★　　チェック　□　□

問233　「眼科用薬」に関する記述について、正しい組合せはどれか。

a　ソフトコンタクトレンズは水分を含みにくいので、装着したまま防腐剤を含む点眼薬を点眼しても問題はない。

b　点眼後は、しばらく眼瞼(まぶた)を閉じて、薬液を結膜嚢内に行き渡らせ、その際、目頭を押さえると、薬液が鼻腔内へ流れ込むのを防ぐことができ、効果的とされる。

c　アレルギー用点眼薬は、花粉、ハウスダスト等のアレルゲンによる目のアレルギー症状(流涙、目の痒み、結膜充血等)の緩和が目的である。

d　人工涙液は、結膜充血等の症状を抑える成分が配合されているものである。

1(a,c)　2(a,d)　3(b,c)　4(b,d)

3-IX　眼科用薬　★　　チェック　□　□

問234　「点眼薬」に関する記述について、正しい組合せはどれか。

a　点眼薬は、通常、無菌的に製造されている。

b　点眼薬の容器に記載されている使用期限内は、開封又は未開封にかかわらず品質は保証されるものである。

c　一般用医薬品の点眼薬には、緑内障の症状を改善できるものはない。

d　医師から処方された点眼薬を使用している場合には、一般用医薬品の点眼薬を使用する前に、その適否につき、医師又は薬剤師に相談がなされるべきである。

	a	b	c	d
1	正	正	誤	正
2	正	誤	正	誤
3	正	誤	誤	正
4	誤	正	正	誤
5	正	誤	正	正

3-IX　眼科用薬　★　　チェック　□　□

問 235　「眼科用薬」に関する記述について、誤ったものはどれか。

1　洗眼薬は、目の洗浄、眼病予防に用いられるもので、主な配合成分として涙液成分のほか、抗炎症成分、抗ヒスタミン成分等が配合される。

2　点眼薬の1滴の薬液の量は約30μLであるのに対し、結膜嚢の容積は50μL程度とされている。

3　目の痛みが激しい場合には、急性緑内障、角膜潰瘍等を生じている可能性がある。

4　眼科用薬に共通する全身性の副作用として、皮膚に発疹、発赤、痒み等が現れることがある。

3-IX　眼科用薬　　チェック　□　□

問 236　「眼科用薬」に関する記述について、正しい組合せはどれか。

a　ホウ酸は、洗眼薬として用時水に溶解し、結膜嚢の洗浄・消毒に用いられる。

b　精製ヒアルロン酸ナトリウムは、角膜の乾燥を防ぐ。

c　イプシロン－アミノカプロン酸は、新陳代謝を促し、目の疲れを改善する。

d　スルファメトキサゾールは、眼粘膜のタンパク質と結合して皮膜を形成し、外部の刺激から保護する。

1(a,b)　2(a,c)　3(a,d)　4(b,c)　5(c,d)

3-IX　眼科用薬　　チェック　□　□

問 237　「眼科用薬の成分と配合目的」について、正しい組合せはどれか。

a　ナファゾリン塩酸塩　—　充血除去

b　アズレンスルホン酸ナトリウム　—　組織修復

c　硫酸亜鉛水和物　—　抗菌

d　プラノプロフェン　—　抗炎症

	a	b	c	d
1	正	誤	誤	正
2	誤	正	正	誤
3	誤	正	誤	正
4	正	正	誤	正
5	誤	誤	正	誤

3-IX　眼科用薬　★　　チェック　□　□

問 238　「眼科用薬」に関する記述について、正しい組合せはどれか。

a　アスパラギン酸カリウムは、新陳代謝を促し、目の疲れを改善する効果が期待される。

b　スルファメトキサゾールナトリウムは、すべての細菌に対して効果がある。

c　ネオスチグミンメチル硫酸塩は、コリンエステラーゼの働きを抑える作用を示し、毛様体におけるアセチルコリンの働きを阻害することで、目の調節機能を改善する効果を目的として用いられる。

d　ベルベリンによる抗炎症作用を期待して、ベルベリン硫酸塩が配合されている場合がある。

1(a,c)　2(a,d)　3(b,c)　4(b,d)

3-IX　眼科用薬　　チェック　□　□

問 239　「ビタミン類」に関する記述について、正しい組合せはどれか。

a　ビタミン B2 は、角膜の酸素消費能を増加させ組織呼吸を亢進し、ビタミン B2 欠乏が関与する角膜炎に対して改善効果を期待して用いられる。

b　ビタミン B6 は、アミノ酸の代謝や神経伝達物質の合成に関与していることから、目の疲れ等の症状を改善する効果を期待して用いられる。

c　ビタミン B12 は、目の調節機能を助ける作用を期待して用いられる。

	a	b	c		a	b	c
1	正	正	正	2	誤	正	正
3	正	誤	誤	4	誤	誤	誤

3－X　皮膚に用いる薬

3-X　皮膚に用いる薬　　チェック　□　□

問 240　「外皮用薬」に関する記述について、正しい組合せはどれか。

a　外皮用薬は、使用する際に適用する皮膚表面に汚れや皮脂が多く付着していると有効成分の浸透性が低下するため、患部を清浄にしてから使用することが重要である。

b　外皮用薬を入浴後に使用すると、表皮の角質層が柔らかくなることから、有効成分が浸透しにくくなる。

c　エアゾール剤は、同じ部位に 5 秒以上連続して噴霧することが望ましい。

	a	b	c		a	b	c		a	b	c
1	正	正	誤	2	正	誤	正				
3	正	誤	誤	4	誤	正	誤	5	誤	誤	正

1　殺菌消毒成分

3-X　皮膚に用いる薬　★　　チェック　□　□

問 241　「殺菌消毒成分」に関する記述について、正しい組合せはどれか。

a　クロルヘキシジングルコン酸塩は、結核菌やウイルスに対しては効果がない。

b　オキシドールの作用は、過酸化水素の分解に伴って発生する活性水素による酸化、及び発生する水素による泡立ちによる物理的な洗浄効果である。

c　エタノールは、皮膚刺激性が強いため粘膜(口唇等)や目の周りへの使用を避ける。

	a	b	c		a	b	c		a	b	c
1	誤	正	正	2	正	正	誤				
3	正	誤	誤	4	誤	正	誤	5	正	誤	正

3-X　皮膚に用いる薬　★　チェック　□　□

問 242　「殺菌消毒成分」に関する記述について、正しいものはどれか。

1　ベンザルコニウム塩化物は、石けんとの混合によって殺菌消毒効果が高まる。
2　ヨウ素の殺菌力は、アルカリ性になると高まる。
3　アクリノールは、赤色の色素で、創傷患部への刺激性が高い。
4　ヨードチンキは、皮膚刺激性が強く、粘膜(口唇等)や目の周りへの使用は避ける。

3-X　皮膚に用いる薬　★　チェック　□　□

問 243　「殺菌消毒成分」に関する記述について、(　)の字句として正しいものはどれか。

陽性界面活性成分である(　)は、黄色ブドウ球菌、溶血性連鎖球菌又はカンジダ等の真菌類に対する殺菌消毒作用を示すが、結核菌やウイルスには効果がない。

1　オキシドール　2　ヨードチンキ　3　アクリノール
4　ベンゼトニウム塩化物　5　エタノール

3-X　皮膚に用いる薬　チェック　□　□

問 244　「殺菌消毒成分」に関する記述について、誤ったものはどれか。

1　殺菌消毒薬のうち、配合成分やその濃度、効能・効果等があらかじめ定められた範囲内である製品については、医薬部外品として製造販売されている。
2　ヨウ素系殺菌消毒成分は、まれにショック(アナフィラキシー)のような全身性の重篤な副作用を生じることがある。
3　ポビドンヨードは、ヨウ素をチモールに結合させて水溶性とし、徐々にヨウ素が遊離して殺菌作用を示すように工夫されたものである。
4　レゾルシンは、細菌や真菌類のタンパク質を変性させることにより殺菌消毒作用を示す。

2　痒み・腫れ・痛みを抑える成分

3-X　皮膚に用いる薬　チェック　□　□

問 245　「痒み・腫れ・痛みを抑える成分」に関する記述について、正しい組合せはどれか。

a　ステロイド性抗炎症成分は、患部局所におけるプロスタグランジンなどの炎症を引き起こす物質の産生を抑える作用により、痒みや発赤等の皮膚症状を抑える。
b　ウフェナマートは、非ステロイド性抗炎症成分であり、プロスタグランジンの産生を抑える作用から、筋肉痛や関節痛の鎮痛を目的として配合される。
c　ジフェンヒドラミン塩酸塩は、局所麻酔成分であり、切り傷等の創傷面の痛みや、湿疹等の痒みを和らげる。
d　中黄膏は、湿潤、ただれ、火傷又は外傷がひどい場合、傷口が化膿している場合、患部が広範囲の場合には不向きとされる。

1(a,b)　2(b,c)　3(c,d)　4(a,d)

3-X　皮膚に用いる薬　★　　チェック　□　□

問 246　「痒み・腫れ・痛みを抑える成分」に関する記述について、正しいものはどれか。

1　ステロイド性抗炎症成分は、末梢組織の免疫機能を増強させる作用を示す。
2　テシットデシチンは、皮膚の下層にある骨格筋や関節部まで浸透してプロスタグランジンの産生を抑制する作用を示し、筋肉痛、関節痛、腰痛等に用いられる。
3　ケトプロフェン配合の外皮用薬を使用している間及び使用後も当分の間は、塗布部が紫外線に当たることを避ける必要がある。

3-X　皮膚に用いる薬　★　　チェック　□　□

問 247　「非ステロイド性抗炎症成分」に関する記述について、誤ったものはどれか。

1　インドメタシンは、殺菌作用を有し、皮膚感染症による痛みや腫れに対して用いられる。
2　ウフェナマートの副作用として、刺激感(ヒリヒリ感)、熱感、乾燥感が現れることがある。
3　ピロキシカムは、光線過敏症の副作用を生じることがある。

3-X　皮膚に用いる薬　　チェック　□　□

問 248　「痒み・腫れ・痛みを抑える成分」に関する記述について、誤ったものはどれか。

1　外皮用薬で用いられるステロイド性抗炎症成分は、広範囲に生じた皮膚症状や、慢性の湿疹・皮膚炎を対象とするものではない。
2　温感刺激成分を主薬とする貼付剤では、入浴前後の使用は適当でなく、入浴1時間前には剥がし、入浴後は皮膚のほてりが鎮まってから貼付するべきである。
3　ノニル酸ワニリルアミドは、皮膚に温感刺激を与え、末梢血管を拡張させて患部の血行を促す効果が期待される。
4　ヘパリン類似物質は、損傷皮膚の組織の修復を促す作用を期待して用いられるが、その他に抗炎症作用や保湿作用も期待される。

3　肌の角質化・かさつきを改善する成分

3-X　皮膚に用いる薬　　チェック　□　□

問 249　「角質軟化成分・保湿成分」に関する記述について、誤ったものはどれか。

1　角質軟化薬のうち、いぼに用いる製品は、医薬部外品として製造販売されている。
2　サリチル酸は、角質軟化作用を示す。併せて抗菌、抗真菌、抗炎症作用も期待される。
3　イオウは、角質軟化作用を示す。併せて抗菌、抗真菌作用も期待される。
4　尿素は、角質層の水分保持量を高め、皮膚の乾燥を改善する。

4　抗菌成分

3-X　皮膚に用いる薬　　チェック　□　□

問 250　「抗菌成分」に関する記述について、誤ったものはどれか。

1　スルファジアジン等のサルファ剤は、細菌の DNA 合成を阻害する。
2　バシトラシンは、細菌の細胞壁合成を阻害する。
3　フラジオマイシン硫酸塩は、細菌のタンパク質合成を阻害する。
4　クロラムフェニコールは、細菌のコレステロール合成を阻害する。

5　抗真菌成分

3-X　皮膚に用いる薬　　チェック　□　□

問 251　「みずむし・たむし等」に関する記述について、正しい組合せはどれか。

a　皮膚糸状菌(白癬菌)は、他の保菌者やペットから感染することはない。
b　爪白癬は、抗真菌成分が配合された一般用医薬品の適用範囲となっていない。
c　じゅくじゅくと湿潤している患部には、軟膏が適すとされる。
d　湿疹か皮膚糸状菌による皮膚感染かはっきりしない場合は、抗真菌成分が配合された医薬品を使用することが適当である。

1(a,b)　2(a,c)　3(a,d)　4(b,c)　5(c,d)

3-X　皮膚に用いる薬　　チェック　□　□

問 252　「抗真菌成分」に関する記述について、誤ったものはどれか。

1　ミコナゾール硝酸塩は、皮膚糸状菌の細胞膜を構成する成分の産生を妨げたり、細胞膜の透過性を変化させることにより、その増殖を抑える。
2　アモロルフィン塩酸塩は、イミダゾール系抗真菌成分である。
3　ウンデシレン酸は、患部を酸性にすることで、皮膚糸状菌の発育を抑える。
4　ピロールニトリンは、単独での抗真菌作用は弱いため他の抗真菌成分と組み合せて配合される。

6 頭皮・毛根に作用する成分

3-X 皮膚に用いる薬 ★ チェック □ □

問 253 「毛髪用薬」に関する記述について、正しい組合せはどれか。

a エストラジオール安息香酸エステルは、適用局所においてコリン作用を示し、頭皮の血管を拡張、毛根への血行を促すことによる発毛効果が期待される。

b 女性ホルモンによる脱毛抑制を期待して、カルプロニウム塩化物が配合される場合がある。

c カシュウは、タデ科のツルドクダミの塊根を基原とする生薬で、頭皮における脂質代謝を高めて、余分な皮脂を取り除く作用を期待して用いられる。

d ヒノキチオールは、ヒノキ科のタイワンヒノキ、ヒバ等から得られた精油成分で、抗菌、抗炎症などの作用を期待して用いられる。

1(a,b) 2(a,d) 3(b,c) 4(c,d)

3-X 皮膚に用いる薬 ★ チェック □ □

問 254 「毛髪用薬」に関する記述について、誤ったものはどれか。

1 毛髪用薬のうち、「円形脱毛症」の疾患名を掲げた効能・効果をもつものは、医薬部外品として製造販売されている。

2 カルプロニウム塩化物の副作用として、局所又は全身性の発汗、それに伴う寒気、震え、吐きけが現れることがある。

3 エストラジオール安息香酸エステルは、頭皮から吸収されて循環血流中に入る可能性を考慮し、妊婦又は妊娠していると思われる女性では使用を避けるべきである。

4 チクセツニンジンは、ウコギ科のトチバニンジンの根茎を、通例、湯通ししたものを基原とする生薬で、血行促進、抗炎症などの作用を期待して用いられる。

3－XI 歯や口中に用いる薬

1 歯痛薬と歯槽膿漏薬

3-XI 歯や口中に用いる薬 チェック □ □

問 255 「歯痛薬(外用)」に関する記述について、正しい組合せはどれか。

a 歯痛薬の使用により、歯の齲蝕(むし歯)が修復されることはない。

b ジブカイン塩酸塩は、殺菌消毒成分として配合される。

c 生薬であるサンシシは、抗炎症作用が期待される。

d フェノールは、歯以外の口腔粘膜にも使用できる。

1(a,b) 2(a,c) 3(b,d) 4(c,d)

問 256　「歯痛薬(外用)」に関する記述について、誤ったものはどれか。

1　カンフルは、冷感刺激を与えて、知覚神経の麻痺による鎮痛・鎮痒の効果が期待される。
2　フェノールは、齲蝕を生じた部分における細菌の繁殖を抑えることを目的とする。
3　木クレオソートは、過剰な腸管の運動を正常化し、あわせて水分や電解質の分泌も抑える止瀉作用がある。
4　オイゲノールは、齲蝕により露出した歯髄を通っている知覚神経の伝達を遮断して痛みを鎮めることを目的とする。

問 257　「歯槽膿漏薬」に関する記述について、正しいものはどれか。

1　歯槽膿漏薬の外用薬と内服薬を併用してはならない。
2　外用薬には、歯周組織の炎症を和らげることを目的として、イソプロピルメチルフェノールが配合されている場合がある。
3　内服薬には、炎症を起こした歯周組織の修復を促す作用のほか、歯肉炎に伴う口臭を抑える効果も期待して、銅クロロフィリンナトリウムが配合されている場合がある。
4　歯周組織の修復を促す作用を期待して、ビタミンＥが配合されている内服薬がある。

問 258　「歯槽膿漏薬」に関する記述について、正しい組合せはどれか。

a　歯と歯肉の境目に細菌が繁殖し、歯肉炎を起こすことがあり、歯肉炎が重症化して、炎症が歯周組織全体に広がると歯周炎(歯槽膿漏)となる。
b　クロルヘキシジングルコン酸塩が口腔内に適用される場合、まれに重篤な副作用としてショック(アナフィラキシー)を生じることがある。
c　グリチルリチン酸二カリウムは、歯周組織からの出血を抑える作用が期待される。
d　チモールは、歯周組織の血行を促す効果が期待される。

	a	b	c	d
1	正	誤	誤	正
2	正	誤	正	誤
3	正	正	誤	誤
4	誤	正	誤	誤
5	誤	誤	誤	正

問 259　「歯槽膿漏薬」に関する記述について、誤ったものはどれか。

1　ステロイド性抗炎症成分が配合されている場合には、その含有量によらず長期連用を避ける必要がある。
2　カルバゾクロムは、炎症を起こした歯周組織の炎症を和らげる作用が期待される。
3　アラントインは、炎症を起こした歯周組織の修復を促す作用が期待される。
4　フィトナジオンは、炎症を起こした歯周組織からの出血を抑える作用が期待される。

2　口内炎用薬

3-XI　歯や口中に用いる薬　　チェック　☐ ☐

問 260　「口内炎用薬」に関する記述について、正しい組合せはどれか。

a　グリチルリチン酸二カリウムは、患部からの細菌感染を防止することを目的とする。
b　口内炎用薬は、口内炎、舌炎の緩和を目的として口腔内局所に適用される外用薬である。
c　一般用医薬品の副作用として口内炎が現れることがある。
d　口内炎は、口腔粘膜に生じる炎症で、口腔の粘膜上皮に水疱や潰瘍ができて痛み、ときに口臭を伴う。

	a	b	c	d
1	正	正	正	正
2	誤	正	正	正
3	誤	正	正	誤
4	誤	正	誤	誤
5	誤	誤	誤	誤

3-XI　歯や口中に用いる薬　★　　チェック　☐ ☐

問 261　「口内炎用薬」に関する記述について、誤ったものはどれか。

1　口内炎や舌炎は、通常であれば1～2週間で自然寛解する。
2　アズレンスルホン酸ナトリウムは、患部からの細菌感染を防止することを目的とする。
3　シコンは、組織修復促進、抗菌などの作用が期待される。
4　口内炎が再発を繰り返す場合には、ベーチェット病などの可能性も考えられる。

3－XII　禁煙補助剤

3-XII　禁煙補助剤　★　　チェック　☐ ☐

問 262　「禁煙補助剤」に関する記述について、正しい組合せはどれか。

a　咀嚼剤の有効成分のニコチンは、胃の粘膜から吸収されて循環血液中に移行する。
b　妊婦又は妊娠していると思われる女性、母乳を与える女性は、使用を避ける必要がある。
c　喫煙を完全に止める前から使用を開始する。
d　添付文書で定められた期限を超える使用は避けるべきである。

1(a,b)　2(a,c)　3(b,d)　4(c,d)

3-XII　禁煙補助剤　★　　チェック　□　□

問 263　「禁煙補助剤」に関する記述について、正しい組合せはどれか。

a　インスリン製剤を使用している人では、ニコチンがインスリンの血糖降下作用を増強することにより、低血糖を引き起こすおそれがある。

b　口腔内が酸性になるとニコチンの吸収が低下するため、コーヒーや炭酸飲料を摂取した後しばらくは咀嚼剤の使用を避けることとされている。

c　非喫煙者では、吐き気、めまい、腹痛などの症状が現れやすい。

d　ニコチンは交感神経系を抑制させる作用を示し、アドレナリン作動成分が配合された医薬品との併用では、その作用を減弱させるおそれがある。

	a	b	c	d
1	正	正	誤	正
2	誤	正	誤	正
3	正	誤	正	誤
4	誤	正	正	誤
5	正	誤	正	正

3-XII　禁煙補助剤　★　　チェック　□　□

問 264　「禁煙補助剤」に関する記述について、誤ったものはどれか。

1　咀嚼剤は、噛みすぎて出過ぎた唾液を飲み込むと、吐き気や腹痛等の副作用が現れやすくなるため、ゆっくりと断続的に噛むこととされている。

2　ニコチン置換療法は、ニコチンの摂取方法を喫煙以外に換えて離脱症状の軽減を図りながら徐々に摂取量を減らし、最終的にニコチン摂取をゼロにする方法である。

3　パッチ製剤では、1日1回の皮膚への貼付によりニコチンが皮膚を透過して血中に移行する。

4　ニコチンを有効成分とする禁煙補助剤は、大量に使用することで禁煙達成が早まる。

3-XII　禁煙補助剤　　チェック　□　□

問 265　「禁煙補助剤」に関する以下の記述について、誤ったものはどれか。

1　タバコの煙に含まれるニコチンは、血液中に取り込まれると、すみやかに脳内に到達し、脳の情動を司る部位に働いて覚醒、リラックス効果などをもたらす。

2　うつ病と診断されたことのある人では、禁煙時の離脱症状により、循環器系に重大な悪影響を及ぼすおそれがある。

3　脳梗塞・脳出血等の急性期脳血管障害がある人は、使用を避ける必要がある。

4　顎の関節に障害がある人では、咀嚼剤の使用を避ける必要がある。

3－XIII　滋養強壮保健薬

3-XIII　滋養強壮保健薬　★　チェック　□　□

問 266　「ビタミンA」に関する記述について、(　)の字句の正しい組合せはどれか。

ビタミンA主薬製剤は、酢酸(　a　)、パルミチン酸(　a　)、ビタミンA油、肝油等が配合された製剤で、目の乾燥感、夜盲症(とり目、暗所での見えにくさ)の症状の緩和、また、妊娠・授乳期、病中病後の体力低下時、発育期等のビタミンAの補給に用いられる。

一般用医薬品におけるビタミンAの1日分量は(　b　)国際単位が上限となっている。妊娠3ヶ月前から妊娠3ヶ月までの間に、ビタミンAを1日(　c　)国際単位以上摂取した妊婦から生まれた新生児において先天異常の割合が上昇したとの報告がある。

	a	b	c
1	トコフェロール	4,000	10,000
2	トコフェロール	1,000	40,000
3	レチノール	4,000	40,000
4	レチノール	4,000	10,000
5	レチノール	1,000	10,000

3-XIII　滋養強壮保健薬　★　チェック　□　□

問 267　「滋養強壮保健薬」に関する記述について、正しい組合せはどれか。

a　ビタミンB1は、炭水化物からのエネルギー産生に不可欠な栄養素で、神経の正常な働きを維持する作用がある。

b　ビタミンB6主薬製剤は、リボフラビン酪酸エステル又はリボフラビンリン酸エステルナトリウム等が主薬として配合された製剤で、口角炎(唇の両端の腫れ・ひび割れ)、口唇炎(唇の腫れ・ひび割れ)、口内炎、舌の炎症、湿疹、皮膚炎、かぶれ、ただれ、にきび・吹き出物、肌あれ、手足のしびれの症状の緩和等に用いられる。

c　ビタミンC主薬製剤は、アスパラギン酸又はアスパラギン酸ナトリウムが主薬として配合された製剤で、しみ、そばかす、日焼け・かぶれによる色素沈着の症状の緩和、歯ぐきからの出血・鼻血の予防等に用いられる。

d　アミノエチルスルホン酸(タウリン)は、筋肉や脳、心臓、目、神経等、体のあらゆる部分に存在し、細胞の機能が正常に働くために重要な物質である。

	a	b	c	d
1	正	誤	正	誤
2	誤	正	正	誤
3	正	誤	誤	正
4	正	正	誤	正
5	誤	正	誤	誤

3-XIII　滋養強壮保健薬　★　チェック　□　□

問 268　「滋養強壮保健薬の成分と配合目的」について、正しい組合せはどれか。

a　ヘスペリジン　―　ビタミン様物質のひとつで、ビタミンCの吸収を助ける

b　アスパラギン酸ナトリウム　―　軟骨成分を形成及び修復する働きがある

c　ガンマーオリザノール　―　米油及び米胚芽油から見出され、抗酸化作用を示す

d　コンドロイチン硫酸ナトリウム　―　粘膜組織を形成及び修復する

1(a,b)　2(a,c)　3(b,d)　4(c,d)

3-XIII　滋養強壮保健薬　★　　チェック　□　□

問 269　「滋養強壮保健薬」に関する記述について、誤ったものはどれか。

1　ビタミンB12は、脂質の代謝に関与し、皮膚や粘膜の機能を正常に保つために重要な栄養素である。

2　沈降炭酸カルシウムは、虚弱体質、腺病質における骨歯の発育促進、妊娠・授乳期の骨歯の脆弱予防の目的で用いられる。

3　グルクロノラクトンは、肝臓の働きを助け、肝血流を促進する働きがある。

4　システインが主薬として配合された製剤は、二日酔いの症状の緩和に用いられる。

3-XIII　滋養強壮保健薬　★　　チェック　□　□

問 270　「滋養強壮保健薬」に関する記述について、誤ったものはどれか。

1　カシュウ、ゴオウを含むものについては、医薬品においてのみ認められている。

2　不足した場合に欠乏症を生じるかどうか明らかにされていないが、微量でビタミンと同様に働く又はビタミンの働きを助ける化合物については「ビタミン様物質」と呼ばれる。

3　ビタミンDは、体内の脂質を酸化から守り、細胞の活動を助ける栄養素であり、血流を改善させる作用もある。

4　ビオチンは、皮膚や粘膜などの機能を維持することを助ける栄養素である。

3-XIII　滋養強壮保健薬　　チェック　□　□

問 271　「生薬成分」に関する記述について、誤ったものはどれか。

1　ニンジンは、神経系の興奮や副腎皮質の機能亢進等の作用により、外界からのストレス刺激に対する抵抗力や新陳代謝を高めるとされる。

2　インヨウカクは、強壮、血行促進、強精(性機能の亢進)等の作用を期待して用いられる。

3　ハンピは、ニホンマムシ等の皮及び内臓を取り除いたものを基原とする生薬である。

4　ヨクイニンは、主に強壮作用を期待して用いられる。

3-XIII　滋養強壮保健薬　　チェック　□　□

問 272　「漢方処方製剤」に関する記述について、誤ったものはどれか。

1　十全大補湯は、構成生薬としてカンゾウを含む。

2　十全大補湯は、まれに重篤な副作用として、肝機能障害を生じることが知られている。

3　補中益気湯は、構成生薬としてカンゾウを含まない。

4　補中益気湯は、体力虚弱で元気がなく、胃腸の働きが衰えて、疲れやすいものの虚弱体質、疲労倦怠、病後・術後の衰弱、食欲不振、ねあせ、感冒に適すとされる。

３－XIV　漢方処方製剤と生薬製剤

１　漢方処方製剤

3-XIV　漢方処方製剤と生薬製剤　　チェック　□ □

問 273　「漢方の考え方」に関する記述について、正しい組合せはどれか。

a　漢方処方は、その性質からみて処方自体が一つの有効成分として独立したものという見方をすべきものである。

b　漢方の病態認識には虚実、陰陽、気血水、五臓などがある。

c　虚実の概念で、実の病態が適応となるものは、例えば「体力が充実して」と表現される。

d　陰陽の概念で、陽の病態を適応とするものは、「のぼせぎみで顔色が赤く」などの熱症状として表現される。

	a	b	c	d
1	正	正	誤	誤
2	正	誤	正	誤
3	正	正	誤	正
4	誤	誤	正	正
5	正	正	正	正

3-XIV　漢方処方製剤と生薬製剤　★　　チェック　□ □

問 274　「漢方処方製剤」に関する記述について、誤ったものはどれか。

1　漢方処方製剤の使用により、重篤な副作用が起きることがある。

2　漢方処方製剤は、用法用量において適用年齢の下限が設けられていない場合であっても、３歳未満の幼児には使用しないこととされている。

3　漢方処方製剤は、症状の原因となる体質の改善を主眼としているものが多い。

4　漢方処方を構成する生薬には複数の処方で共通しているものもあり、同じ生薬を含む漢方処方製剤の併用により、作用が強く現れたり、副作用を生じやすくなるおそれがある。

3-XIV　漢方処方製剤と生薬製剤　　チェック　□ □

問 275　「漢方処方製剤」に関する記述について、正しいものはどれか。

体力中等度以上で、のぼせぎみで顔色赤く、いらいらして落ち着かない傾向のあるものの鼻出血、不眠症、神経症、胃炎、二日酔い、血の道症、めまい、動悸、更年期障害、湿疹・皮膚炎、皮膚のかゆみ、口内炎に適すとされる。まれに重篤な副作用として肝機能障害、間質性肺炎、腸間膜静脈硬化症が起こることが知られている。

1　黄連解毒湯　　2　防風通聖散　　3　大柴胡湯　　4　清上防風湯
5　防已黄耆湯

3-XIV　漢方処方製剤と生薬製剤　　チェック　□ □

問 276　「漢方処方製剤」に関する記述について、正しいものはどれか。

体力中等度以下で、疲れやすく、汗のかきやすい傾向があるものの肥満に伴う関節の腫れや痛み、むくみ、多汗症、肥満症(筋肉にしまりのない、いわゆる水ぶとり)に適すとされる。まれに重篤な副作用として肝機能障害、間質性肺炎、偽アルドステロン症が起こることが知られている。

1　黄連解毒湯　　2　大柴胡湯　　3　防已黄耆湯　　4　荊芥連翹湯

3-XIV　漢方処方製剤と生薬製剤　チェック　□　□

問 277　「漢方処方製剤」に関する記述について、誤ったものはどれか。

1　防風通聖散は、構成生薬としてカンゾウ、マオウ、ダイオウを含む。
2　大柴胡湯は、まれに重篤な副作用として肝機能障害、間質性肺炎を生じる。
3　清上防風湯は、構成生薬としてマオウ、ダイオウを含む。

2　その他の生薬製剤

3-XIV　漢方処方製剤と生薬製剤　チェック　□　□

問 278　「生薬成分」に関する記述について、正しいものはどれか。

キンポウゲ科のハナトリカブト又はオクトリカブトの塊根を減毒加工して製したものを基原とする生薬で、心筋の収縮力を高めて血液循環を改善する作用を持つ。血液循環が高まることによる利尿作用を示すほか、鎮痛作用を示す。

1　ショウマ　2　ボウフウ　3　ブシ　4　レンギョウ

3-XIV　漢方処方製剤と生薬製剤　チェック　□　□

問 279　「生薬成分と基原」について、誤ったものはどれか。

1　カッコン　—　キンポウゲ科の *Cimicifuga dahurica* Maximowicz、*Cimicifuga heracleifolia* Komarov、*Cimicifuga foetida* Linné 又はサラシナショウマの根茎
2　サイコ　—　セリ科のミシマサイコの根
3　ボウフウ　—　セリ科の *Saposhnikovia divaricata* Schischkin の根及び根茎
4　ブクリョウ　—　サルノコシカケ科のマツホドの菌核で、通例、外層をほとんど除いたもの茎
5　レンギョウ　—　モクセイ科のレンギョウの果実

3－XV　公衆衛生用薬

1　消毒薬

3-XV　公衆衛生用薬　★　チェック　□　□

問 280　「消毒薬」に関する記述について、正しいものはどれか。

1　トリクロロイソシアヌル酸は、金属腐食性が比較的抑えられており、プールの殺菌・消毒に用いられることが多い。
2　クレゾール石けん液は、一般細菌類及び大部分のウイルスに対して、殺菌消毒作用を有している。
3　次亜塩素酸ナトリウムは、吐瀉物や血液等が床等にこぼれたときの殺菌消毒にも適しているが、有機物の影響を全く受けないため殺菌消毒の対象物を洗浄してもその効果に差はない。
4　イソプロパノールは、ウイルスに対する不活性効果がエタノールよりも高い。

3-XV　公衆衛生用薬　★　　チェック　□　□

問281　「消毒薬」に関する記述について、正しい組合せはどれか。

a　次亜塩素酸ナトリウムは、皮膚刺激性が強いため、人体の消毒には用いられない。

b　エタノールは、粘膜刺激性が低く、粘膜面や目の回り等にも使用できる。

c　ポリオキシエチレンアルキルフェニルエーテルは、結核菌を含む一般細菌類、真菌類に対して比較的広い殺菌消毒作用を示すが、大部分のウイルスに対する効果はない。

d　サラシ粉は、アルカリ性の洗剤・洗浄剤と反応して有毒な塩素ガスが発生する。

1(a,c)　2(a,d)　3(b,c)　4(b,d)

3-XV　公衆衛生用薬　★　　チェック　□　□

問282　「誤用事故に対する応急処置」に関する記述について、正しい組合せはどれか。

a　誤って飲み込んでしまった場合は、多量の牛乳を飲ませるとよい。

b　誤って吸入し、意識がない場合は新鮮な空気の所へ運び出し、人工呼吸などをする。

c　酸やアルカリが目に入った場合には、できるだけ早くアルカリや酸を用いて中和する。

d　誤って皮膚に付着した場合、流水をかけながら着衣を取り、石けんを用いて流水で皮膚を十分に水洗する。

	a	b	c	d
1	誤	正	正	誤
2	正	正	誤	正
3	正	誤	正	誤
4	誤	正	誤	正
5	正	誤	正	正

3-XV　公衆衛生用薬　★　　チェック　□　□

問283　「消毒薬」に関する記述について、誤ったものはどれか。

1　生息条件が整えば消毒薬の溶液中で生存、増殖する微生物もいる。

2　イソプロパノールは、脱脂による肌あれを起こしやすく、皮膚へ繰り返して使用する場合には適さない。

3　塩素系殺菌消毒成分に金属腐食性はないが、プラスチックやゴム製品を劣化させる。

4　手指又は皮膚の殺菌・消毒を目的とする消毒薬のうち、配合成分やその濃度等があらかじめ定められた範囲内である製品については、医薬部外品として認められている。

2　殺虫剤と忌避剤

3-XV　公衆衛生用薬　　チェック　□ □

問 284　「衛生害虫」に関する記述について、正しい組合せはどれか。

a　シラミの防除方法として、散髪や入浴による除去の他に、シラミの刺咬による痒みや腫れ等の症状を和らげる効果のあるフェノトリンを配合したシャンプーを用いる。

b　ゴキブリの燻蒸処理を行う場合は、三週間位後にもう一度燻蒸処理を行い、卵から孵化した幼虫を駆除する必要がある。

c　ハエの防除の基本はウジの防除であり、ウジの防除法としては、通常、有機リン系殺虫成分が配合された殺虫剤が用いられる。

d　ツツガムシが生息する可能性がある場所に立ち入る際には専ら蒸散剤による対応が図られる。

1（a，b）　2（a，d）　3（b，c）　4（c，d）

3-XV　公衆衛生用薬　★　　チェック　□ □

問 285　「殺虫剤・忌避剤の成分」の関係について、正しい組合せはどれか。

a　昆虫成長阻害成分　―　クロルピリホスメチル

b　殺虫補助成分　―　フェノトリン

c　有機リン系殺虫成分　―　ダイアジノン

d　忌避成分　―　ディート

1（a，b）　2（a，c）　3（b，d）　4（c，d）

3-XV　公衆衛生用薬　★　　チェック　□ □

問 286　「ピレスロイド系殺虫成分」として、正しいものはどれか。

1　プロペタンホス　　2　ペルメトリン　　3　フェニトロチオン

4　メトキサジアゾン　　5　メトプレン

3-XV　公衆衛生用薬　　チェック　□ □

問 287　「衛生害虫」に関する記述について、誤ったものはどれか。

1　蚊（アカイエカ、シナハマダラカ等）には、日本脳炎、マラリア、黄熱、デング熱等の重篤な病気を媒介するものがある。

2　トコジラミは、ヒトに寄生するシラミの一種である。

3　ノミは、宿主を厳密に選択しないため、ペット等に寄生しているノミによる被害がしばしば発生している。

4　イエダニは、ネズミを宿主として移動し生息場所を広げ、その吸血による刺咬のため激しい痒みを生じる。

3-XV　公衆衛生用薬　★　　チェック　□　□

問 288　「カーバメイト系殺虫成分」に関する記述について、(　)の字句の正しい組合せはどれか。

カーバメイト系殺虫成分である(a)は、有機リン系殺虫成分と同様に(b)の阻害によって殺虫作用を示すが、(b)との結合は、(c)である。

	a	b	c
1	トリクロルホン	アセチルコリンエステラーゼ	可逆的
2	トリクロルホン	モノアミン酸化酵素	不可逆的
3	プロポクスル	モノアミン酸化酵素	不可逆的
4	プロポクスル	アセチルコリンエステラーゼ	不可逆的
5	プロポクスル	アセチルコリンエステラーゼ	可逆的

3-XV　公衆衛生用薬　　チェック　□　□

問 289　「忌避剤」に関する記述について、正しい組合せはどれか。

a　塗りむらがあると忌避効果が落ちるため、塗りむらがなくなるまで噴霧し続ける。
b　ディートを含有する忌避剤は、3歳未満の幼児への使用は避けることとされている。
c　玄関のような狭い場所での使用は避けることが望ましい。
d　薬剤により合成繊維やプラスチック製品の腐食を生じることがある。

1(a, b)　2(a, c)　3(b, d)　4(c, d)

3-XV　公衆衛生用薬　　チェック　□　□

問 290　「殺虫剤・忌避剤」に関する記述について、誤ったものはどれか。

1　忌避剤には、虫さされによる痒みや腫れなどの症状を和らげる効果はない。
2　殺虫剤使用に当たっては、殺虫作用に対する抵抗性が生じるのを避けるため、同じ殺虫成分を長期間連用せず、いくつかの殺虫成分を順番に使用していくことが望ましい。
3　ジフルベンズロンは、脱皮時の新しい外殻の形成を阻害し、幼虫の正常な脱皮をできなくする。
4　イカリジンは、年齢による使用制限がある忌避成分である。

３－XVI　一般用検査薬

１　一般用検査薬とは

3-XV　一般用検査薬　　チェック　□ □

問 291　「一般用検査薬」に関する記述について、（　）の字句の正しい組合せはどれか。

一般用検査薬は、（ a ）が正しく用いて健康状態を把握し、（ b ）疾病を早期発見するためのものである。

	a	b
1	一般の生活者	自己診断により
2	一般の生活者	速やかな受診につなげることで
3	医薬関係者	自己診断により
4	医薬関係者	速やかな受診につなげることで

3-XVI　一般用検査薬　　チェック　□ □

問 292　「一般用検査薬」に用いる検体として、誤ったものはどれか。

1　尿　　2　鼻汁　　3　唾液　　4　血液

3-XVI　一般用検査薬　　チェック　□ □

問 293　「一般用検査薬」を販売する際、購入者等にわかり易く説明すべき事項として、誤ったものはどれか。

1　専門的診断におきかわるものであること
2　検査薬の使い方や保管上の注意
3　検体の採取時間とその意義
4　妨害物質及び検査結果に与える影響

２　尿糖・尿タンパク検査薬

3-XVI　一般用検査薬　★　　チェック　□ □

問 294　「尿糖・尿タンパク検査薬」に関する記述について、誤ったものはどれか。

1　尿糖・尿タンパク検査薬は、尿中の糖やタンパク質の有無を調べるものであり、その結果をもって直ちに疾患の有無や種類を判断することはできない。
2　検査薬は、対象とする生体物質を特異的に検出するように設計されており、対象物質が存在する検体であれば、必ず陽性と検出される。
3　尿糖値に異常を生じる要因は、一般に高血糖と結びつけて捉えられることが多いが、腎性糖尿等のように高血糖を伴わない場合もある。
4　採尿のタイミングについては、尿タンパクの場合、原則として早朝尿(起床直後の尿)を検体とし、激しい運動の直後は避ける必要がある。

3-XVI 一般用検査薬 ★ チェック □ □

問 295 「尿糖・尿タンパク検査薬」に関する記述について、正しい組合せはどれか。

a 泌尿器系の機能が正常に働いていて、血糖値が正常であれば、糖分やタンパク質は腎臓の尿細管においてほとんどが再吸収される。

b 尿糖検査の場合、食前1～2時間等、検査薬の使用方法に従って採尿を行う。

c 中間尿を採取して検査することが望ましい。

d 通常、尿は弱酸性であるが、食事その他の影響で中性～弱アルカリ性に傾くと、正確な検査結果が得られなくなることがある。

	a	b	c	d
1	誤	正	正	誤
2	正	正	誤	正
3	正	誤	正	誤
4	誤	誤	誤	正
5	正	誤	正	正

3 妊娠検査薬

3-XVI 一般用検査薬 ★ チェック □ □

問 296 「妊娠検査薬」に関する記述について、正しい組合せはどれか。

a 妊娠が成立すると、胎児(受精卵)を取り巻く絨毛細胞からヒト絨毛性性腺刺激ホルモン(hCG)が分泌され始める。

b 一般用医薬品の妊娠検査薬は、血液中の hCG の有無を調べるものである。

c 一般的な妊娠検査薬は、月経予定日の1週間前の検査が推奨されている。

d 経口避妊薬や更年期障害治療薬などのホルモン剤を使用している人では、妊娠していなくても hCG が検出されることがある。

1(a,c) 2(a,d) 3(b,c) 4(b,d)

3-XVI 一般用検査薬 ★ チェック □ □

問 297 「妊娠検査薬」に関する記述について、正しい組合せはどれか。

a 検体としては、尿中の hCG が検出されやすい早朝尿が向いており、尿が濃すぎる場合であっても必ず正確な結果を得ることができる。

b 尿中 hCG の検出反応は、温度の影響を受けることはない。

c 採取した尿を放置すると、尿中の成分の分解が進み、検査結果に影響を与えるおそれがある。

d 絨毛細胞が腫瘍化している場合には、妊娠していなくても hCG が分泌され、検査結果が陽性となる場合がある。

1(a,b) 2(b,c) 3(c,d) 4(a,d)

問 298　「妊娠検査薬」に関する記述について、正しい組合せはどれか。

a　高濃度のタンパク尿や糖尿の場合、非特異的な反応が生じて偽陽性を示すことがある。

b　妊娠検査薬による検査結果をもって直ちに妊娠しているか否かを断定することができる。

c　正常な妊娠か否かについては、妊娠検査薬による検査結果では判別できない。

d　検査結果が陰性であって月経の遅れが著しい場合には、偽陰性であった可能性のほか、続発性無月経等の病気であるおそれがある。

	a	b	c	d
1	誤	誤	正	誤
2	誤	正	誤	正
3	正	誤	正	正
4	正	正	誤	正
5	正	誤	誤	誤

第４章　薬事関係法規・制度

４－Ⅰ　医薬品医療機器等法　〔★ 重要な問題　◎ 出題範囲の改正(令和５年４月)に伴う新問〕

4-Ⅰ　医薬品医療機器等法　チェック　□　□

問 299　「医薬品医療機器等法の目的」に関する条文について、(　)の字句として正しいものはどれか。

第１条　この法律は、医薬品、医薬部外品、化粧品、医療機器及び再生医療等製品の(　)の確保並びにこれらの使用による保健衛生上の危害の発生及び拡大の防止のために必要な規制を行うとともに、指定薬物の規制に関する措置を講ずるほか、医療上特にその必要性が高い医薬品、医療機器及び再生医療等製品の研究開発の促進のために必要な措置を講ずることにより、保健衛生の向上を図ることを目的とする。

1　品質　　2　品質及び有効性　　3　品質及び安全性
4　有効性及び安全性　　5　品質、有効性及び安全性

4-Ⅰ　医薬品医療機器等法　チェック　□　□

問 300　「医薬関係者の責務」に関する条文について、(　)の字句として正しいものはどれか。

第１条の５　医師、歯科医師、薬剤師、獣医師その他の医薬関係者は、医薬品等の(　)その他これらの適正な使用に関する知識と理解を深めるとともに、これらの使用の対象者(略)及びこれらを購入し、又は譲り受けようとする者に対し、これらの適正な使用に関する事項に関する正確かつ適切な情報の提供に努めなければならない。
２　略

1　品質　　2　品質及び有効性　　3　品質及び安全性
4　有効性及び安全性　　5　品質、有効性及び安全性

4-Ⅰ　医薬品医療機器等法　チェック　□　□

問 301　「登録販売者研修」に関する記述について、(　)の字句の正しい組合せはどれか。

薬局開設者、店舗販売業者又は配置販売業者は、その薬局、店舗又は区域において業務に従事する登録販売者に対し、(　a　)に届出を行った者(研修実施機関)が行う研修を毎年度(　b　)。

	a	b
1	都道府県知事	受講させなければならない
2	都道府県知事	受講させるよう努めなければならない
3	厚生労働大臣	受講させなければならない
4	厚生労働大臣	受講させるよう努めなければならない

4-I　医薬品医療機器等法　　チェック　□ □

問 302　「登録販売者」に関する記述について、（　）の字句の正しい組合せはどれか。

一般用医薬品の販売又は授与に従事しようとする者がそれに必要な資質を有することを確認するために（ a ）が行う試験に合格した者であって、医薬品の販売又は授与に従事しようとするものは、（ b ）の登録を受けなければならない。

	a	b		a	b
1	都道府県知事	都道府県知事	2	都道府県知事	厚生労働大臣
3	厚生労働大臣	厚生労働大臣	4	厚生労働大臣	都道府県知事

4-I　医薬品医療機器等法　　チェック　□ □

問 303　「販売従事登録」に関する記述について、誤ったものはどれか。

1　販売従事登録の申請書には、申請者が登録販売者試験に合格したことを証する書類を添えなければならない。

2　複数の都道府県において販売従事登録を受けようと申請した者は、それぞれの都道府県知事の登録を受けることができる。

3　都道府県の登録販売者名簿には、登録番号及び登録年月日等の事項が登録される。

4　販売従事登録が行われたときは、当該登録を受けた者に対して登録証が交付される。

4-I　医薬品医療機器等法　　チェック　□ □

問 304　「登録事項の変更・消除」に関する記述について、正しい組合せはどれか。

a　登録販売者は、登録販売者名簿の登録事項に変更を生じたときは、15 日以内に、その旨を届けなければならない。

b　登録販売者は、一般用医薬品の販売又は授与に従事しようとしなくなったときは、20 日以内に、登録販売者名簿の登録の消除を申請しなければならない。

c　登録販売者が精神の機能の障害を有する状態となり登録販売者の業務の継続が著しく困難になったときは、遅滞なく、登録を受けた都道府県知事にその旨を届け出ることとされている。

d　都道府県知事は、登録販売者が偽りその他不正の手段により販売従事登録を受けたことが判明したときは、その登録を消除しなければならない。

	a	b	c	d
1	正	正	正	誤
2	正	正	誤	誤
3	正	正	誤	正
4	誤	誤	正	正
5	正	誤	正	誤

4－II　医薬品等の分類と取扱い

1　医薬品の定義と範囲

4-II　医薬品の分類と取扱い　★　　チェック　□　□

問 305　「医薬品の定義」に関する条文について、(　)の字句の正しい組合せはどれか。

第2条第1項　この法律で「医薬品」とは、次に掲げる物をいう。

一　(a)に収められている物

二　人又は動物の疾病の(b)、治療又は予防に使用されることが目的とされている物であつて、機械器具等(略)でないもの(医薬部外品及び再生医療等製品を除く。)

三　人又は動物の(c)又は機能に影響を及ぼすことが目的とされている物であつて、機械器具等でないもの(医薬部外品、化粧品及び再生医療等製品を除く。)

	a	b	c
1	薬価基準	改善	身体の構造
2	日本薬局方	改善	身体の構造
3	薬価基準	診断	容貌
4	日本薬局方	診断	身体の構造
5	薬価基準	改善	容貌

4-II　医薬品の分類と取扱い　　チェック　□　□

問 306　「日本薬局方」に関する記述について、(　)の字句の正しい組合せはどれか。

日本薬局方とは、厚生労働大臣が医薬品の(a)の適正を図るため、(b)の意見を聴いて、保健医療上重要な医薬品について、必要な規格・基準及び標準的試験法等を定めたものである。

	a	b
1	性状及び品質	薬事・食品衛生審議会
2	性状及び品質	公益社団法人日本薬剤師会
3	流通及び価格	薬事・食品衛生審議会
4	流通及び価格	公益社団法人日本薬剤師会

4-II　医薬品の分類と取扱い　　チェック　□　□

問 307　「医薬品の製造販売」に関する記述について、(　)の字句の正しい組合せはどれか。

医薬品は、製造販売業の(a)を受けた者でなければ製造販売してはならない。また、その医薬品は(b)ごとに審査等を受け、その製造販売について(c)を受けたものでなければならないとされている。

	a	b	c
1	許可	品目	承認
2	許可	製造番号	承認
3	承認	品目	認可
4	承認	製造番号	許可
5	承認	品目	許可

4-II　医薬品の分類と取扱い　★　　　　　チェック　□　□

問 308　「不良医薬品」に関する条文について、（　）の字句の正しい組合せはどれか。

第 56 条　次の各号のいずれかに該当する医薬品は、販売し、授与し、又は販売若しくは授与の目的で製造し、輸入し、貯蔵し、若しくは陳列してはならない。

一　日本薬局方に収められている医薬品であつて、その（ a ）が日本薬局方で定める基準に適合しないもの

六　その全部又は一部が（ b ）又は変質若しくは変敗した物質から成つている医薬品

八　（ c ）その他疾病の原因となるものにより汚染され、又は汚染されているおそれがある医薬品

※ 第 2 号から第 5 号まで、第 7 号及び第 9 号は、省略

	a	b	c
1	性状又は品質	不潔な物質	病原微生物
2	性状又は品質	有害な物質	血液
3	成分又は分量	不潔な物質	病原微生物
4	成分又は分量	有害な物質	血液
5	成分又は分量	有害な物質	病原微生物

4-II　医薬品の分類と取扱い　　　　　チェック　□　□

問 309　「医薬品」に関する記述について、誤ったものはどれか。

1　日本薬局方に収載されている医薬品の中には、一般用医薬品として販売されている、又は一般用医薬品の中に配合されているものはない。

2　医薬品には、検査薬や殺虫剤、器具用消毒薬のように人の身体に直接使用されないものもある。

3　動物の疾病の予防に使用されることを目的とする医薬品がある。

4　摸造に係る医薬品は、販売し、授与し、又は販売もしくは授与の目的で製造し、輸入し、貯蔵し、もしくは陳列してはならない。

1）一般用医薬品・要指導医薬品と医療用医薬品

4-II　医薬品の分類と取扱い　　　　　チェック　□　□

問 310　「一般用医薬品」に関する記述について、（　）の字句の正しい組合せはどれか。

一般用医薬品とは、医薬品のうち、その効能及び効果において（ a ）に対する（ b ）が著しくないものであつて、薬剤師その他の医薬関係者から提供された情報に基づく需要者の選択により使用されることが目的とされているもの（要指導医薬品を除く。）をいう。

	a	b		a	b
1	人体	作用	2	人体	副作用
3	人体又は動物	作用	4	人体又は動物	副作用

4-II　医薬品の分類と取扱い　　チェック　□ □

問 311　「医薬品」に関する記述について、正しい組合せはどれか。

a　医師等の診療によらなければ一般に治癒が期待できない疾患に対する効能効果は、一般用医薬品及び要指導医薬品において認められていない。

b　一般用医薬品又は要指導医薬品では、注射等の侵襲性の高い使用方法は用いられない。

c　効能効果の表現に関しては、医療用医薬品では通常、診断疾患名で示されているのに対し、一般用医薬品及び要指導医薬品では一般の生活者が判断できる症状で示されている。

d　人体に直接使用されない検査薬において、検体の採取に身体への直接のリスクを伴うものは、一般用医薬品又は要指導医薬品としては認められていない。

	a	b	c	d
1	正	正	正	正
2	正	正	誤	誤
3	正	正	誤	正
4	誤	正	正	正
5	正	誤	正	誤

4-II　医薬品の分類と取扱い　　チェック　□ □

問 312　「医薬品」に関する記述について、誤ったものはどれか。

1　医療用医薬品とは、薬剤師によって使用され、又はこの者の指示によって使用されることを目的として供給される医薬品をいう。

2　一般用医薬品及び要指導医薬品は、あらかじめ定められた用量に基づき、適正使用することによって効果を期待するものである。

3　一般用医薬品及び要指導医薬品は、通常、医療機関を受診するほどではない体調不良や疾病の初期段階において使用される。

4-II　医薬品の分類と取扱い　★　　チェック　□ □

問 313　「要指導医薬品」に関する記述について、(　)の字句の正しい組合せはどれか。

薬剤師その他医薬関係者から提供された情報に基づく需要者の選択により使用されることを目的とする医薬品であって、医療用医薬品において使用されていた有効成分が初めて配合されたものや既存の医薬品と明らかに異なる有効成分が配合されたもののうち、その適正な使用のために薬剤師の(　a　)及び薬学的知見に基づく(　b　)が行われることが必要なものについて、(　c　)の意見を聴いた上で、厚生労働大臣が要指導医薬品として指定する。

	a	b	c
1	対面による情報の提供	調査	薬事・食品衛生審議会
2	対面による情報の提供	指導	薬事・食品衛生審議会
3	対面による情報の提供	指導	公益社団法人日本薬剤師会
4	情報の提供	調査	薬事・食品衛生審議会
5	情報の提供	指導	公益社団法人日本薬剤師会

問 314 「要指導医薬品」に関する記述について、（　）の字句の正しい組合せはどれか。

要指導医薬品は、次に掲げる期間を経過し、薬事・食品衛生審議会において、(a)として取り扱うことが適切であると認められたものについては、(a)に分類される。

① 法第4条第5項第3号イに該当する要指導医薬品

㈠ 法第14条の4第1項第1号に規定する新医薬品 — 法第14条の4第1項第1号に規定する(b)期間(略)

㈡ 法第79条第1項の規定に基づき、製造販売の承認の条件として当該承認を受けた者に対し製造販売後の安全性に関する(b)を実施する義務が課せられている医薬品 — 製造販売の承認の条件として付された(b)期間

② 法第4条第5項第3号ロに該当する要指導医薬品 — 当該要指導医薬品と有効成分、分量、用法、用量、効能、効果等が同一性を有すると認められた①の要指導医薬品に係る㈠又は㈡の期間の満了日までの期間

	a	b		a	b
1	一般用医薬品	調査	2	一般用医薬品	審査
3	薬局製造販売医薬品	調査	4	薬局製造販売医薬品	審査

問 315 「医薬品の販売規制」に関する記述について、誤ったものはどれか。

1 店舗販売業では、一般用医薬品及び要指導医薬品以外の医薬品の販売は認められない。

2 配置販売業では、一般用医薬品(経年変化が起こりにくいことその他の厚生労働大臣の定める基準に適合するものに限る。)以外の医薬品の販売は認められていない。

3 医療用医薬品の販売は、薬局に限られる。

4 卸売販売業者は、店舗販売業者に対し、一般用医薬品及び要指導医薬品以外の医薬品を販売してはならない。

2）毒薬と劇薬

4-II　医薬品の分類と取扱い　★　　チェック　□　□

問316　「毒薬・劇薬」に関する記述について、正しい組合せはどれか。

a　店舗管理者が薬剤師である店舗販売業者及び医薬品営業所管理者が薬剤師である卸売販売業者以外の医薬品の販売業者は、毒薬又は劇薬を開封して、販売等してはならない。

b　毒薬又は劇薬を、一般の生活者に対して販売又は授与する際には、当該医薬品を譲り受ける者から、品名等が記入され、署名又は記名押印された文書の交付を受けなければならない。

c　毒薬又は劇薬を、18歳未満の者その他安全な取扱いに不安のある者に交付することは禁止されている。

d　劇薬を貯蔵、陳列する場所については、鍵を施さなければならない。

	a	b	c	d
1	正	正	誤	誤
2	誤	正	誤	誤
3	正	誤	誤	正
4	誤	正	誤	正
5	誤	誤	正	正

4-II　医薬品の分類と取扱い　★　　チェック　□　□

問317　「毒薬」に関する記述について、（　）の字句の正しい組合せはどれか。

毒薬については、それを収める直接の容器又は被包に、（ a ）をもって、当該医薬品の品名及び「毒」の文字が（ b ）で記載されていなければならない。

	a	b
1	黒地に白枠	白字
2	黒地に赤枠	白字
3	白地に赤枠	赤字
4	白地に黒枠	赤字
5	白地に黒枠	黒字

4-II　医薬品の分類と取扱い　★　　チェック　□　□

問318　「毒薬・劇薬の譲渡手続」に関し、毒薬又は劇薬を譲り受ける者から交付される文書に記載する必要のない事項はどれか。

1　使用の目的　　2　譲受人の氏名　　3　譲受人の住所　　4　譲受人の性別

4-II　医薬品の分類と取扱い　　チェック　□　□

問319　「毒薬・劇薬」に関する記述について、誤ったものはどれか。

1　業務上毒薬又は劇薬を取り扱う者は、それらを他の物と区別して貯蔵、陳列しなければならない。

2　毒薬とは、毒性が強いものとして厚生労働大臣が薬事・食品衛生審議会の意見を聴いて指定する医薬品をいう。

3　毒薬及び劇薬は、単に毒性、劇性が強いものだけでなく、薬用量と中毒量が接近しており安全域が狭いため、その取扱いに注意を要するもの等が指定される。

4　現在のところ、毒薬又は劇薬で、要指導医薬品のものはない。

3）生物由来製品

4-II　医薬品の分類と取扱い　　　　　　　　　　　　　　　　　　　　チェック　□　□

問 320　「生物由来製品」に関する記述について、（　）の字句の正しい組合せはどれか。

生物由来製品とは、人その他の生物((　a　)を除く。)に由来するものを(　b　)として製造をされる医薬品、医薬部外品、化粧品又は医療機器のうち、保健衛生上特別の注意を要するものとして、厚生労働大臣が薬事・食品衛生審議会の意見を聴いて指定するものをいう。

	a	b		a	b
1	植物	原料	2	植物	原料又は材料
3	動物	原料	4	動物	原料又は材料

4-II　医薬品の分類と取扱い　　　　　　　　　　　　　　　　　　　　チェック　□　□

問 321　「生物由来製品」に関する記述について、正しい組合せはどれか。

a　生物由来製品は、製品の使用による感染症の発生リスクに着目して指定されている。

b　現在のところ、生物由来製品として指定された一般用医薬品又は要指導医薬品はない。

c　現在のところ、生物由来製品として指定された医薬部外品又は化粧品はない。

	a	b	c		a	b	c		a	b	c
1	正	正	正	2	正	正	誤				
3	誤	正	誤	4	誤	正	正	5	正	誤	正

4）一般用医薬品のリスク区分

4-II　医薬品の分類と取扱い　★　　　　　　　　　　　　　　　　　　チェック　□　□

問 322　「一般用医薬品のリスク区分」に関する記述について、正しい組合せはどれか。

a　一般用医薬品には、各製品の外箱等にその医薬品が分類されたリスク区分を表示することが義務付けられている。

b　薬局開設者及び店舗販売業者は、一般用医薬品を陳列する場合は、リスク区分ごとに陳列しなければならないが、配置販売業者にこの規定は適用されない。

c　第三類医薬品は、その副作用により身体の変調・不調が起こるおそれはない。

d　各リスク区分への分類は、安全性に関する新たな知見や副作用の発生状況等を踏まえ、適宜見直しが図られている。

	a	b	c	d		a	b	c	d		a	b	c	d
1	正	誤	誤	正	2	誤	誤	正	誤					
3	誤	正	誤	正	4	正	誤	正	誤	5	誤	正	誤	誤

4-II　医薬品の分類と取扱い　★　　チェック　□　□

問 323　「一般用医薬品のリスク区分」に関する記述について、正しい組合せはどれか。

a　第一類医薬品は、第三類医薬品よりも保健衛生上のリスクが高い。

b　第二類医薬品は、「その副作用等により日常生活に支障を来す程度の健康被害が生ずるおそれがある医薬品(第一類医薬品を除く。)であつて独立行政法人医薬品医療機器総合機構が指定するもの」と規定されている。

c　新たに一般用医薬品となった医薬品は、承認後の一定期間、第三類医薬品に分類される。

d　第三類医薬品は、第一類医薬品及び第二類医薬品以外の一般用医薬品をいう。

	a	b	c	d
1	正	正	誤	正
2	正	正	正	誤
3	誤	誤	正	正
4	正	誤	誤	正
5	誤	正	誤	誤

4-II　医薬品の分類と取扱い　★　　チェック　□　□

問 324　「医薬品」に関する記述について、正しい組合せはどれか。

a　指定第二類医薬品は、第二類医薬品のうち、特別の注意を要するものとして厚生労働大臣が指定するものをいう。

b　いわゆるスイッチ OTC 医薬品は、医療用医薬品において使用されていた有効成分を一般用医薬品において初めて配合したものをいう。

c　いわゆるダイレクト OTC 医薬品は、既存の第一類医薬品と明らかに異なる有効成分が配合されたものをいう。

	a	b	c
1	正	正	正
2	正	誤	誤
3	正	正	誤
4	誤	正	正
5	正	誤	正

2　法定表示と法定記載

4-II　医薬品の分類と取扱い　★　　チェック　□　□

問 325　「医薬品の直接の容器等・外箱等の法定表示事項」として、正しいものはどれか。

1　製造業者の氏名又は名称

2　日本薬局方に収載されている医薬品以外の医薬品については「局方外」の文字

3　製造番号又は製造記号

4　医療用医薬品にあっては、「医療用」の文字

4-II　医薬品の分類と取扱い　★　　チェック　□　□

問 326　「医薬品の直接の容器等・外箱等の法定表示事項」として、正しい組合せはどれか。

a　重量、容量又は個数等の内容量　　b　一般用医薬品のリスク区分を示す字句

c　一般用医薬品にあっては、「一般用」の文字　　d　効能又は効果

1(a,b)　2(b,c)　3(a,d)　4(c,d)

4-II　医薬品の分類と取扱い　　チェック　□　□

問 327　「医薬品の直接の容器等・外箱等の法定表示事項」として、誤ったものはどれか。

1　要指導医薬品である旨を示す識別表示
2　誤って人体に散布、噴霧等された場合に健康被害を生じるおそれがあるものとして厚生労働大臣が指定する医薬品(殺虫剤等)における「注意－人体に使用しないこと」の文字
3　配置販売品目以外の一般用医薬品にあっては、「店舗専用」の文字
4　指定第二類医薬品にあっては、枠の中に「指定」の数字

4-II　医薬品の分類と取扱い　★　　チェック　□　□

問 328　「添付文書等の法定記載事項」に関する記述について、(　)の字句として正しいものはどれか。

要指導医薬品、一般用医薬品は、これに添付する文書(　)に、当該医薬品に関する最新の論文その他により得られた知見に基づき、用法用量その他使用及び取扱い上必要な注意等が記載されていなければならない。

1　又は容器等・外箱等　　2　及び容器等・外箱等

4-II　医薬品の分類と取扱い　★　　チェック　□　□

問 329　「記載禁止事項」に関する条文について、(　)の字句の正しい組合せはどれか。

第 54 条　医薬品は、これに添付する文書、その医薬品又はその容器若しくは被包(内袋を含む。)に、次に掲げる事項が記載されていてはならない。
一　当該医薬品に関し虚偽又は(　a　)を招くおそれのある事項
二　第十四条、(略)の(　b　)を受けていない効能、効果又は性能(第十四条第一項、(略)の規定により厚生労働大臣がその基準を定めて指定した医薬品にあつては、その基準において定められた効能、効果又は性能を除く。)
三　保健衛生上危険がある用法、用量又は(　c　)

	a	b	c
1	誤解	承認	使用期間
2	誤解	許可	使用期間
3	混乱	許可	保存方法
4	混乱	承認	保存方法
5	誤解	承認	保存方法

4-II　医薬品の分類と取扱い　★　　チェック　□　□

問 330　「医薬品の法定表示・記載事項」に関する記述について、誤ったものはどれか。

1　購入者等が読みやすく理解しやすい用語による正確なものでなければならない。
2　他の文字、記事、図画、又は図案に比較して見やすい場所にされていなければならない。
3　邦文又は英文でなければならない。
4　特に明瞭に記載されなければならない。

4-II　医薬品の分類と取扱い　　チェック　□　□

問 331　「不正表示医薬品」に関する記述について、(　)の字句として正しいものはどれか。

不正表示医薬品は、販売等してはならないとされており、これに違反した者については、(　)こととされている。

1　五十万円以下の罰金に処する
2　二年以下の懲役若しくは二百万円以下の罰金に処し、又はこれを併科する
3　三年以上の懲役に処する

3　医薬部外品・化粧品と食品

1）医薬部外品

4-II　医薬品の分類と取扱い　★　　チェック　□　□

問 332　「医薬部外品の定義」に関する条文について、(　)の字句の正しい組合せはどれか。

第2条第2項　この法律で「医薬部外品」とは、次に掲げる物であつて人体に対する作用が緩和なものをいう。

一　次のイからハまでに掲げる目的のために使用される物(これらの使用目的のほかに、併せて前項第二号又は第三号に規定する目的のために使用される物を除く。)であつて(a)等でないもの

イ　吐きけその他の不快感又は口臭若しくは体臭の(b)

ロ　あせも、ただれ等の(b)

ハ　脱毛の(b)、育毛又は除毛

二、三　(略)

	a	b		a	b
1	医薬品	予防	2	機械器具	防止
3	機械器具	予防	4	医薬品	防止

4-II　医薬品の分類と取扱い　★　　チェック　□　□

問 333　「医薬部外品」に関する記述について、正しい組合せはどれか。

a　医薬部外品を販売する場合には、販売業の許可が必要である。
b　医薬部外品には、薬用化粧品類、薬用石けん、薬用歯みがき類等がある。
c　医薬部外品を製造販売する場合には、製造販売業の許可が必要であり、原則として、品目ごとに承認を得る必要がある。
d　薬局において、医薬品と医薬部外品の販売を行う場合には、医薬品と医薬部外品を区別して貯蔵又は陳列する必要はない。

1(a,b)　2(b,c)　3(c,d)　4(a,d)

4-II 医薬品の分類と取扱い　チェック □ □

問 334　「医薬部外品」に関する記述について、誤ったものはどれか。

1 医薬品的な効能効果を表示・標榜することが認められている。
2 直接の容器・被包には、「医薬部外品」の文字が表示されていなければならない。
3 不良医薬部外品の販売は禁止されている。
4 不正表示医薬部外品の販売は禁止されていないが、自粛することが望ましい。

4-II 医薬品の分類と取扱い　チェック □ □

問 335　「医薬部外品」に関する記述について、(　)の字句の正しい組合せはどれか。

医薬部外品のうち、①衛生害虫類の防除のため使用される製品群(「(a)医薬部外品」の表示のある製品群)、②かつては医薬品であったが医薬部外品へ移行された製品群(「(b)医薬部外品」の表示のある製品群)については、各製品の容器や包装等に識別表示がなされている。

	a	b		a	b
1	防除用	新範囲	2	防除用	指定
3	衛生害虫用	新範囲	4	衛生害虫用	指定

2）化粧品

4-II 医薬品の分類と取扱い ★　チェック □ □

問 336　「化粧品」に関する条文について、(　)の字句の正しい組合せはどれか。

第2条第3項　この法律で「化粧品」とは、人の身体を(a)にし、美化し、魅力を増し、容貌を変え、又は皮膚若しくは毛髪を(b)ために、身体に塗擦、散布その他これらに類似する方法で使用されることが目的とされている物で、人体に対する(c)をいう。

	a	b	c
1	健康	健やかに保つ	作用が緩和なもの
2	健康	丈夫にする	副作用がないもの
3	清潔	健やかに保つ	作用が緩和なもの
4	健康	健やかに保つ	副作用がないもの
5	清潔	丈夫にする	作用が緩和なもの

4-II 医薬品の分類と取扱い ★　チェック □ □

問 337　「化粧品」に関する記述について、誤ったものはどれか。

1 化粧品に医薬品的な効能効果を表示・標榜することは一切認められていない。
2 医薬品について、化粧品的な効能効果を表示・標榜することは適当でない。
3 人の身体の構造に影響を及ぼすことを目的とするものは化粧品に含まれる。
4 化粧品には、原則として医薬品の成分を配合してはならない。

4-II　医薬品の分類と取扱い　★　　チェック　□ □

問338　「化粧品」に関する記述について、誤ったものはどれか。

1　化粧品を業として製造販売する場合には、製造業の許可を受けた者が、あらかじめ品目ごとの届出を行う必要がある。
2　厚生労働大臣が指定する成分を含有する化粧品は、品目ごとの承認を得る必要がある。
3　化粧品は、一般の小売店で販売することができる。
4　不良化粧品及び不正表示化粧品の販売は禁止されている。

3）食品

4-II　医薬品の分類と取扱い　★　　チェック　□ □

問339　「食品」に関する記述について、正しい組合せはどれか。

a　食品とは、医薬品及び医薬部外品以外のすべての飲食物をいう。
b　条件付き特定保健用食品とは、医薬品の製造販売の承認を取得することを条件として、その取得までの間に限り、一時的に特定の保健の目的が期待できる旨の表示が許可されているものである。
c　健康食品とは、個別に生理的機能や特定の保健機能を示す有効性や安全性等に関する審査を受け、許可又は承認を受けた食品である。

	a	b	c
1	正	正	正
2	誤	誤	誤
3	正	誤	正
4	誤	正	正
5	誤	正	誤

4-II　医薬品の分類と取扱い　★　　チェック　□ □

問340　「食品」に関する記述について、(　)の字句の正しい組合せはどれか。

（ a ）とは、特定の保健の目的が期待できる旨を表示するものである。
（ b ）とは、1日当たりの摂取目安量に含まれる栄養成分の量が、基準に適合しており、栄養表示しようとする場合に、その栄養成分の機能の表示ができるものである。

	a	b
1	医薬部外品	栄養機能食品
2	栄養機能食品	医薬部外品
3	栄養機能食品	特定保健用食品
4	特定保健用食品	医薬部外品
5	特定保健用食品	栄養機能食品

問 341 「食品」に関する記述について、正しい組合せはどれか。

a 食品には、専ら安全性の確保のために必要な規制その他の措置が図られている。

b 外形上、食品として販売等されている製品であっても、その成分本質、効能効果の標榜内容等に照らして医薬品とみなされる場合には、無承認無許可医薬品として取締りの対象となる。

c 栄養機能食品には、消費者庁長官の個別の審査を受けたものである旨の表示が義務づけられている。

d 特別用途食品(特定保健用食品を除く)は、乳児、幼児、妊産婦又は病者の発育又は健康の保持若しくは回復の用に供することが適当な旨を医学的・栄養学的表現で記載し、かつ、用途を限定したもので、消費者庁の許可等のマークが付されている。

	a	b	c	d
1	正	正	正	正
2	正	正	誤	誤
3	正	正	誤	正
4	誤	正	正	正
5	正	誤	正	誤

問 342 「医薬品に該当する要素」として、正しい組合せはどれか。

a 専ら医薬品として使用される成分本質を含むこと(食品添加物と認められる場合を除く。)

b アンプル剤や舌下錠、口腔用スプレー剤等、医薬品的な形状であること

c 医薬品的な効能効果が標榜又は暗示されていること

d 服用時期、服用間隔、服用量等の医薬品的な用法用量の記載があること(調理のために使用方法、使用量等を定めている場合を除く。)

	a	b	c	d
1	正	正	正	誤
2	正	正	誤	正
3	正	誤	正	正
4	誤	正	正	正
5	正	正	正	正

問 343 「食品」に関する記述について、誤ったものはどれか。

1 カプセル剤、顆粒剤、散剤等の形状については、当該形状のみをもって医薬品への該当性の判断が下される。

2 無承認無許可医薬品の摂取によって重篤な健康被害が発生した場合、厚生労働省、消費者庁や都道府県等では、因果関係が完全に解明されていなくとも製品名等を公表している。

3 食品として販売に供するものについて、健康の保持増進効果等につき虚偽又は誇大な表示をすることは禁止されている。

4-II　医薬品の分類と取扱い　　チェック　□　□

問344　「食品」に関する記述について、誤ったものはどれか。

1　栄養機能食品は、食品表示基準の規定に基づき、その栄養成分の機能の表示を行わなければならない。
2　機能性表示食品は、消費者庁長官の責任において、科学的根拠に基づいた機能性を表示するものである。
3　機能性表示食品は、販売前に安全性及び機能性の根拠に関する情報などが消費者庁長官へ届け出られたものである。

4－III　薬局と医薬品の販売業

1　許可の種類と許可行為の範囲

4-III　薬局と医薬品の販売業　★　　チェック　□　□

問345　「医薬品の販売業」に関する条文について、(　)の字句の正しい組合せはどれか。

第24条第1項　薬局開設者又は医薬品の販売業の許可を受けた者でなければ、業として、医薬品を販売し、授与し、又は販売若しくは授与の目的で(　a　)し、若しくは(　b　)(配置することを含む。)してはならない。

	a	b
1	小分け	保管
2	小分け	陳列
3	輸入	保管
4	貯蔵	保管
5	貯蔵	陳列

4-III　薬局と医薬品の販売業　★　　チェック　□　□

問346　「医薬品の販売業」に関する記述について、誤ったものはどれか。

1　配置販売業では、医薬品を開封して分割販売することは禁止されている。
2　店舗販売業者は不特定の購入者等への販売を目的として、あらかじめ分包しておくことができる。
3　分割販売は、零売と呼ばれることもある。

4-III　薬局と医薬品の販売業　　チェック　□　□

問347　「分割販売される医薬品の法定記載事項」として、誤ったものはどれか。

1　分割販売を行う者の氏名
2　分割販売を行う者の住所地
3　分割販売を行う薬局、店舗又は営業所の名称
4　分割販売を行う薬局、店舗又は営業所の所在地

4-III　薬局と医薬品の販売業　★　　チェック　□　□

問 348　「医薬品の販売業」に関する記述について、正しい組合せはどれか。

a　一般の生活者に対して医薬品の販売をするためには、薬局の開設、店舗販売業又は配置販売業の許可を受ける必要がある。

b　店舗販売業の許可を受けた者が配置の方法により販売する場合は、新たに配置販売業の許可を受ける必要はない。

c　配置販売業の許可を受けた者が店舗による販売をする場合は、新たに店舗販売業の許可を受ける必要はない。

d　卸売販売業は、業として一般の生活者に対して医薬品を販売することができない。

1（a,b）　2（a,d）　3（b,c）　4（c,d）

4-III　薬局と医薬品の販売業　★　　チェック　□　□

問 349　「医薬品の販売業」に関する記述について、誤ったものはどれか。

1　薬局開設者が一般用医薬品を販売する場合は、店舗販売業の許可を受ける必要がある。

2　医薬品の販売業の許可は、6年ごとの更新制となっている。

3　卸売販売業者は、薬局開設者等に医療用医薬品を販売することができる。

4　製薬企業がその製造等した医薬品を、薬局開設者、医薬品の販売業者、他の製薬企業へ販売等する場合は、あらためて販売業の許可を受ける必要はない。

1）薬局

4-III　薬局と医薬品の販売業　★　　チェック　□　□

問 350　「薬局」に関する記述について、正しい組合せはどれか。

a　薬局は、厚生労働大臣の許可を受けなければ、開設してはならない。

b　病院又は診療所の調剤所は、薬局開設の許可を受けていなくても、薬局の名称をつけることができる。

c　薬局は、医療法において医療提供施設として位置づけられていない。

d　薬局開設者が自ら薬剤師である場合は、薬局の管理者は登録販売者でもよい。

	a	b	c	d
1	正	誤	正	誤
2	正	正	誤	誤
3	誤	正	誤	誤
4	誤	正	正	誤
5	正	誤	誤	正

4-III　薬局と医薬品の販売業　★　　チェック　□ □

問 351　「薬局」に関する記述について、正しい組合せはどれか。

a　薬局の管理者は、その薬局に勤務するその他の従業者を監督するなど、薬局の業務につき、必要な注意をしなければならない。

b　薬局では、医療用医薬品の他、要指導医薬品及び一般用医薬品を取り扱うことができる。

c　薬局の管理者は、その薬局の業務につき、薬局開設者に対して必要な意見を書面により述べなければならない。

d　薬局の開設許可を受けることにより、配置の方法で医薬品を販売することができる。

	a	b	c	d
1	正	正	正	誤
2	正	誤	誤	正
3	誤	誤	正	誤
4	誤	正	誤	誤
5	誤	正	正	正

4-III　薬局と医薬品の販売業　★　　チェック　□ □

問 352　「薬局」に関する記述について、(　)の字句の正しい組合せはどれか。

薬局とは、「薬剤師が販売又は授与の目的で(a)の業務並びに薬剤及び医薬品の適正な使用に必要な情報の提供及び薬学的知見に基づく指導の業務を行う場所(その開設者が併せ行う(b)の販売業に必要な場所を含む。)」と定義されている。

	a	b
1	調剤	医薬品
2	医薬品の製造	医薬品及び医薬部外品
3	調剤	医薬品、医薬部外品及び化粧品
4	医薬品の製造	医薬品、医薬部外品、化粧品及び医療機器

4-III　薬局と医薬品の販売業　　チェック　□ □

問 353　「薬局」に関する記述について、誤ったものはどれか。

1　薬局の所在地が保健所を設置する市にある場合においては、その市長又は都道府県知事の許可を受けなければ、薬局を開設してはならない。

2　都道府県知事等は、必要な構造設備を備えていないとき、必要な業務体制が整っていないとき、又は申請者が薬事に関する法令等に違反し一定期間を経過していないときなどには、薬局開設の許可を与えないことができる。

3　一般用医薬品のうち、第二類医薬品又は第三類医薬品の販売等に関しては、薬剤師のほかに、登録販売者が購入者等への情報提供や相談対応を行うこともできる。

問 354　「薬局の管理者」に関する記述について、正しい組合せはどれか。

a　薬局の管理者は、薬局に関する必要な業務を遂行し、必要な事項を遵守するために必要な能力及び経験を有する者でなければならない。

b　薬局の管理者は、その薬局の所在地の都道府県知事の許可を受けた場合を除き、その薬局以外の場所で業として薬局の管理その他薬事に関する実務に従事する者であってはならない。

c　薬局の管理者は、薬局開設者の意見を尊重するとともに、法令遵守のために措置を講ずる必要があるときは、当該措置を講じ、かつ、講じた措置の内容を記録し、これを適切に保存しなければならない。

	a	b	c		a	b	c		a	b	c
1	誤	正	正	2	誤	誤	誤				
3	正	誤	正	4	正	正	正	5	正	正	誤

問 355　「薬局の機能分類」に関する記述について、正しい組合せはどれか。

a　他の医療提供施設と連携し、地域における薬剤及び医薬品の適正な使用の推進及び効率的な提供に必要な情報の提供及び薬学的知見に基づく指導を実施するために一定の必要な機能を有する薬局は、認定を受けて多職種連携薬局と称することができる。

b　他の医療提供施設と連携し、薬剤の適正な使用の確保のために専門的な薬学的知見に基づく指導を実施するために必要な機能を有する薬局は、傷病の区分ごとに、厚生労働大臣の認定を受けて専門医療機関連携薬局と称することができる。

c　薬局開設者は、健康サポート薬局である旨を表示するときは、その薬局を、厚生労働大臣が定める基準に適合するものとしなければならない。

	a	b	c		a	b	c		a	b	c
1	誤	正	正	2	誤	誤	正				
3	正	誤	正	4	正	正	正	5	正	正	誤

問 356　「薬剤師不在時間」に関する記述について、（　）の字句の正しい組合せはどれか。

薬剤師不在時間とは、開店時間のうち、当該薬局において（ a ）に従事する薬剤師が当該薬局以外の場所においてその業務を行うため、やむを得ず、かつ、（ b ）に当該薬局において薬剤師が不在となる時間をいう。

	a	b		a	b
1	調剤	恒常的	2	調剤	一時的
3	医薬品の販売	恒常的	4	医薬品の販売	一時的

4-III　薬局と医薬品の販売業　　チェック　□ □

問 357　「薬剤師不在時間」に関する記述について、正しい組合せはどれか。

a　薬局開設者は、薬剤師不在時間内は、調剤室を閉鎖しなければならない。

b　薬局開設者は、薬剤師不在時間内は、調剤に従事する薬剤師が不在のため調剤に応じることができない旨を当該薬局内の見やすい場所及び当該薬局の外側の見やすい場所に掲示しなければならない。

c　薬剤師不在時間内は、登録販売者はすべての一般用医薬品を販売することができる。

	a	b	c
1	正	正	誤
2	誤	誤	正
3	誤	正	誤
4	誤	正	正
5	正	誤	誤

2）店舗販売業

4-III　薬局と医薬品の販売業　★　　チェック　□ □

問 358　「店舗販売業」に関する記述について、正しい組合せはどれか。

a　店舗管理者が薬剤師である場合は、医療用医薬品を販売することができる。

b　系列店であれば、店舗ごとに店舗販売業の許可を受ける必要はない。

c　第二類医薬品又は第三類医薬品を販売する店舗において、店舗管理者は、薬剤師又は登録販売者でなければならない。

d　店舗管理者は、保健衛生上支障を生じるおそれがないように、医薬品を管理しなければならないが、その店舗に勤務する他の従事者を監督する必要はない。

	a	b	c	d
1	正	誤	正	誤
2	正	誤	誤	正
3	誤	正	誤	正
4	誤	誤	正	誤
5	誤	正	誤	誤

4-III　薬局と医薬品の販売業　★　　チェック　□ □

問 359　「店舗販売業の許可の基準」として、誤ったものはどれか。

1　申請者が薬剤師又は登録販売者であること

2　申請者が薬事に関する法令等に違反した場合、一定期間を経過していること

3　店舗が必要な構造設備を備えていること

4　必要な業務体制が整っていること

問 360　「店舗販売業」に関する記述について、正しい組合せはどれか。

a　店舗販売業者は、店舗管理者の意見を尊重するとともに、法令遵守のために措置を講ずる必要があるときは、当該措置を講じ、かつ、講じた措置の内容を記録し、これを適切に保存しなければならない。

b　一般用医薬品のうち、第一類医薬品については、薬剤師に販売させなければならない。

c　店舗管理者は、その店舗を、自ら実地に管理し、又はその指定する者に実地に管理させなければならない。

d　店舗管理者は、いかなる場合であっても、その店舗以外の場所で業として店舗の管理その他薬事に関する実務に従事する者であってはならない。

	a	b	c	d
1	誤	正	正	誤
2	誤	誤	誤	正
3	正	誤	正	正
4	正	正	正	正
5	正	正	誤	誤

問 361　「店舗販売業」に関する記述について、正しい組合せはどれか。

a　登録販売者(所定の条件を満たした者に限る。)を第一類医薬品を販売する店舗の管理者とする場合には、店舗管理者を補佐する薬剤師を置かなければならない。

b　店舗管理者は、その店舗の所在地の都道府県知事の許可を受けた場合を除き、その店舗以外の場所で業として店舗の管理その他薬事に関する実務に従事する者であってはならない。

c　薬剤師が従事している店舗においては、要指導医薬品を販売できる。

d　薬剤師が従事している店舗においては、調剤を行うことができる。

	a	b	c	d
1	正	正	正	誤
2	誤	正	正	誤
3	誤	誤	正	正
4	誤	誤	誤	正
5	正	誤	誤	誤

4-III　薬局と医薬品の販売業　　チェック　□　□

問 362　「第一類医薬品を販売する店舗の店舗管理者」に関する記述について、(　)の字句として正しいものはどれか。

第一類医薬品を販売する店舗で薬剤師を店舗管理者とすることができない場合には、過去5年間のうち、次に掲げるところにおいて、登録販売者として(a)以上業務に従事した者であって、その店舗において医薬品の販売又は授与に関する業務に従事するものを店舗管理者にすることができる

① 要指導医薬品又は第一類医薬品を販売し、又は授与する薬局
② (b)が店舗管理者である要指導医薬品又は第一類医薬品を販売し、又は授与する店舗販売業
③ (b)が区域管理者である第一類医薬品を配置販売する配置販売業

	a	b		a	b
1	2年	薬剤師	2	2年	薬剤師又は登録販売者
3	3年	薬剤師	4	3年	薬剤師又は登録販売者

4-III　薬局と医薬品の販売業　◎　　チェック　□　□

問 363　「第二類医薬品又は第三類医薬品を販売する店舗の店舗管理者」になることができる登録販売者として、正しいものはどれか。

1　すべての登録販売者
2　直近の1年半、登録販売者としての業務に従事しており、毎年度受講する必要がある研修に加えて、店舗の管理及び法令遵守に関する追加的な研修を修了している登録販売者
3　9年前から4年の間、薬局において一般従事者として薬剤師の管理及び指導の下に実務に従事していた登録販売者

4-III　薬局と医薬品の販売業　◎　　チェック　□　□

問 364　「第二類医薬品又は第三類医薬品を販売する店舗の店舗管理者の資格要件」に関する記述について、正しい組合せはどれか。

a　過去5年間のうち、従事期間が通算して2年以上ある登録販売者は、店舗管理者になることができる。
b　過去5年間のうち、従事期間が1月に80時間以上従事した月が24月以上ある登録販売者は、店舗管理者になることができる。
c　過去5年間のうち、1月に160時間以上従事した月が12月以上あり、毎年度受講する必要がある研修に加えて、店舗の管理及び法令遵守に関する追加的な研修を修了している登録販売者は、店舗管理者になることができる。
d　従事期間が通算して半年に満たないが、過去に店舗管理者又は区域管理者として業務に従事した経験がある登録販売者は、店舗管理者になることができる。

	a	b	c	d
1	正	正	正	誤
2	正	誤	誤	正
3	正	誤	正	誤
4	誤	正	誤	正
5	誤	正	正	正

3）配置販売業

4-III　薬局と医薬品の販売業　★　　チェック　□　□

問 365　「配置販売業」に関する記述について、正しい組合せはどれか。

a　配置販売業は、購入者等の居宅等に医薬品をあらかじめ預けておき、購入者等がこれを使用した後でなければ代金請求権を生じないといった販売形態である。

b　配置販売業の許可は、申請者の住所地(申請者が法人であるときは、主たる事務所の所在地)の都道府県知事が与えることとされている。

c　常備薬として用いられる製品をひと揃い収めた配置箱を預ける行為は、医薬品医療機器等法上、陳列に該当する。

d　配置販売業者又はその配置員は、医薬品の配置販売に従事しようとするときは、その氏名、配置販売に従事しようとする区域等を、あらかじめ、配置販売に従事しようとする区域の都道府県知事に届け出なければならない。

	a	b	c	d
1	正	誤	正	正
2	誤	正	正	正
3	正	誤	誤	誤
4	誤	誤	誤	正
5	正	誤	正	誤

4-III　薬局と医薬品の販売業　★　　チェック　□　□

問 366　「配置販売業」に関する記述について、誤ったものはどれか。

1　第一類医薬品について、配置販売業者は、薬剤師に販売させなければならない。

2　第二類医薬品又は第三類医薬品を配置販売する区域において、区域管理者は薬剤師又は登録販売者でなければならない。

3　配置販売業者又はその配置員は、その住所地の都道府県知事が発行する身分証明書の交付を受け、かつ、これを携帯しなければ、医薬品の配置販売に従事してはならない。

4　配置販売業者は、その区域の業務につき、区域管理者に対して必要な意見を書面により述べなければならない。

4-III　薬局と医薬品の販売業　　チェック　□　□

問 367　「配置販売業」に関する記述について、正しい組合せはどれか。

a　一の都道府県知事から配置販売業の許可を取得しても、この許可では他の都道府県において配置販売の業務を行うことはできない。

b　要指導医薬品は、いかなる場合も配置販売できない。

c　配置しようとする区域が保健所を設置する市に限られる場合であっても、配置販売業の許可権者は都道府県知事となる。

	a	b	c
1	正	誤	正
2	正	正	正
3	正	誤	誤
4	誤	誤	誤

4-III　薬局と医薬品の販売業　◎　　チェック　□ □

問 368　「区域管理者」に関する記述について、(　)の字句の正しい組合せはどれか。

第二類医薬品又は第三類医薬品を販売等する区域について、その区域管理者になることのできる登録販売者は、次のいずれかに該当している必要がある。

○ 過去(a)のうち、従事期間が通算して2年以上ある登録販売者

○ 過去(a)のうち、従事期間が通算して1年以上であり、かつ、毎年度受講する必要がある研修に加えて、区域の管理及び法令遵守に関する追加的な研修を修了している登録販売者

○ 従事期間が通算して(b)以上であり、かつ、過去に店舗管理者等としての業務の経験がある登録販売者

	a	b		a	b
1	3年間	1年	2	3年間	2年
3	5年間	1年	4	5年間	2年

2　医薬品の販売方法

4-III　薬局と医薬品の販売業　★　　チェック　□ □

問 369　「販売従事者」に関する記述について、誤ったものはどれか。

1　店舗販売業者は、要指導医薬品については、薬剤師に販売させなければならない。

2　店舗販売業者は、要指導医薬品を使用しようとする者以外の者に対しては、いかなる理由があろうとも要指導医薬品を販売してはならない。

3　店舗販売業者は、第二類医薬品及び第三類医薬品については、薬剤師又は登録販売者に販売させなければならない。

4-III　薬局と医薬品の販売業　　チェック　□ □

問 370　「要指導医薬品の販売方法」に関する記述について、正しい組合せはどれか。

a　要指導医薬品を購入しようとする者がこれを使用しようとする者であることを確認すること

b　要指導医薬品を購入しようとする者及びこれを使用しようとする者の他の薬局開設者等からの当該要指導医薬品の購入の状況を確認すること

c　薬剤師による情報提供・指導を受けた者が当該情報提供・指導の内容を理解したこと及び質問がないことを確認すること

d　要指導医薬品を販売した薬剤師の氏名、住所及び電話番号をこれを購入しようとする者に伝えること

	a	b	c	d		a	b	c	d		a	b	c	d
1	正	誤	正	正	2	誤	正	正	正					
3	正	誤	誤	誤	4	誤	誤	誤	正	5	正	正	正	誤

問 371　「第一類医薬品の販売方法」に関する記述について、正しい組合せはどれか。

a　第一類医薬品を購入しようとする者がこれを使用しようとする者であることを確認すること

b　第一類医薬品を購入しようとする者及びこれを使用しようとする者の他の薬局開設者等からの当該第一類医薬品の購入の状況を確認すること

c　当該第一類医薬品の購入の状況を勘案し、適正な使用のために必要と認められる数量に限り、販売すること

d　薬剤師による情報提供を受けた者が当該情報提供の内容を理解したこと及び質問がないことを確認すること

	a	b	c	d		a	b	c	d		a	b	c	d
1	正	誤	正	正	2	誤	正	正	正					
3	正	誤	誤	誤	4	誤	誤	誤	正	5	正	正	正	誤

問 372　「第二類医薬品又は第三類医薬品の販売方法」に関する記述について、正しい組合せはどれか。

a　第二類医薬品又は第三類医薬品を購入しようとする者及びこれを使用しようとする者の他の薬局開設者等からの当該第二類医薬品又は第三類医薬品の購入の状況を確認すること

b　当該第二類医薬品又は第三類医薬品の購入の状況を勘案し、適正な使用のために必要と認められる数量に限り、販売すること

c　第二類医薬品又は第三類医薬品を購入しようとする者から相談があった場合には、情報提供を行った後にこれを販売すること

d　薬剤師又は登録販売者による情報提供を受けた者が当該情報提供の内容を理解したこと及び質問がないことを確認すること

	a	b	c	d		a	b	c	d		a	b	c	d
1	正	誤	正	正	2	誤	誤	正	誤					
3	正	正	誤	誤	4	誤	誤	誤	正	5	正	正	正	誤

問 373　「医薬品情報の記録」に関する記述について、正しいものはどれか。

1　薬局医薬品を一般の生活者に販売したときは、その品名、数量等を記載した書面を5年間保存しなければならない。

2　要指導医薬品を一般の生活者に販売したときは、その品名、数量等を記載した書面を3年間保存しなければならない。

3　第一類医薬品を一般の生活者に販売したときは、その品名、数量等を記載した書面を1年間保存しなければならない。

4　第二類医薬品又は第三類医薬品を一般の生活者に販売したときは、その品名、数量等を記載した書面を保存するよう努めなければならない。

4-III　薬局と医薬品の販売業　　チェック　□　□

問374　「要指導医薬品を一般の生活者に販売したときの書面記載事項」として、正しい組合せはどれか。

a　販売した日時
b　販売した薬剤師の氏名、情報提供を行った薬剤師の氏名
c　医薬品の購入者等が情報提供の内容を理解したことの確認の結果

	a	b	c
1	正	誤	正
2	正	正	正
3	正	誤	誤
4	誤	誤	誤

3　医薬品の情報提供の方法

4-III　薬局と医薬品の販売業　　チェック　□　□

問375　「対面による情報提供」が販売時に義務づけられている医薬品として、正しい組合せはどれか。

a　要指導医薬品　　b　第一類医薬品　　c　第二類医薬品　　d　第三類医薬品

	a	b	c	d
1	誤	誤	正	誤
2	正	正	正	正
3	正	誤	誤	誤
4	誤	誤	誤	正
5	正	正	誤	誤

4-III　薬局と医薬品の販売業　　チェック　□　□

問376　「書面による情報提供」が販売時に義務づけられている医薬品として、正しい組合せはどれか。

a　要指導医薬品　　b　第一類医薬品　　c　第二類医薬品　　d　第三類医薬品

	a	b	c	d
1	誤	誤	正	誤
2	正	正	正	正
3	正	誤	誤	誤
4	誤	誤	誤	正
5	正	正	誤	誤

4-III　薬局と医薬品の販売業　　チェック　□　□

問377　「薬学的知見に基づく指導」が販売時に義務づけられている医薬品として、正しい組合せはどれか。

a　要指導医薬品　　b　第一類医薬品　　c　第二類医薬品　　d　第三類医薬品

	a	b	c	d
1	誤	誤	正	誤
2	正	正	正	正
3	正	誤	誤	誤
4	誤	誤	誤	正
5	正	正	誤	誤

4-III　薬局と医薬品の販売業　チェック □ □

問 378　「販売時の情報提供が努力義務」とされている医薬品として、正しい組合せはどれか。

a　要指導医薬品　b　第一類医薬品　c　第二類医薬品　d　第三類医薬品

	a	b	c	d
1	誤	誤	正	誤
2	正	正	正	正
3	正	誤	誤	誤
4	誤	誤	誤	正
5	正	正	誤	誤

4-III　薬局と医薬品の販売業　チェック □ □

問 379　「相談があった場合の情報提供」が義務づけられている医薬品として、正しい組合せはどれか。

a　要指導医薬品　b　第一類医薬品　c　第二類医薬品　d　第三類医薬品

	a	b	c	d
1	誤	誤	正	誤
2	正	正	正	正
3	正	誤	誤	誤
4	誤	誤	誤	正
5	正	正	誤	誤

4-III　薬局と医薬品の販売業　チェック □ □

問 380　「要指導医薬品に関する情報提供・指導を行う際の事前の確認事項」として、正しい組合せはどれか。

a　年齢　b　妊娠しているか否か及び妊娠中である場合は妊娠週数

c　現にかかっている他の疾病がある場合は、その病名

d　他の薬剤又は医薬品の使用の状況

	a	b	c	d
1	誤	誤	正	誤
2	正	正	正	正
3	正	誤	誤	誤
4	誤	誤	誤	正
5	正	正	誤	誤

4-III　薬局と医薬品の販売業　チェック □ □

問 381　「要指導医薬品に関する情報提供・指導の方法」として、誤ったものはどれか。

1　当該薬局又は店舗内の情報提供及び指導を行う場所で行うこと

2　当該要指導医薬品の特性、用法、用量、使用上の注意等について、これを使用しようとする者の状況に関係なく、共通した内容による情報提供及び指導を行うこと

3　当該要指導医薬品を使用しようとする者がお薬手帳を所持しない場合はその所持を勧奨し、当該者がお薬手帳を所持する場合は、必要に応じ、当該お薬手帳を活用した情報の提供及び指導を行わせること

4　情報提供・指導を受けた者がその内容を理解したこと及び質問の有無について確認すること

4-III　薬局と医薬品の販売業　　チェック　□　□

問382　「要指導医薬品に関する情報提供を行う事項」として、正しい組合せはどれか。

a　用法及び用量　　b　効能又は効果　　c　薬効分類　　d　製造販売元

	a	b	c	d		a	b	c	d		a	b	c	d
1	誤	誤	正	誤	2	正	正	正	正					
3	正	誤	誤	誤	4	誤	誤	誤	正	5	正	正	誤	誤

4-III　薬局と医薬品の販売業　　チェック　□　□

問383　「第一類医薬品に関する情報提供を行う際の事前の確認事項」として、正しい組合せはどれか。

a　年齢

b　妊娠しているか否か及び妊娠中である場合は妊娠週数

c　現にかかっている他の疾病がある場合は、その病名

d　他の薬剤又は医薬品の使用の状況

	a	b	c	d		a	b	c	d		a	b	c	d
1	誤	誤	正	誤	2	正	正	正	正					
3	正	誤	誤	誤	4	誤	誤	誤	正	5	正	正	誤	誤

4-III　薬局と医薬品の販売業　　チェック　□　□

問384　「第一類医薬品に関する情報提供の方法」として、誤ったものはどれか。

1　当該一般用医薬品を使用しようとする者がお薬手帳を所持する場合は、必ず、当該お薬手帳を活用した情報の提供を行わせること

2　当該第一類医薬品の副作用等と疑われる症状が発生した場合の対応について説明すること

3　必要に応じて、医師又は歯科医師の診断を受けることを勧めること

4　情報の提供を行った薬剤師の氏名を伝えること

4-III　薬局と医薬品の販売業　　チェック　□　□

問385　「第一類医薬品に関する情報提供を行う事項」として、正しい組合せはどれか。

a　有効成分の名称　　b　有効成分の分量　　c　第一類医薬品の名称

d　使用上の注意のうち、保健衛生上の危害の発生を防止するために必要な事項

	a	b	c	d		a	b	c	d		a	b	c	d
1	誤	誤	正	誤	2	正	正	正	正					
3	正	誤	誤	誤	4	誤	誤	誤	正	5	正	正	誤	誤

問 386　「情報提供」に関する記述について、誤ったものはどれか。

1　配置販売業者は、第一類医薬品を配置する場合には、配置販売に従事する薬剤師に、書面を用いて必要な情報を提供させなければならない。

2　第一類医薬品を購入しようとする者から説明を要しない旨の意思の表明があり、これが適正に使用されると薬剤師が判断した場合には、販売時の情報提供の義務は適用されない。

3　指定第二類医薬品については、薬剤師又は登録販売者による積極的な情報提供の機会がより確保されるよう、販売価格の設定を工夫する等の対応が求められる。

4　指定第二類医薬品を販売する場合には、これを購入しようとする者等が、禁忌事項を確認すること及び当該医薬品の使用について薬剤師又は登録販売者に相談することを勧める旨を確実に認識できるようにするために必要な措置を講じなければならない。

4-III　薬局と医薬品の販売業　★　　チェック　□　□

問 387　「リスク区分に応じた情報提供」に関する表について、（　）の字句として正しいものはどれか。

リスク区分	対応する専門家	購入者側から質問等がなくても行う積極的な情報提供	情報提供を行う場所	購入者側から相談があった場合の応答
要指導医薬品	薬剤師	対面により、書面を用いた情報提供及び薬学的知見に基づく指導を義務づけ	情報提供を行う場所（配置販売の場合は医薬品を配置する場所）	義 務
第一類医薬品		（　）		
第二類医薬品	薬剤師又は登録販売者	努力義務		
第三類医薬品		（法上の規定は特になし）		

1　書面を用いた情報提供の努力義務

2　書面を用いた情報提供を義務づけ

3　書面を用いた情報提供及び薬学的知見に基づく指導を義務づけ

4　対面により、書面を用いた情報提供を義務づけ

4　医薬品の陳列

4-III　薬局と医薬品の販売業　　チェック　□　□

問 388　「医薬品の陳列」に関する記述について、正しい組合せはどれか。

a　薬局開設者は、医薬品を他の物と区別して貯蔵し、又は陳列しなければならない。

b　店舗販売業者は、医薬品を他の物と区別して貯蔵し、又は陳列しなければならない。

c　配置販売業者は、医薬品を他の物と区別して貯蔵し、又は陳列しなければならない。

1（a，b）　2（a，c）　3（b，c）　4（a，b，c）

4-III 薬局と医薬品の販売業 チェック □ □

問 389 「要指導医薬品の陳列」に関する記述について、( )の字句として正しいものはどれか。

薬局開設者又は店舗販売業者は、要指導医薬品について、鍵をかけた陳列設備に陳列する場合等を除き、( )に陳列しなければならない。また、一般用医薬品と混在しないように陳列しなければならない。

1 要指導医薬品陳列区画の内部の陳列設備
2 第一類医薬品陳列区画の内部の特別な陳列設備
3 情報提供を行うための設備から 2 メートル以内の陳列区画

4-III 薬局と医薬品の販売業 ★ チェック □ □

問 390 「一般用医薬品の陳列」に関する記述について、誤ったものはどれか。

1 薬局開設者又は店舗販売業者は、第一類医薬品について、鍵をかけた陳列設備に陳列する場合等を除き、第一類医薬品陳列区画の内部の陳列設備に陳列しなければならない。
2 薬局開設者又は店舗販売業者は、指定第二類医薬品について、鍵をかけた陳列設備に陳列する場合等を除き、情報提供を行うための設備から 7 メートル以内の範囲に陳列しなければならない。
3 薬局開設者又は店舗販売業者は、第一類医薬品、第二類医薬品及び第三類医薬品を混在しないように陳列しなければならない。
4 配置販売業者は、第一類医薬品とそれ以外の一般用医薬品を混在させないように配置しなければならない。第二類医薬品と第三類医薬品については、混在して配置することができる。

4-III 薬局と医薬品の販売業 チェック □ □

問 391 「医薬品の陳列」に関する記述について、誤ったものはどれか。

1 開店時間のうち、要指導医薬品を販売しない時間は、これを通常陳列し、又は交付する場所を閉鎖しなければならない。
2 開店時間のうち、一般用医薬品を販売しない時間は、これを通常陳列し、又は交付する場所を閉鎖しなければならない。
3 開店時間のうち、要指導医薬品を販売しない時間は、いかなる場合であっても、その陳列区画を閉鎖しなければならない。
4 開店時間のうち、第一類医薬品を販売しない時間は、鍵をかけた陳列設備に第一類医薬品を陳列している場合を除き、その陳列区画を閉鎖しなければならない。

5　薬局と店舗における掲示

4-III　薬局と医薬品の販売業　　チェック　□　□

問 392　**「薬局又は店舗における掲示事項」として、正しい組合せはどれか。**

a　勤務する薬剤師又は登録販売者の顔写真
b　薬局、店舗に勤務する者の名札等による区別に関する説明
c　相談時及び緊急時の電話番号その他連絡先
d　医薬品による健康被害の救済制度に関する解説

	a	b	c	d		a	b	c	d		a	b	c	d
1	誤	誤	正	誤	2	誤	正	正	正					
3	正	誤	誤	誤	4	誤	誤	誤	正	5	正	正	誤	誤

4-III　薬局と医薬品の販売業　　チェック　□　□

問 393　**「配置販売業者が医薬品を配置する際に添える書面(配置箱に添える書面)の記載事項」として、正しい組合せはどれか。**

a　取り扱う一般用医薬品の配置期限
b　区域管理者の住所及び電話番号
c　指定第二類医薬品の効能効果に関する解説
d　個人情報の適正な取扱いを確保するための措置

	a	b	c	d		a	b	c	d		a	b	c	d
1	誤	誤	正	誤	2	正	正	正	正					
3	正	誤	誤	誤	4	誤	誤	誤	正	5	正	正	誤	誤

6　医薬品の特定販売

4-III　薬局と医薬品の販売業　★　　チェック　□　□

問 394　**「特定販売」に関する記述について、(　)の字句として正しいものはどれか。**

特定販売とは、その薬局又は店舗におけるその薬局又は店舗以外の場所にいる者に対する一般用医薬品又は(　)の販売又は授与をいう。

1　薬局製造販売医薬品
2　薬局製造販売医薬品(毒薬及び劇薬であるものを除く。)
3　要指導医薬品
4　要指導医薬品(毒薬及び劇薬であるものを除く。)

4-III　薬局と医薬品の販売業　　チェック　□ □

問 395　「特定販売のホームページ広告の掲載情報」として、正しい組合せはどれか。

a　開設者等の氏名又は名称、許可証の記載事項

b　薬局製造販売医薬品を調剤室以外の場所に陳列する場合にあっては、薬局製造販売医薬品の定義及びこれに関する解説並びに表示、情報の提供及び陳列に関する解説

c　薬局製造販売医薬品又は一般用医薬品の陳列の状況を示す写真

d　特定販売に伴う事項として、現在勤務している薬剤師又は第十五条第二項本文に規定する登録販売者以外の登録販売者もしくは同項本文に規定する登録販売者の別及びその年齢

	a	b	c	d
1	誤	誤	正	誤
2	正	正	正	誤
3	正	誤	誤	正
4	誤	誤	誤	正
5	正	正	誤	誤

4-III　薬局と医薬品の販売業　　チェック　□ □

問 396　「特定販売」に関する記述について、誤ったものはどれか。

1　特定販売を行うときは、当該薬局又は店舗に陳列している医薬品を販売してはならない。

2　特定販売を行うことについて広告をするときは、第一類医薬品、指定第二類医薬品、第二類医薬品、第三類医薬品及び薬局製造販売医薬品の区分ごとに表示しなければならない。

3　特定販売のホームページ広告は、都道府県知事(その薬局又は店舗の所在地が保健所を設置する市は特別区の区域にある場合においては、市長又は区長)及び厚生労働大臣が容易に閲覧できるものでなければならない。

4　特定販売を行う場合であっても、一般用医薬品を購入しようとする者等から、対面又は電話により相談応需の希望があった場合には、薬剤師又は登録販売者が対面又は電話により情報提供を行わなければならない。

7　偽造医薬品の流通防止

4-III　薬局と医薬品の販売業　　チェック　□ □

問 397　「薬局開設者が医薬品を購入したときの書面の記載事項」として、正しい組合せはどれか。

a　品名　　b　数量　　c　購入の年月日　　d　購入先の氏名又は名称

	a	b	c	d
1	誤	誤	正	誤
2	正	正	正	正
3	正	誤	誤	誤
4	誤	誤	誤	正
5	正	正	誤	誤

4-III　薬局と医薬品の販売業　　チェック　□　□

問 398　「医薬品情報及び取引先情報の記録」に関する記述について、正しいものはどれか。

1　店舗販売業者は、医薬品を購入したときは、その購入先と常時取引関係にある場合を除き、購入先の電話番号その他の連絡先を書面に記載しなければならない。

2　配置販売業者は、医薬品を譲り受けたときは、その譲り受け先と常時取引関係にある場合であっても、譲り受け先の住所又は所在地を書面に記載しなければならない。

3　薬局開設者は、購入者等と常時取引関係にある場合を除き、法定事項を書面に記載する際に、その購入者等から、営業所の写真その他の資料の提示を受けることで、当該法定事項のうちの所定の事項を確認しなければならない。

4　薬局開設者は、医療用医薬品(体外診断用医薬品を含む。)を他の薬局開設者に販売したときは、その医薬品の使用の期限を書面に記載しなければならない。

4-III　薬局と医薬品の販売業　　チェック　□　□

問 399　「同一事業者の事業所間の医薬品の移転」に関する記述について、(　)の字句として最も正しいものはどれか。

許可事業者が、複数の事業所について許可を受けている場合には、当該許可事業者内の異なる事業所間の医薬品の移転であっても、(　)、品名、数量等の法定事項を記録しなければならない。

1　移転先の事業所において

2　移転元の事業所において

3　移転先又は移転元の事業所において

4　移転先及び移転元のそれぞれの事業所ごとに

8　薬局開設者と医薬品の販売業者の遵守事項

4-III　薬局と医薬品の販売業　◎　　チェック　□　□

問 400　「薬局開設者・店舗販売業者・配置販売業者の遵守事項」に関する記述について、誤ったものはどれか。

1　医薬品の販売等に従事する薬剤師、登録販売者又は一般従事者であることが容易に判別できるよう、これらの者に名札を付けさせることその他必要な措置を講じなければならない。

2　研修中の登録販売者の名札には、「登録販売者（研修中）」などの容易に判別できるような表記をすることが必要である。

3　薬局開設者、店舗販売業者又は配置販売業者は、研修中の登録販売者については、薬剤師又は登録販売者(研修中の登録販売者を含む)の管理及び指導の下に実務に従事させなければならない。

4-III　薬局と医薬品の販売業　　チェック　□ □

問 401　「薬局開設者・店舗販売業者・配置販売業者の遵守事項」に関する記述について、誤ったものはどれか。

1　使用の期限を超過した医薬品を、正当な理由なく、販売等し、又は広告してはならない。
2　医薬品をオークション(競売)に付してはならない。
3　医薬品の広告に購入者レビュー(医薬品を使用した者による当該医薬品に関する意見)を表示してはならない。
4　医薬品の購入履歴(ホームページの利用履歴を除く。)に基づき、自動的に特定の医薬品の購入を勧誘する方法により医薬品を広告してはならない。

4-III　薬局と医薬品の販売業　　チェック　□ □

問 402　「濫用等のおそれのある一般用医薬品を販売する際の確認事項」として、正しい組合せはどれか。

a　購入しようとする者が若年者である場合にあっては、当該者の氏名及び年齢
b　購入・使用しようとする者の他の薬局開設者等からの購入の状況
c　適正な使用のために必要と認められる数量を超えて購入しようとする場合は、その理由

	a	b	c		a	b	c
1	正	誤	正	2	正	正	正
3	正	誤	誤	4	誤	誤	誤

4-III　薬局と医薬品の販売業　◎　　チェック　□ □

問 403　濫用等のおそれのあるものとして厚生労働大臣が指定する医薬品(その成分、その水和物及びそれらの塩類を有効成分として含有する製剤)の成分として、誤ったものはどれか。

1　エフェドリン　　2　イソプロピルアンチピリン
3　ブロモバレリル尿素　　4　プソイドエフェドリン

4－Ⅳ　医薬品の販売に関する法令遵守

1　適正な販売広告

4-Ⅳ　医薬品の販売に関する法令遵守　★　　チェック　□ □

問 404　「誇大広告」に関する条文について、(　)の字句の正しい組合せはどれか。

第 66 条　何人も、医薬品、医薬部外品、化粧品、医療機器又は再生医療等製品の名称、(a)、効能、効果又は(b)に関して、明示的であると暗示的であるとを問わず、虚偽又は誇大な記事を広告し、記述し、又は流布してはならない。

2　医薬品、医薬部外品、化粧品、医療機器又は再生医療等製品の効能、効果又は(b)について、(c)がこれを保証したものと誤解されるおそれがある記事を広告し、記述し、又は流布することは、前項に該当するものとする。

3　(略)

	a	b	c
1	製造方法	性能	医師その他の者
2	販売方法	性能	医師その他の者
3	販売方法	価格	製造販売業者
4	製造方法	性能	製造販売業者
5	製造方法	価格	医師その他の者

4-Ⅳ　医薬品の販売に関する法令遵守　★　　チェック　□ □

問 405　「医薬品の広告」に関する記述について、正しい組合せはどれか。

a　承認前の医薬品については、その効能、効果等に関する広告をしてはならないが、名称のみであれば広告することはできる。

b　製薬企業等の依頼によりマスメディアを通じて行われるものも広告規制の対象となる。

c　医薬品の広告について、「堕胎を暗示し、又はわいせつにわたる文書又は図画を用いてはならない」とされている。

d　薬局、店舗販売業において設置されているポスターやディスプレーは、一般用医薬品の販売広告にはあたらない。

	a	b	c	d
1	正	正	誤	誤
2	誤	正	正	誤
3	誤	誤	正	正
4	誤	誤	誤	正
5	正	誤	誤	誤

4-Ⅳ　医薬品の販売に関する法令遵守　　チェック　□ □

問 406　「広告の該当性」に関する記述について、(　)の字句として正しいものはどれか。

①顧客を誘引する意図が明確であること、②特定の医薬品の商品名が明らかにされていること、③一般人が認知できる状態であることの(　)満たす場合には、広告に該当するものと判断される。

1　いずれの要件も　　2　いずれかの要件を

4-IV 医薬品の販売に関する法令遵守　　チェック □ □

問 407 「課徴金制度」に関する記述について、正しい組合せはどれか。

a 広告違反者に対して課徴金を納付させる命令は、都道府県知事が行う。
b 課徴金納付命令の対象となる広告違反者は、医薬品等の名称、製造方法、効能、効果又は性能に関する虚偽・誇大な広告を行った者である。
c 課徴金の額は、違反を行っていた期間中における対象商品の「売上額×8%」である。

	a	b	c		a	b	c
1	正	誤	正	2	誤	正	誤
3	正	誤	誤	4	誤	誤	誤

4-IV 医薬品の販売に関する法令遵守 ★　　チェック □ □

問 408 「医薬品等適正広告基準」に関する記述について、誤ったものはどれか。

1 販売広告に特定商品の名称と価格が特記表示されていることをもって、直ちに不適当とみなされる。
2 「天然成分を使用しているので副作用がない」といった事実に反する広告表現は、虚偽誇大な広告に該当する。
3 医薬関係者、公的機関が特定の医薬品を公認、推薦等している旨の広告は、事実であったとしても、原則として不適当とされている。
4 チラシやパンフレット等において、医薬品について食品的又は化粧品的な用法が強調されているような場合には、不適正な広告とみなされることがある。

4-IV 医薬品の販売に関する法令遵守 ★　　チェック □ □

問 409 「医薬品等適正広告基準」に関する記述について、正しい組合せはどれか。

a 薬局では、医薬品の効能効果について、販売元の製薬企業等が取得している承認の範囲を超えて広告することができる。
b 漢方処方製剤の効能効果は、配合されている個々の生薬成分の作用と直接関連するため、それらの構成生薬の作用を挙げて説明することが適当である。
c 一般用医薬品において、同じ有効成分を含有する医療用医薬品の効能効果をそのまま標榜することは認められる。
d 一般用医薬品では、医師による診断・治療によらなければ一般に治癒が期待できない疾患(例：がん、心臓病)について自己治療が可能であるかの広告表現は認められない。

	a	b	c	d		a	b	c	d		a	b	c	d
1	正	正	誤	誤	2	誤	正	誤	正					
3	正	誤	正	誤	4	誤	誤	誤	正	5	誤	誤	正	誤

4-IV　医薬品の販売に関する法令遵守　★　　チェック　□ □

問 410　「広告規制」に関する記述について、正しい組合せはどれか。

a　「何人も」とある広告規制の条文は、広告の依頼主だけでなく、その広告に関与するすべての人を対象としている。

b　使用前・使用後の写真を掲げた広告は、効能効果等の保証表現に該当しないものとして認められている。

c　チラシやパンフレット等の同一紙面に、医薬品と、食品、化粧品、雑貨類等の医薬品ではない製品を併せて掲載してはならない。

	a	b	c		a	b	c		a	b	c
1	正	正	正	2	正	誤	誤				
3	正	誤	正	4	誤	正	正	5	誤	正	誤

2　不適正な販売方法

4-IV　医薬品の販売に関する法令遵守　★　　チェック　□ □

問 411　「適正な販売方法」に関する記述について、正しい組合せはどれか。

a　キャラクターグッズ等の景品類を提供して一般用医薬品を販売することは、いかなる場合であっても認められない。

b　一般用医薬品を景品として授与することは、原則として認められていない。

c　一般用医薬品を組合せて販売する場合は、購入者等に対して情報提供を十分に行える程度の範囲内であって、かつ、組合せることに合理性が認められるものでなければならない。

d　店舗販売業者は、許可を受けた店舗以外の場所に、販売又は授与の目的で一般用医薬品を貯蔵することができる。

1(a,b)　2(b,c)　3(a,d)　4(c,d)

4-IV　医薬品の販売に関する法令遵守　★　　チェック　□ □

問 412　「医薬品の組合せ販売」に関する記述について、誤ったものはどれか。

1　医薬品と他の物品(体温計、救急絆創膏、ガーゼ、包帯、脱脂綿)の組合せ販売は、その医薬品の用途に対して補助的な目的を果たす範囲においてのみ認められる。

2　相互作用により保健衛生上の危害を生じるおそれがあるものを組合せてはならない。

3　効能効果が重複する医薬品を組合せなければならない。

4　組合せた個々の医薬品等の外箱に記載された法定表示が、組合せ販売のために使用される容器の外から明瞭に見えるようになっている必要がある。

3　行政庁の監視指導と処分

4-IV　医薬品の販売に関する法令遵守　★　　チェック　□ □

問 413　「行政庁の監視指導と処分」に関する記述について、正しい組合せはどれか。

a　厚生労働大臣、都道府県知事、保健所設置市の市長及び特別区の区長は、その職員のうちから薬事監視員を命じ、監視指導を行わせている。

b　都道府県知事等は、必要があると認めるときは薬局開設者又は医薬品の販売業者に対して必要な報告をさせることができる。

c　都道府県知事等は、無承認無許可医薬品、不良医薬品又は不正表示医薬品等の疑いのある物を、試験のため必要な最少分量に限り、薬事監視員に収去させることができる。

d　都道府県知事等は、薬局開設者に対して、薬局の構造設備が基準に適合しない場合には、その改善を命じることができる。

	a	b	c	d
1	正	正	正	誤
2	正	正	誤	正
3	正	誤	正	正
4	誤	正	正	正
5	正	正	正	正

4-IV　医薬品の販売に関する法令遵守　★　　チェック　□ □

問 414　「行政庁の監視指導と処分」に関する記述について、正しい組合せはどれか。

a　都道府県知事等は、薬事監視員に、店舗販売業者の店舗へ立入検査を行わせる場合、帳簿書類を検査させることはできない。

b　都道府県知事等は、医薬品の販売の業務を行う体制が基準に適合しなくなった場合でも、店舗販売業者に対して、その体制の整備を命ずることはできない。

c　都道府県知事等は、法令の遵守を確保するため措置が不十分であると認める場合においては、その改善に必要な措置を講ずべきことを命ずることができる。

d　薬事監視員の質問に対して、正当な理由なしに答弁せず、又は虚偽の答弁をした者は、50万円以下の罰金に処される。

1(a,b)　2(a,c)　3(a,d)　4(b,c)　5(c,d)

問 415　「行政庁の監視指導と処分」に関する記述について、正しいものはどれか。

1　都道府県知事等は、薬局開設者に開設許可の際に付された条件に違反する行為があったときは、その条件に対する違反を是正するために必要な措置を採るべきことを命ずることができる。

2　都道府県知事等は、店舗管理者に薬事に関する法令等に違反する行為があったときは、その店舗販売業者に対して、その解雇を命ずることができる。

3　都道府県知事は、配置販売業の配置員が、その業務に関し、薬事に関する法令等に違反する行為があったときは、その配置販売業者に対して、期間を定めてその配置員による配置販売の業務の停止を命ずることができる。ただし、その配置員に対して、業務の停止を命ずることはできない。

4　都道府県知事等は、医薬品による保健衛生上の危害の発生・拡大を防止するため必要があると認めるときは、薬局開設者又は医薬品の販売業者に対して、保健衛生上の危害の発生・拡大を防止するための応急措置を採るべきことを命ずることができる。

問 416　「行政庁の監視指導と処分」に関する記述について、誤ったものはどれか。

1　都道府県知事等は、医薬品の販売業者について、薬事に関する法令等に違反する行為があったときは、その許可を取り消すことができる。

2　厚生労働大臣又は都道府県知事等は、医薬品を業務上取り扱う者に対し、不正表示医薬品、不良医薬品、無承認無許可医薬品等について、廃棄・回収命令を下すことができる。

3　厚生労働大臣、都道府県知事、保健所設置市の市長又は特別区の区長は、廃棄・回収命令を受けた者がその命令に従わないとき、又は緊急の必要があるときは、薬事監視員に、それらの物を廃棄させ、回収させ、その他の必要な処分をさせることができる。

4　行政庁による命令がない限り、医薬品等の製造販売業者等は、その医薬品等の使用による保健衛生上の危害の発生・拡大を防止するために必要な措置を講じてはならない。

4　苦情相談窓口

4-IV　医薬品の販売に関する法令遵守　　チェック　□ □

問417　「苦情相談窓口」に関する記述について、正しい組合せはどれか。

a　薬事監視員を任命している行政庁の薬務主管課、保健所、薬事監視事務所等には、一般用医薬品の販売等に関して、生活者からの苦情や相談が寄せられている。

b　(独)国民生活センター、各地区の消費生活センター又は消費者団体等の民間団体では、生活者へのアドバイスのほか、必要に応じて行政庁への通報や問題提起を行っている。

c　医薬品の販売関係の業界団体・職能団体は、一般用医薬品の販売等に関する苦情を含めた様々な相談を購入者等から受けつける窓口を設置し、業界内における自主的なチェックと自浄的是正を図る取り組みを行っている。

	a	b	c		a	b	c
1	正	正	正	2	正	誤	正
3	正	正	誤	4	誤	正	正

別表4－1　医薬部外品の効能効果の範囲

別表4-1　医薬部外品の効能効果の範囲　　チェック　□ □

問418　「医薬部外品の効能効果の範囲」として、正しい組合せはどれか。

a　ねずみの駆除、殺滅又は防止

b　頭痛、歯痛、抜歯後の疼痛

c　うおのめ、たこ

d　みずむし、たむし

1(a,b)　2(a,c)　3(b,c)　4(b,d)　5(c,d)

別表4-1　医薬部外品の効能効果の範囲　　チェック　□ □

問419　「医薬部外品の効能効果の範囲」として、正しい組合せはどれか。

a　止瀉

b　いびきの一時的な抑制・軽減

c　一時的な睡眠障害の緩和

d　あせも、ただれの緩和・防止

1(a,b)　2(a,d)　3(b,c)　4(b,d)　5(c,d)

別表４－２　化粧品の効能効果の範囲

別表 4-2　化粧品の効能効果の範囲　　チェック　□　□

問 420　「化粧品の効能効果の範囲」として、正しい組合せはどれか。

a　口唇の荒れを防ぐ
b　ひび、しもやけ、あかぎれ、手足のあれの緩和
c　毛髪につやを与える
d　傷面の殺菌・消毒

1（a，b）　2（a，c）　3（a，d）　4（b，c）　5（c，d）

別表 4-2　化粧品の効能効果の範囲　　チェック　□　□

問 421　「化粧品の効能効果の範囲」として、誤ったものはどれか。

1　毛髪にはり、こしを与える
2　毛髪にウェーブをもたせ、保つ
3　皮膚の乾燥を防ぐ
4　皮膚を保護する

別表４－３　特定保健用食品：これまでに認められている主な特定の保健の用途

別表 4-3　特定保健用食品：これまでに認められている主な特定の保健の用途　　チェック　□　□

問 422　これまでに認められている「特定の保健の用途」として、正しい組合せはどれか。

a　ビフィズス菌　—　おなかの調子を整える
b　大豆たんぱく質　—　コレステロールが高めの方に適する
c　エリスリトール　—　歯の健康維持に役立つ

	a	b	c		a	b	c
1	正	正	正	2	正	誤	正
3	正	誤	誤	4	誤	誤	誤

別表４－４　栄養機能食品：栄養機能表示と注意喚起表示

別表 4-4　栄養機能食品：栄養機能表示と注意喚起表示　　チェック　□　□

問 423　「栄養機能食品の栄養成分と栄養機能表示」について、正しい組合せはどれか。

a　ビタミンB12　—　骨や歯の形成に必要な栄養素です
b　鉄　—　赤血球を作るのに必要な栄養素です
c　ナイアシン　—　皮膚や粘膜の健康維持を助ける栄養素です
d　ビタミンE　—　腸管でのカルシウムの吸収を促進し、骨の形成を助ける栄養素です

1（a，b）　2（a，c）　3（a，d）　4（b，c）　5（c，d）

第5章　医薬品の適正使用・安全対策

5－Ⅰ　医薬品の適正使用情報

〔★ 重要な問題　◎ 出題範囲の改正(令和5年4月)に伴う新問〕

5-Ⅰ　医薬品の適正使用情報　★　　チェック　□ □

問424　「医薬品の適正使用情報」に関する記述について、誤ったものはどれか。

1　登録販売者は、購入者等への情報提供及び相談対応を行う際に、添付文書や製品表示に記載されている内容を的確に理解しておくことが重要である。

2　登録販売者は、添付文書や製品表示に記載されている内容から、積極的な情報提供が必要と思われる事項に焦点を絞り、効果的かつ効率的な説明をすることが重要である。

3　医薬品は、効能・効果、用法・用量、起こり得る副作用等、その適正な使用のために必要な情報(適正使用情報)を伴って初めて医薬品としての機能を発揮する。

4　一般用医薬品の添付文書や製品表示に記載されている適正使用情報は、医薬品の販売等に従事する専門家向けのものであり、通常、一般の生活者には理解しにくい内容となっている。

1　添付文書の読み方

5-Ⅰ　医薬品の適正使用情報　★　　チェック　□ □

問425　「一般用医薬品の添付文書」に関する記述について、正しい組合せはどれか。

a　重要な変更の場合は、改訂年月を記載するとともに改訂箇所が明示される。

b　添付文書は、開封時に一度目を通せば十分であるので、必要なときにいつでも取り出して読むことができるよう保管しておく必要はない。

c　添付文書には、その製品の概要を知るために必要な内容が詳細に記載されている。

d　添付文書に記載されている「使用上の注意」、「してはいけないこと」及び「相談すること」の各項目の見出しには、標識的マークが付されていることが多い。

	a	b	c	d
1	正	誤	誤	正
2	正	正	誤	正
3	正	正	正	正
4	誤	誤	正	正
5	誤	正	正	誤

5-Ⅰ　医薬品の適正使用情報　★　　チェック　□ □

問426　「一般用医薬品の添付文書」に関する記述について、誤ったものはどれか。

1　添付文書は定期的に改訂される。

2　一般用医薬品を使用した人が医療機関を受診する際には、その添付文書を持参し、医師等に見せて相談することが重要である。

3　販売名に薬効名が含まれているような場合(例：「△△胃腸薬」)には、薬効名の記載が省略されることもある。

4　使用上の注意として、適正使用のために重要と考えられる項目が前段に記載される。

5-I　医薬品の適正使用情報　★　　チェック　□ □

問 427　「使用上の注意」に関する記述について、正しい組合せはどれか。

a　「使用上の注意」は、「してはいけないこと」と「相談すること」から構成されている。

b　「してはいけないこと」には、守らないと症状が悪化する事項、副作用又は事故等が起こりやすくなる事項について記載されている。

c　「相談すること」には、その医薬品を使用する前に、その適否について専門家に相談した上で適切な判断がなされることが望ましい場合についての記載がある。

d　「その他の注意」には、容認される軽微なものについて、「次の症状が現れることがある」として記載されている。

	a	b	c	d
1	正	正	正	誤
2	誤	誤	正	誤
3	正	正	誤	正
4	誤	正	正	正
5	正	誤	正	正

5-I　医薬品の適正使用情報　★　　チェック　□ □

問 428　「標識的マークとその意味」について、正しい組合せはどれか。

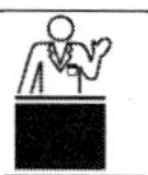
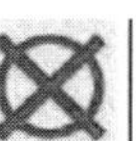

1	使用上の注意	販売時の注意	してはいけないこと
2	してはいけないこと	販売時の注意	使用上の注意
3	使用上の注意	相談すること	してはいけないこと
4	してはいけないこと	相談すること	使用上の注意
5	販売時の注意	使用上の注意	してはいけないこと

5-I　医薬品の適正使用情報　　チェック　□ □

問 429　「一般用黄体形成ホルモンキット」に関する記述について、（　）の字句のとして正しいものはどれか。

一般用黄体形成ホルモンキットでは、検査結果が陰性であっても確実に(　)できるものではないので、(　)目的で使用できないことを周知徹底するよう求めている。

1　妊娠　　2　避妊

5-I　医薬品の適正使用情報　　チェック　□ □

問 430　「してはいけないこと」に関する記述について、(　)の字句の正しい組合せはどれか。

「次の人は使用(服用)しないこと」では、(a)、症状や状態、(b)、年齢、(c)の有無、授乳の有無等から見て重篤な副作用を生じる危険性が特に高いため、使用を避けるべき人について、生活者が自らの判断で認識できるよう記載される。

	a	b	c
1	感染症の既往歴	生活習慣	妊娠の可能性
2	アレルギーの既往歴	生活習慣	依存性
3	感染症の既往歴	基礎疾患	依存性
4	アレルギーの既往歴	基礎疾患	妊娠の可能性
5	感染症の既往歴	生活習慣	依存性

5-I　医薬品の適正使用情報　★　　チェック　□ □

問 431　「してはいけないこと」に関する記述について、誤ったものはどれか。

1　「次の部位には使用しないこと」には、使用を避けるべき患部の状態、適用部位等に分けて、簡潔に記載されている。
2　「本剤を使用(服用)している間は、次の医薬品を使用(服用)しないこと」には、併用すると作用の増強、副作用等のリスクの増大が予測されるものについて注意を喚起し、使用を避ける等適切な対応が図られるよう記載されている。
3　「服用後、乗物又は機械類の運転操作をしないこと」には、その医薬品に配合されている成分の作用によって眠気や異常なまぶしさ等が引き起こされると、重大な事故につながるおそれがあるため、その症状の内容とともに注意事項が記載されている。
4　「服用前後は飲酒しないこと」は、小児では当てはまらない内容となるため、小児に使用される医薬品においては記載されない。

5-I　医薬品の適正使用情報　　チェック　□ □

問 432　「長期連用しないこと」関する記述について、(　)の字句の正しい組合せはどれか。

連用すると副作用等が現れやすくなる成分、効果が(a)して医薬品に頼りがちになりやすい成分又は比較的作用の(b)成分が配合されている場合に記載される。症状が改善したか否かによらず、漫然と使用し続けることは避ける必要がある。

	a	b
1	増強	強い
2	増強	弱い
3	減弱	強い
4	減弱	弱い

5-I　医薬品の適正使用情報　　チェック　□ □

問 433　「相談すること」の記載対象として、誤ったものはどれか。

1　医師(又は歯科医師)の治療を受けている人
2　乗物又は機械類の運転操作をする人　　3　次の症状がある人
4　高齢者　　5　授乳中の人

5-Ⅰ　医薬品の適正使用情報　　チェック　□　□

問434　「相談すること」に関する記述について、誤ったものはどれか。

1　「妊婦又は妊娠していると思われる人」については、「してはいけないこと」の項で「次の人は使用(服用)しないこと」として記載されている場合と同様に、ヒトにおける具体的な悪影響が判明しているものが示されている。

2　「薬などによりアレルギー症状を起こしたことがある人」については、一般にアレルギー性の副作用を生じるリスクが高く、やむを得ず使用する場合には、アレルギー性の副作用の初期症状等に留意しながら使用される必要がある。

3　「次の診断を受けた人」には、現に医師の治療を受けているか否かによらず、その医薬品が使用されると状態の悪化や副作用等を招きやすい基礎疾患等が示されている。

5-Ⅰ　医薬品の適正使用情報　★　　チェック　□　□

問435　「副作用の記載」に関する記述について、(　)の字句の正しい組合せはどれか。

副作用については、まず一般的な副作用について(a)に症状が記載され、そのあとに続けて、(b)発生する重篤な副作用について(c)に症状が記載されている。

	a	b	c
1	関係部位別	まれに	副作用名ごと
2	副作用名ごと	高頻度に	関係部位別
3	副作用名ごと	まれに	関係部位別
4	関係部位別	高頻度に	副作用名ごと
5	関係部位別	中程度に	副作用名ごと

5-Ⅰ　医薬品の適正使用情報　　チェック　□　□

問436　「容認される軽微な症状」に関する記述について、(　)の字句の正しい組合せはどれか。

各医薬品の薬理作用等から発現が予測され、容認される軽微な症状(例：抗ヒスタミン薬の眠気)であるが、症状の(a)又は(b)がみられた場合には、いったん使用を中止した上で専門家に相談する旨が記載されている。

	a	b		a	b
1	持続	減弱	2	消失	増強
3	消失	減弱	4	持続	増強

5-Ⅰ　医薬品の適正使用情報　★　　チェック　□　□

問437　「一般用医薬品の添付文書」に関する記述について、誤ったものはどれか。

1　「成分及び分量」には、尿や便が着色することがある旨の注意等が記載されることがある。

2　「用法及び用量」には、年齢区分、1回用量等が記載されることがある。

3　「病気の予防・症状の改善につながる事項」(いわゆる「養生訓」)は必須記載である。

4　「消費者相談窓口」には、製造販売業者の窓口担当部門の名称、電話番号等が記載されている。

5-I　医薬品の適正使用情報　　チェック　□ □

問 438　「成分及び分量」に関する記述について、正しい組合せはどれか。

a　有効成分の名称として一般的名称の使用は認められていない。

b　配合成分(有効成分及び添加物)に関連した使用上の注意事項について記載されている。

c　有効成分が不明なものにあっては、その本質及び製造方法の要旨が記載されている。

d　一般用検査薬では「キットの内容及び成分・分量」と記載されている。

	a	b	c	d
1	誤	正	誤	正
2	正	正	正	誤
3	正	誤	誤	正
4	誤	正	正	正
5	正	誤	誤	誤

5-I　医薬品の適正使用情報　★　　チェック　□ □

問 439　「保管及び取扱い上の注意」に関する記述について、正しい組合せはどれか。

a　散剤は、取り出したときに室温との急な温度差で湿気を帯びるおそれがあるため、冷蔵庫内での保管は不適当である。

b　点眼薬は、複数の使用者間で使い回されると、万一、使用に際して薬液に細菌汚染があった場合に、別の使用者に感染するおそれがあるため、他の人と共用しないこととされている。

c　シロップ剤は、変質しにくいため、開封後、冷蔵庫で保管する必要はない。

d　医薬品を旅行や勤め先等へ携行するために別の容器へ移し替えると、日時が経過して中身がどんな医薬品であったか分からなくなってしまうことがあり、誤用の原因となるおそれがある。

	a	b	c	d
1	正	誤	正	正
2	正	正	誤	正
3	正	誤	正	誤
4	誤	正	誤	正
5	誤	誤	誤	誤

5-I　医薬品の適正使用情報　★　　チェック　□ □

問 440　「一般用医薬品の添付文書」に関する記述について、誤ったものはどれか。

1　「効能又は効果」は、「使用方法」として記載されている場合もある。

2　小児における使用に関して認められていない年齢区分がある場合は、当該年齢区分に当たる小児に使用させない旨が記載されている。

3　点眼剤に類似した容器に収められた外用液剤では、取り違えにより点眼される事故防止のため、その容器本体に赤枠・赤字で「目に入れない」旨の文字など点眼薬と区別可能な表示が目立つよう記載されている。

4　家庭内において、小児が容易に手に取れる場所(病人の枕元など)、小児の目につくところに医薬品が置かれていた場合に、誤飲事故が多く報告されている。

2　製品表示の読み方

5-I　医薬品の適正使用情報　★　　チェック　□　□

問 441　「使用期限」に関する記述について、正しいものはどれか。

1　適切な保存条件下で製造後３年を超えて性状及び品質が安定であることが確認されている医薬品については、法的な表示義務はない。

2　使用期限について法的な表示義務がない医薬品については、外箱等に使用期限が記載されているものはない。

3　「使用期限」について、配置販売される医薬品には「品質保持期限」として記載される場合がある。

5-I　医薬品の適正使用情報　★　　チェック　□　□

問 442　「製品表示」に関する記述について、正しい組合せはどれか。

a　包装中に封入されている医薬品だけが取り出され、添付文書が読まれないといったことのないように、添付文書の必読に関する事項が記載されている。

b　エアゾール製品には、高圧ガス保安法に基づき、「高温に注意」等と表示されている。

c　1 回服用量中 1mL を超えるアルコールを含有する内服液剤には、アルコールを含有する旨及びその分量が記載されている。

d　消毒用アルコール等の危険物に該当する製品には、消防法に基づき、「火気厳禁」等と表示されている。

	a	b	c	d
1	正	誤	誤	誤
2	正	正	誤	正
3	正	正	正	正
4	誤	誤	正	正
5	誤	正	正	誤

3　安全性情報の提供

5-I　医薬品の適正使用情報　　チェック　□　□

問 443　「安全性情報」に関する記述について、(　)の字句の正しい組合せはどれか。

医薬品の製造販売業者等は、医薬品の(　a　)及び安全性に関する事項その他医薬品の(　b　)のために必要な情報を収集し、検討するとともに、薬局開設者、店舗販売業者、配置販売業者及びそこに従事する薬剤師や登録販売者に対して、提供するよう努めなければならない。

	a	b
1	有効性	品質向上
2	有効性	適正な使用
3	危険性	品質向上
4	危険性	適正な使用

5-Ⅰ 医薬品の適正使用情報 ★ チェック □ □

問 444 「緊急安全性情報」に関する記述について、正しい組合せはどれか。

a 医薬品、医療機器又は再生医療等製品について緊急かつ重大な注意喚起や使用制限に係る対策が必要な状況にある場合に作成されるものである。

b 報道発表のほか、製造販売業者から医療機関や薬局等への直接配布、電子メール等により、1週間以内に情報伝達される。

c A4サイズの黄色地の印刷物で、イエローレターとも呼ばれる。

d 一般用医薬品に関係する緊急安全性情報が発出されたことはない。

1(a,b) 2(a,c) 3(b,d) 4(c,d)

5-Ⅰ 医薬品の適正使用情報 チェック □ □

問 445 「安全性速報」に関する記述について、誤ったものはどれか。

1 緊急安全性情報よりも迅速な注意喚起や適正使用のための対応の注意喚起が必要な状況にある場合に作成される。

2 厚生労働省からの命令、指示、製造販売業者の自主決定等に基づいて作成される。

3 A4サイズの青色地の印刷物で、ブルーレターとも呼ばれる。

5-Ⅰ 医薬品の適正使用情報 ★ チェック □ □

問 446 「医薬品・医療機器等安全性情報」に関する記述について、正しい組合せはどれか。

a 重要な副作用、不具合等に関する情報をとりまとめたものである。

b 重要な副作用等に関する改訂については、その根拠となった症例の概要が掲載される。

c 独立行政法人医薬品医療機器総合機構が、医薬品の重要な副作用等に関する情報をとりまとめたものである。

d 厚生労働省ホームページや総合機構ホームページに掲載されている。

	a	b	c	d
1	正	誤	誤	誤
2	正	正	誤	正
3	正	正	正	正
4	誤	誤	正	正
5	誤	正	正	誤

5-Ⅰ 医薬品の適正使用情報 ★ チェック □ □

問 447 「総合機構ホームページの掲載情報」として、正しい組合せはどれか。

a 医薬品の承認情報

b 医薬品等の製品回収に関する情報

c 医薬品の添付文書情報(一般用医薬品、要指導医薬品を除く。)

d 患者向医薬品ガイド

	a	b	c	d
1	正	誤	誤	誤
2	正	正	誤	正
3	正	正	正	正
4	誤	誤	正	正
5	誤	正	正	誤

4　安全性情報の活用

5-Ⅰ　医薬品の適正使用情報　　チェック　□ □

問 448　「情報の活用」に関する記述について、（　）の字句として正しいものはどれか。

薬局開設者、店舗販売業者、配置販売業者及び医薬品の販売に従事する薬剤師や登録販売者においては、医薬品の適正な使用を確保するため、相互の密接な連携の下に、製造販売業者等から提供される情報の活用その他必要な情報の(　)を行うことに努めなければならない。

1　収集　　2　収集及び検討　　3　収集、検討及び利用

5-Ⅰ　医薬品の適正使用情報　　チェック　□ □

問 449　「添付文書情報の活用等」に関する記述について、誤ったものはどれか。

1　医療用医薬品の容器又被包には、その注意事項等情報を入手するために必要な符号(バーコード又は二次元コード)を記載することが求められている。

2　一般用医薬品等には、紙の添付文書を同梱することが禁止されている。

3　購入者等が抱く疑問等に対する答えは添付文書に記載されていることも多く、相談対応において添付文書情報は有用である。

4　「してはいけない」の項に記載された内容のうち、その医薬品を実際に使用する人に当てはまると思われる事項等が、積極的な情報提供のポイントとなる。

5-Ⅰ　医薬品の適正使用情報　　チェック　□ □

問 450　「製品表示情報・適正使用情報の活用」に関する記述について、正しい組合せはどれか。

a　添付文書情報が事前に閲覧できる環境が整っていない場合にあっては、製品表示から読み取れる適正使用情報が有効に活用されることが一層重要となる。

b　医薬品の販売等に従事する専門家においては、購入者等に対して、常に最新の知見に基づいた適切な情報提供を行うため、得られる情報を積極的に収集し、専門家としての資質向上に努めることが求められる。

c　情報通信技術の発展・普及に伴って、一般の生活者においても医薬品の有効性、安全性等に関して速やかな情報入手のほか、相当専門的な情報にも容易にアクセスできる状況となっている。

d　医薬品の販売等に従事する専門家には、購入者等に対して科学的な根拠に基づいた正確なアドバイスを与え、セルフメディケーションを適切に支援することが期待されている。

	a	b	c	d
1	正	誤	正	正
2	正	正	誤	正
3	正	正	正	正
4	誤	正	正	正
5	正	正	正	誤

5－II　医薬品の安全対策

1　医薬品の副作用情報の収集・評価・措置

5-II　医薬品の安全対策　★　　チェック　□　□

問 451　「医薬品の安全対策」に関する記述について、(　)の字句の正しい組合せはどれか。

1961 年に起こった(　a　)を契機として、医薬品の安全性に関する問題を世界共通のものとして取り上げる気運が高まり、1968 年、世界保健機関(WHO)加盟各国を中心に、各国自らが医薬品の副作用情報を収集、評価する体制(　b　)を確立することにつながった。

	a	b
1	サリドマイド薬害事件	WHO 国際医薬品副作用救済制度
2	スモン訴訟	WHO 国際医薬品副作用救済制度
3	サリドマイド薬害事件	WHO 国際医薬品モニタリング制度
4	スモン訴訟	WHO 国際医薬品モニタリング制度

1）副作用情報の収集

5-II　医薬品の安全対策　★　　チェック　□　□

問 452　「医薬品・医療機器等安全性情報報告制度」に関する記述について、正しい組合せはどれか。

a　副作用等の報告は都道府県知事に行わなければならない。
b　登録販売者には報告義務はない。
c　医薬関係者からの情報を広く収集することによって、医薬品の安全対策のより着実な実施を図ることを目的としている。
d　WHO 加盟国の一員としてわが国が対応した安全対策に係る制度の一つである。

	a	b	c	d
1	正	誤	誤	誤
2	正	正	誤	正
3	正	正	正	正
4	誤	誤	正	正
5	誤	正	正	誤

5-II　医薬品の安全対策　★　　チェック　□　□

問 453　「医薬品・医療機器等安全性情報報告制度」に関する記述について、(　)の字句として正しいものはどれか。

本制度は、1967 年 3 月より、約 3,000 の(　)をモニター施設に指定して、厚生省(当時)が直接副作用報告を受ける「医薬品副作用モニター制度」としてスタートし、1997 年 7 月に「医薬品等安全性情報報告制度」として拡充した。2002 年 7 月の薬事法改正により医薬関係者による副作用等の報告が義務化され、情報の収集体制が一層強化された。

1　薬局　　2　医療機関　　3　製薬企業

問 454　「企業からの副作用報告」に関する記述について、正しい組合せはどれか。

a　登録販売者は、製薬企業が行う情報収集に協力するよう努めなければならない。

b　生物由来製品を製造販売する企業は、当該製品又はその原料・材料による感染症に関する最新の論文や知見に基づき、当該製品の安全性について評価し、その成果を定期的に国に報告しなければならない。

c　製薬企業等は、その製造販売をした医薬品の副作用等によるものと疑われる健康被害の発生を知ったときは、その旨を定められた期限までに厚生労働大臣に報告しなければならない。

	a	b	c		a	b	c
1	正	正	正	2	誤	正	誤
3	正	誤	正	4	誤	誤	誤

問 455　「一般用医薬品」に関する記述について、（　）の字句の正しい組合せはどれか。

いわゆる(a)については、10 年を超えない範囲で厚生労働大臣が承認時に定める一定期間(概ね 8 年)、承認後の使用成績等を製造販売元の製薬企業が集積し、厚生労働省へ提出する制度、すなわち、(b)制度が適用されている。

	a	b		a	b
1	スイッチ OTC 医薬品	再審査	2	スイッチ OTC 医薬品	再評価
3	スイッチ OTC 医薬品	再認可	4	ダイレクト OTC 医薬品	再審査
5	ダイレクト OTC 医薬品	再認可			

2）副作用情報の評価と措置

問 456　「副作用情報等の評価及び措置」に関する記述について、誤ったものはどれか。

1　収集された副作用等の情報は、その医薬品の製造販売業者等において評価・検討され、必要な安全対策が図られる。

2　厚生労働大臣は、都道府県知事の意見を聴いて、使用上の注意の改訂の指示等を通じた注意喚起のための情報提供や、効能・効果や用法・用量の一部変更等の安全対策上必要な行政措置を講じている。

3　健康危機管理に当たっては、科学的・客観的な評価を行うとともに、情報の広範な収集、分析の徹底と対応方針の弾力的な見直しに努め、国民に対して情報の速やかな提供と公表を行うことを基本としている。

2　医薬品・医療機器等安全性情報報告制度の報告の方法

5-II　医薬品の安全対策　★　　チェック　□　□

問 457　「医薬品·医療機器等安全性情報報告制度に基づく副作用報告」に関する記述について、正しい組合せはどれか。

a　報告期限は特に定められていないが、保健衛生上の危害の発生又は拡大防止の観点から報告の必要性を認めた場合は、適宜速やかに報告することとされている。
b　医薬品との因果関係が明確な場合のみ報告の対象となる。
c　安全対策上必要があると認めるときは、医薬品の過量使用や誤用等によるものと思われる健康被害についても報告がなされる必要がある。
d　医薬品の使用上の注意に記載されている副作用だけが報告の対象となる。

1(a,b)　2(a,c)　3(b,d)　4(c,d)

5-II　医薬品の安全対策　★　　チェック　□　□

問 458　「医薬品·医療機器等安全性情報報告制度に基づく副作用報告」に関する記述について、誤ったものはどれか。

1　報告様式の記入欄すべてに記入がなされる必要はない。
2　医薬部外品又は化粧品による健康被害については、自発的な情報協力が要請されている。
3　複数の専門家が医薬品の販売等に携わっている場合は、健康被害の情報に直接接した専門家全員に対して報告書を提出することが義務づけられている。
4　報告者に対しては、安全性情報受領確認書が交付される。

5－III　医薬品の副作用による健康被害の救済

1　医薬品副作用被害救済制度

5-III　医薬品の副作用による健康被害の救済　★　　チェック　□　□

問 459　「医薬品副作用被害救済制度」に関する記述について、正しい組合せはどれか。

a　医薬品を適正に使用したにもかかわらず発生した副作用による被害者の迅速な救済を図るため、国の責任に基づく公的制度として運営が開始された。
b　健康被害を受けた本人(又は家族)の給付請求を受けて、薬事・食品衛生審議会の諮問・答申を経て、厚生労働大臣が判定した結果に基づいて、各種給付が行われる。
c　救済給付業務に必要な費用は、給付費については、国庫からの拠出金が充てられる。
d　事務費については、その2分の1相当額は国庫補助により賄われている。

	a	b	c	d
1	誤	誤	正	正
2	正	正	誤	正
3	誤	正	正	誤
4	正	誤	正	誤
5	誤	正	誤	正

5-III 医薬品の副作用による健康被害の救済　チェック □ □

問 460　「医薬品医療機器総合機構の健康被害救済業務」に関する記述について、(　)の字句の正しい組合せはどれか。

独立行政法人医薬品医療機器総合機構においては、関係製薬企業又は国からの委託を受けて、裁判上の和解が成立した(a)に対して健康管理手当や介護費用の支払業務を行っている。また、(公財)友愛福祉財団からの委託を受けて、(b)による(c)に対する健康管理費用の支給等を行っている。

	a	b	c
1	肝炎感染者・発症者	キノホルム製剤	スモン患者
2	スモン患者	血液製剤	肝炎感染者・発症者
3	スモン患者	血液製剤	HIV 感染者・発症者
4	HIV 感染者・発症者	ヒト乾燥硬膜	CJD 感染者・発症者
5	HIV 感染者・発症者	キノホルム製剤	スモン患者

5-III 医薬品の副作用による健康被害の救済 ★　チェック □ □

問 461　「救済制度」に関する記述について、(　)の字句として正しいものどれか。

2002 年の薬事法改正に際して、生物由来製品を介した感染等による健康被害の迅速な救済を図ることを目的とした(　)が創設されている。

1　生物由来製品感染等被害救済制度
2　医薬品等副作用被害救済制度
3　血液製剤感染症被害救済制度

2　医薬品副作用被害救済制度の案内

5-III 医薬品の副作用による健康被害の救済 ★　チェック □ □

問 462　「医薬品副作用被害救済制度の給付の種類」に関する記述について、正しい組合せはどれか。

a　医療費は、医薬品の副作用による疾病(入院治療を必要とする程度)の治療に要した費用(健康保険等による給付の額を差し引いた自己負担分)を実費補償するものである。

b　医療手当は、医薬品の副作用による疾病(入院治療を必要とする程度)の治療に伴う医療費以外の費用の負担に着目して給付されるものである。

c　障害年金は、医薬品の副作用により一定程度の障害の状態にある 16 歳以上の人の生活補償等を目的として給付されるものである。

d　遺族一時金は、生計維持者が医薬品の副作用により死亡した場合に、その遺族に対する見舞等を目的として給付されるものである。

	a	b	c	d
1	正	正	誤	正
2	正	誤	正	正
3	正	正	誤	誤
4	誤	正	誤	正
5	誤	誤	正	誤

5-III　医薬品の副作用による健康被害の救済　★　　チェック　□ □

問463　「医薬品副作用被害救済制度の給付の種類」のうち、請求の期限が定められていないものとして、正しい組合せはどれか。

a　遺族一時金　b　障害年金　c　障害児養育年金　d　葬祭料

1(a,b)　2(a,c)　3(a,d)　4(b,c)　5(c,d)

5-III　医薬品の副作用による健康被害の救済　★　　チェック　□ □

問464　「医薬品副作用被害救済制度の救済対象」として、正しいものはどれか。

1　一般用医薬品の殺虫剤
2　日本薬局方精製水
3　一般用検査薬
4　個人輸入により入手された無承認無許可医薬品
5　一般用医薬品の殺菌消毒剤(人体に直接使用するもの)

5-III　医薬品の副作用による健康被害の救済　★　　チェック　□ □

問465　「医薬品副作用被害救済制度の救済対象」として、正しいものはどれか。

1　医薬品を適正に使用した場合であって、特に医療機関での治療を要さない軽度な副作用による健康被害
2　添付文書に記載されている用量の3倍量を使用した場合であって、入院治療が必要な副作用による健康被害
3　添付文書の記載どおりに使用した場合であって、入院治療の必要があったものの、やむをえず自宅療養を行った副作用による健康被害

5-III　医薬品の副作用による健康被害の救済　★　　チェック　□ □

問466　「要指導医薬品・一般用医薬品の副作用による健康被害の救済給付の請求」に関する記述について、誤ったものはどれか。

1　医師の診断書が必要である。
2　薬局開設者、医薬品の販売業者が作成した販売証明書が必要である。
3　医薬品の副作用であるか判断がつきかねる場合は、救済給付の請求を行うことはできない。

3　医薬品PLセンター

5-III　医薬品の副作用による健康被害の救済　★　　チェック　□ □

問467　「医薬品PLセンター」に関する記述について、正しい組合せはどれか。

a　医薬品副作用被害救済制度の対象とならないケースのうち、製品不良など、製薬企業に損害賠償責任がある場合には、医薬品PLセンターへの相談が推奨される。

b　医薬品のほか、医薬部外品に関する苦情の申立てを受け付けている。

c　苦情の申立てをした消費者が製造販売元の企業と交渉するに当たって、裁判による解決に導くことを目的としている。

d　日本製薬団体連合会において、平成7年7月のPL法の施行と同時に開設された。

	a	b	c	d
1	誤	正	正	誤
2	正	正	誤	正
3	正	誤	正	誤
4	誤	正	誤	正
5	正	誤	正	正

5－IV　一般用医薬品に関する主な安全対策

5-IV　一般用医薬品に関する主な安全対策　★　　チェック　□ □

問468　「アンプル入りかぜ薬」に関する記述について、(　)の字句の正しい組合せはどれか。

(　a　)としてアミノピリン、スルピリンが配合されたアンプル入りかぜ薬の使用による重篤な副作用(ショック)で、1959年から1965年までの間に計38名の死亡例が発生した。アンプル剤は、他の剤形(錠剤、散剤等)に比べて吸収が速く、血中濃度が急速に高値に達するため(　b　)でも副作用を生じやすいことが確認されたことから、1965年、厚生省(当時)より関係製薬企業に対し、アンプル入りかぜ薬製品の回収が要請された。

	a	b
1	解熱鎮痛成分	通常用量
2	解熱鎮痛成分	低用量
3	鎮咳去痰成分	通常用量
4	鎮咳去痰成分	低用量

5-IV　一般用医薬品に関する主な安全対策　★　　チェック　□ □

問469　「小柴胡湯による間質性肺炎」に関する記述について、(　)の字句の正しい組合せはどれか。

小柴胡湯による間質性肺炎については、1991年4月以降、使用上の注意に記載されていたが、その後、小柴胡湯と(　a　)の併用例による間質性肺炎が報告されたことから、1994年1月、(　a　)との併用を禁忌とする旨の使用上の注意の改訂がなされた。しかし、それ以降も(　b　)患者が小柴胡湯を使用して間質性肺炎が発症し、死亡を含む重篤な転帰に至った例もあったことから、1996年3月、厚生省(当時)より関係製薬企業に対して緊急安全性情報の配布が指示された。

	a	b
1	血液製剤	慢性肝炎
2	血液製剤	糖尿病
3	インターフェロン製剤	慢性肝炎
4	インターフェロン製剤	糖尿病

5-IV　一般用医薬品に関する主な安全対策　★　　　チェック　□　□

問470　「一般用かぜ薬による間質性肺炎」に関する記述について、誤ったものはどれか。

1　2003年5月までに、一般用かぜ薬の使用によると疑われる間質性肺炎の発生事例が報告されたが、死亡例はなく、いずれも回復又は軽快している。

2　間質性肺炎は重篤な副作用であり、その初期症状は一般用かぜ薬の効能であるかぜの諸症状と区別が難しい。

3　2003年6月、一般用かぜ薬全般について、製品の回収が指示された。

5-IV　一般用医薬品に関する主な安全対策　★　　　チェック　□　□

問471　「塩酸フェニルプロパノールアミン含有医薬品」に関する記述について、(　)の字句の正しい組合せはどれか。

塩酸フェニルプロパノールアミンは、鼻充血や結膜充血を除去し、鼻づまり等の症状の緩和を目的として、(a)等に配合されていたものであったが、2003年8月までに、塩酸フェニルプロパノールアミンが配合された一般用医薬品による脳出血等の副作用症例が複数報告され、それらの多くが用法・用量の範囲を超えた使用又は禁忌とされている(b)患者の使用によるものであった。そのため、厚生労働省から関係製薬企業等に対して、使用上の注意の改訂、情報提供の徹底等を行うとともに、代替成分として(c)等への速やかな切替えにつき指示がなされた。

	a	b	c
1	鼻炎用内服薬	高血圧症	プソイドエフェドリン塩酸塩
2	胃腸鎮痛鎮薬	高血圧症	パパベリン塩酸塩
3	鼻炎用内服薬	緑内障	プソイドエフェドリン塩酸塩
4	胃腸鎮痛鎮薬	緑内障	パパベリン塩酸塩
5	鼻炎用内服薬	緑内障	パパベリン塩酸塩

5－V　医薬品の適正使用のための啓発活動

5-V　医薬品の適正使用のための啓発活動　★　　チェック　□　□

問 472　「医薬品の適正使用のための啓発活動」に関する記述について、正しい組合せはどれか。

a　登録販売者は、適切なセルフメディケーションの普及定着、医薬品の適正使用の推進のための活動に関わることはできない。

b　「6・26 国際麻薬乱用撲滅デー」を広く普及し、薬物乱用防止を一層推進するため、「ダメ。ゼッタイ。」普及運動が実施されている。

c　青少年では、薬物乱用の危険性に関する認識や理解が必ずしも十分でなく、好奇心から身近に入手できる薬物を興味本位で乱用することがある。

d　違法な薬物の乱用により、乱用者自身の健康を害することはあるが、社会的な弊害を生じるおそれはない。

	a	b	c	d
1	誤	正	正	誤
2	正	正	誤	正
3	正	誤	正	誤
4	誤	正	誤	正
5	正	誤	正	正

別表５－１　「してはいけないこと」

別表 5-1　「してはいけないこと」　★　　チェック　□　□

問 473　「プソイドエフェドリン塩酸塩」に関する記載について、正しい組合せはどれか。

a　交感神経興奮作用により高血圧を悪化させるおそれがあるため、高血圧の診断を受けた人は使用しないことと記載されている。

b　肝臓でグリコーゲンを分解して血糖値を上昇させる作用があり、糖尿病を悪化させるおそれがあるため、糖尿病の診断を受けた人は使用しないことと記載されている。

c　徐脈又は頻脈を引き起こし、心臓病の症状を悪化させるおそれがあるため、心臓病の診断を受けた人は使用しないことと記載されている。

d　胃液の分泌が亢進し、胃潰瘍の症状を悪化させるおそれがあるため、胃潰瘍の診断を受けた人は使用しないことと記載されている。

	a	b	c	d
1	正	誤	誤	誤
2	正	正	誤	正
3	正	正	正	誤
4	誤	誤	正	正
5	誤	正	正	誤

別表 5-1　「してはいけないこと」　★　　チェック　□　□

問 474　「透析療法を受けている人は使用しないこと」と記載される成分として、正しいものはどれか。

1　サザピリン　　2　プロメタジン塩酸塩

3　ジヒドロコデインリン酸塩　　4　メキタジン　　5　スクラルファート

別表 5-1 「してはいけないこと」 ★ チェック □ □

問 475 「6歳未満の小児は使用しないこと」と記載される成分として、正しいものはどれか。

1 スコポラミン臭化水素酸塩水和物 2 アセトアミノフェン
3 メチルエフェドリンサッカリン塩 4 アミノ安息香酸エチル
5 ケイ酸アルミニウム

別表 5-1 「してはいけないこと」 ★ チェック □ □

問 476 「牛乳アレルギーの人は使用しないこと」と記載される成分として、正しい組合せはどれか。

a ホウ酸 b タンニン酸アルブミン c カゼイン d ケトプロフェン

1(a, b) 2(a, c) 3(a, d) 4(b, c) 5(b, d)

別表 5-1 「してはいけないこと」 チェック □ □

問 477 「前立腺肥大による排尿困難の症状がある人は使用しないこと」と記載される成分として、正しいものはどれか。

1 プソイドエフェドリン塩酸塩 2 アルジオキサ 3 オキセサゼイン
4 エテンザミド

別表 5-1 「してはいけないこと」 ★ チェック □ □

問 478 「眠気等が懸念されるため、服用後は、乗物又は機械類の運転操作をしないこと」と記載される成分として、正しい組合せはどれか。

a ブロモバレリル尿素 b セトラキサート塩酸塩 c ロペラミド塩酸塩
d アスピリン

1(a, b) 2(a, c) 3(a, d) 4(b, c) 5(c, d)

別表 5-1 「してはいけないこと」 チェック □ □

問 479 「眠気、目のかすみ、異常なまぶしさを生じることがあるため、服用後は、乗物又は機械類の運転操作をしないこと」と記載される成分として、正しいものはどれか。

1 スコポラミン臭化水素酸塩水和物 2 ブロモバレリル尿素
3 カフェイン 4 ロペラミド塩酸塩 5 ジフェンヒドラミン塩酸塩

別表 5-1 「してはいけないこと」 ★ チェック □ □

問 480 「出産予定日12週以内の妊婦は使用しないこと」と記載される成分として、正しいものはどれか。

1 アスピリンアルミニウム 2 タンニン酸アルブミン
3 クレゾールスルホン酸カリウム 4 トラネキサム酸
5 合成ヒドロタルサイト

別表 5-1　「してはいけないこと」　　チェック　□ □

問 481　「うっ血性心不全、心室頻拍の副作用が現れることがあるため、症状があるときのみの服用にとどめ、連用しないこと」と記載される成分として、正しいものはどれか。

1　小柴胡湯　2　防風通聖散　3　芍薬甘草湯　4　大柴胡湯
5　小建中湯

別表 5-1　「してはいけないこと」　　チェック　□ □

問 482　「大量に使用しないこと」と記載される成分として、正しいものはどれか。

1　ジサイクロミン塩酸塩　2　ケイ酸アルミン酸マグネシウム
3　アルジオキサ　4　ウルソデオキシコール酸
5　ピコスルファートナトリウム

別表 5-1　「してはいけないこと」　★　　チェック　□ □

問 483　「一般用医薬品の添付文書の使用上の注意」に関する記述について、（　）の字句の正しい組合せはどれか。

○ 抗ヒスタミン成分を主薬とする催眠鎮静薬は、鎮静作用の増強が懸念されるため「(a)しないこと」の記載がある。

○ グリチルリチン酸二カリウム(1 日用量がグリチルリチン酸として 40mg 以上含有する場合)を含有する漢方生薬製剤以外の鎮咳去痰薬は、偽アルドステロン症を生じるおそれがあるため、「(b)しないこと」の記載がある。

	a	b
1	服用前後は飲酒	6 歳未満の小児は使用
2	服用前後は飲酒	長期連用
3	長期連用	服用前後は飲酒
4	長期連用	6 歳未満の小児は使用
5	6 歳未満の小児は使用	長期連用

別表 5-1　「してはいけないこと」　★　　チェック　□　□

問 484　**「購入者からの相談に対する専門家の対応」として、正しい組合せはどれか。**

a	購入者	「今、妊娠中なのですが、便秘で悩んでいます。妊娠する前はヒマシ油を配合した便秘薬を使用していたのですが、使用してもよいですか。」
	専門家	「ヒマシ油を配合した便秘薬であれば妊娠中でも使用できます。」

b	購入者	「下痢のため、次硝酸ビスマスが配合された医薬品を購入したいのですが、どのくらい服用すればよいですか。」
	専門家	「次硝酸ビスマスが配合された止瀉薬は、1 週間以上継続して服用する必要があります。」

	a	b		a	b
1	正	正	2	正	誤
3	誤	正	4	誤	誤

別表 5-1　「してはいけないこと」　　チェック　□　□

問 485　**「3 歳未満の小児に使用しないこと」と記載される成分として、正しいものはどれか。**

1　ヒマシ油類　　2　ジヒドロコデインリン酸塩　　3　インドメタシン

別表 5-1　「してはいけないこと」　　チェック　□　□

問 486　**「乳児に神経過敏を起こすことがあるため、授乳中の人は本剤を服用しないか、本剤を服用する場合は授乳を避けること」と記載される成分等として、正しいものはどれか。**

1　ジフェンヒドラミン塩酸塩を主薬とする催眠鎮静薬　　2　次硝酸ビスマス

3　ピレンゼピン塩酸塩水和物　　4　アミノフィリン水和物が配合された鎮暈薬

別表５－２　「相談すること」

別表 5-2　「相談すること」　★　　チェック　□　□

問 487　**「糖尿病の診断を受けた人は、使用する前に、医師、薬剤師等に相談すること」と記載される成分として、正しいものはどれか。**

1　ロートエキス　　2　メチルエフェドリン塩酸塩

3　スコポラミン臭化水素酸塩水和物　　4　硫酸ナトリウム

別表 5-2　「相談すること」　★　　チェック　□ □

問 488　「胃・十二指腸潰瘍、潰瘍性大腸炎、クローン病にかかったことのある人は、使用する前に、医師、薬剤師等に相談すること」と記載される成分として、正しいものはどれか。

1　イブプロフェン　2　ジプロフィリン　3　ロペラミド塩酸塩
4　ジフェニドール塩酸塩

別表 5-2　「相談すること」　★　　チェック　□ □

問 489　「肝臓病の診断を受けた人は、使用する前に、医師、薬剤師等に相談すること」と記載される成分として、正しい組合せはどれか。

a　イソプロピルアンチピリン　b　コデインリン酸塩水和物　c　サントニン
d　パパベリン塩酸塩

1（a，c）　2（a，d）　3（b，c）　4（b，d）

別表 5-2　「相談すること」　★　　チェック　□ □

問 490　「使用する前に、医師、薬剤師等に相談すること」と記載される場合として、正しい組合せはどれか。

a　高血圧の診断を受けた人が、マオウを使用する場合
b　甲状腺機能亢進症の診断を受けた人が、アドレナリン作動成分が配合された鼻炎用点鼻薬を使用する場合
c　肝臓病の診断を受けた人が、小柴胡湯を使用する場合
d　胃・十二指腸潰瘍の診断を受けた人が、アセトアミノフェンを使用する場合

	a	b	c	d
1	正	正	誤	誤
2	誤	誤	正	誤
3	正	正	誤	正
4	正	誤	正	正
5	正	正	正	正

別表 5-2　「相談すること」　★　　チェック　□ □

問 491　「てんかんの診断を受けた人は、使用する前に、医師、薬剤師等に相談すること」と記載される成分として、正しいものはどれか。

1　ジフェニドール塩酸塩　2　ジプロフィリン　3　ロートエキス
4　ジフェンヒドラミン塩酸塩

別表5-2 「相談すること」 ★ チェック □ □

問492 「高齢者は、使用する前に、医師、薬剤師等に相談すること」と記載される一般用医薬品と理由について、正しいものはどれか。

1 ピレンゼピン塩酸塩が配合された内服薬 ― アルミニウム脳症、アルミニウム骨症を生じるおそれがあるため
2 プソイドエフェドリン塩酸塩が配合された内服薬 ― 外国において、ライ症候群の発症との関連性が示唆されているため
3 トラネキサム酸が配合された内服薬 ― 出血傾向を増悪させるおそれがあるため
4 スコポラミン臭化水素酸塩水和物が配合された内服薬 ― 緑内障の悪化、口渇、排尿困難又は便秘の副作用が現れやすいため

別表5-2 「相談すること」 チェック □ □

問493 「使用する前に、医師、薬剤師等に相談すること」と記載される基礎疾患と成分について、正しい組合せはどれか。

a 血液凝固異常 ― ジプロフィリン
b 肝臓病 ― 真昆布末を含む製剤
c 緑内障 ― ペントキシベリンクエン酸塩

	a	b	c
1	誤	誤	誤
2	正	誤	正
3	正	誤	誤
4	誤	正	正
5	正	正	誤

別表5-2 「相談すること」 ★ チェック □ □

問494 「使用する前に、医師、薬剤師等に相談すること」と記載される基礎疾患と成分について、正しい組合せはどれか。

a 糖尿病 ― ピペラジンリン酸塩
b 緑内障 ― マオウ
c 心臓病 ― ロートエキス
d 腎臓病 ― 水酸化アルミニウム

1(a,b) 2(a,c) 3(b,d) 4(c,d)

別表5-2 「相談すること」 ★ チェック □ □

問495 「使用する前に、医師、薬剤師等に相談すること」と記載される基礎疾患と成分について、正しい組合せはどれか。

a 肝臓病 ― アスピリン
b 胃・十二指腸潰瘍 ― メチルエフェドリン塩酸塩
c 腎臓病 ― エテンザミド
d 高血圧 ― パパベリン塩酸塩

1(a,b) 2(a,c) 3(b,d) 4(c,d)

別表 5-2　「相談すること」　チェック　□ □

問 496　「発熱している小児、けいれんを起こしたことがある小児に、使用する前に、医師、薬剤師等に相談すること」と記載される成分として、正しいものはどれか。

1　メチルオクタトロピン臭化物　2　テオフィリン　3　マルツエキス
4　タンニン酸アルブミン

別表 5-2　「相談すること」　チェック　□ □

問 497　「甲状腺機能障害の診断を受けた人は、使用する前に、医師、薬剤師等に相談すること」と記載される成分として、正しいものはどれか。

1　ロートエキス　2　アセトアミノフェン　3　乳酸カルシウム水和物
4　イブプロフェン

別表５－３　医薬品・医療機器等安全性情報：一般用医薬品に関連する主な記事

別表 5-3　「医薬品・医療機器安全性情報」　チェック　□ □

問 498　「医薬品・医療機器安全性情報に掲載の解説記事」として、正しい組合せはどれか。

a　ケトプロフェン外用剤による光線過敏症に係る安全対策について
b　濫用等のおそれのある市販薬の適正使用について
c　サリチル酸系製剤の小児に対するより慎重な使用について

	a	b	c
1	正	正	誤
2	正	誤	正
3	誤	正	正
4	正	正	正

別表５－４　企業からの副作用等の報告

別表 5-4　企業からの副作用等の報告　★　チェック　□ □

問 499　「企業からの副作用報告」に関し、報告期限が 15 日以内となっているものとして、正しい組合せはどれか。

a　医薬品によるものと疑われる副作用症例のうち、発生傾向が使用上の注意等から予測することができないもので、重篤(死亡を含む)な事例
b　医薬品によるものと疑われる感染症症例のうち、使用上の注意から予測できるもので、重篤(死亡を含む)な事例
c　副作用・感染症により、癌その他の重大な疾病、障害又は死亡が発生するおそれがあることを示す研究報告
d　承認を受けた効能又は効果を有しないことを示す研究報告

1(a,b)　2(a,c)　3(b,c)　4(b,d)　5(c,d)

別表５－５　医薬品安全性情報報告書

別表 5-5　医薬品安全性情報報告書　　チェック　□　□

問 500　「医薬品安全性情報報告書」に記載される患者情報として、正しい組合せはどれか。

a　患者氏名

b　副作用等発現年齢

c　既往歴

	a	b	c		a	b	c
1	正	正	誤	2	正	誤	正
3	誤	正	正	4	正	正	正

登録販売者試験対策問題・
パターン分析＆模試２回分
手引き（令和５年４月）対応

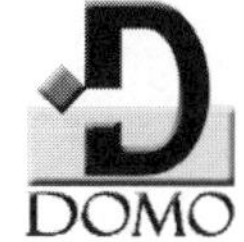

パターン分析

パターン分析Ａ：おかしい用語への置き換え

設問の文中、おかしい用語に置き換わっている場合があり、これが登録販売者試験問題の一般的な作問方法となっています。

実例Ａ１　外皮系に関する次の記述のうち、誤っているものはどれか。

1　皮脂腺には、腋窩(わきのした)などの毛根部に分布するアポクリン腺(体臭腺)と、手のひらなど毛根がないところも含め全身に分布するエクリン腺の二種類がある。
2　皮脂の分泌が低下すると皮膚が乾燥し、皮膚炎や湿疹を起こすことがある。
3　メラニン色素は、表皮の最下層にあるメラニン産生細胞(メラノサイト)で産生され、太陽光に含まれる紫外線から皮膚組織を防護する役割がある。
4　真皮には、毛細血管や知覚神経の末端が通っている。
5　皮膚に物理的な刺激が繰り返されると角質層が肥厚して、たこやうおのめができる。

答：1
1　**汗腺**には、腋窩(わきのした)などの毛根部に分布するアポクリン腺(体臭腺)と、手のひらなど毛根がないところも含め全身に分布するエクリン腺の二種類がある。

実例Ａ２　消化器系に関する記述の正誤について、正しい組み合わせを１つ選びなさい。

a　胃粘液に含まれる成分は、小腸におけるビタミンB6の吸収に重要な役割を果たしている。
b　ペプシノーゲンは、胃酸によってタンパク質を消化する酵素であるペプシンとなり、胃酸とともに胃液として働く。
c　小腸の運動によって、内容物が消化液(膵液、胆汁、腸液)と混和されながら大腸へと送られ、その間に消化と栄養分の吸収が行われる。
d　十二指腸の彎曲部には、膵臓からの膵管と胆嚢からの胆管の開口部があって、それぞれ膵液と胆汁を腸管内へ送り込んでいる。

	a	b	c	d
1	正	正	正	正
2	正	正	誤	誤
3	正	誤	誤	誤
4	誤	正	正	正
5	誤	誤	正	正

答：4
a　胃粘液に含まれる成分は、小腸における**ビタミンB12**の吸収に重要な役割を果たしている。

実例Ａ３　痔及び痔疾用薬に関する次の記述の正誤について、正しい組合せはどれか。

a　痔瘻は、肛門に存在する細かい血管群が部分的に拡張し、肛門内にいぼ状の腫れが生じたもので、一般に「いぼ痔」と呼ばれる。

b　裂肛は、肛門の出口からやや内側の上皮に傷が生じた状態であり、一般に「切れ痔」（又は「裂け痔」）と呼ばれる。

c　乙字湯、芎帰膠艾湯のいずれも、構成生薬としてカンゾウを含む。

	a	b	c
1	正	誤	正
2	正	正	誤
3	誤	正	正
4	正	誤	誤
5	誤	正	誤

答：3

a　**痔核**は、肛門に存在する細かい血管群が部分的に拡張し、肛門内にいぼ状の腫れが生じたもので、一般に「いぼ痔」と呼ばれる。

実例Ａ４　目に関する次の記述のうち、正しいものの組合せはどれか。

a　結膜には光を受容する細胞（視細胞）が密集していて、視細胞が受容した光の情報は網膜内の神経細胞を介して神経線維に伝えられる。網膜の神経線維は眼球の後方で束になり、視神経となる。

b　ビタミンAが不足すると夜間視力の低下（夜盲症）を生じることがある。

c　眼瞼は、皮下組織が少なく薄くできているため、内出血や裂傷を生じやすく、また、むくみ（浮腫）等、全身的な体調不良（薬の副作用を含む）の症状が現れやすい部位である。

d　涙腺は、上眼瞼の裏側にある分泌腺で、リンパ液から涙液を産生する。

1（a,b）　2（a,c）　3（a,d）　4（b,c）　5（b,d）

答：4

a　**網膜**には光を受容する細胞（視細胞）が密集していて、個々の視細胞は神経線維につながり、それが束になって眼球の後方で視神経となる。

d　涙腺は、上眼瞼の裏側にある分泌腺で、**血漿**から涙液を産生する。

実例Ａ５　スモン及びスモン訴訟に関する次の記述の正誤について、正しい組合せはどれか。

a　スモン訴訟は、解熱鎮痛剤として販売されていたキノホルム製剤を使用したことにより、亜急性脊髄視神経症に罹患したことに対する損害賠償訴訟である。

b　スモンはその症状として、初期には腹部の膨満感から激しい腹痛を伴う下痢を生じ、次第に下半身の痺れや脱力、歩行困難等が現れる。

c　スモン患者に対する施策や救済制度として、施術費及び医療費の自己負担分の公費負担、重症患者に対する介護事業等が講じられている。

	a	b	c
1	誤	正	誤
2	正	正	正
3	誤	正	正
4	正	誤	誤
5	正	誤	正

答：3

a　スモン訴訟は、**整腸剤**として販売されていたキノホルム製剤を使用したことにより、亜急性脊髄視神経症に罹患したことに対する損害賠償訴訟である。

パターン分析Ｂ：反対語への置き換え

設問の文中、反対の意味の用語に置き換わっている場合があり、これも登録販売者試験問題のごく一般的な作問方法となっています。

実例Ｂ１　感覚器系に現れる副作用に関する以下の記述の正誤について、正しい組み合わせはどれか。

a　眼球内の角膜と水晶体の間を満たしている眼房水が排出されにくくなると、眼圧が低下して視覚障害を生じることがある。

b　抗コリン作用がある成分が配合された医薬品によって眼圧が低下して、急激な視力低下を来すことがある。

c　瞳の拡大(散瞳)を生じる可能性のある成分が配合された医薬品を使用した後は、乗物の運転を避けなければならない。

d　眼圧の上昇に伴って、頭痛や吐き気・嘔吐等の症状が現れることがある。

	a	b	c	d
1	誤	誤	正	正
2	誤	正	正	正
3	正	正	正	誤
4	正	誤	誤	正
5	誤	誤	正	誤

答：1

a　眼球内の角膜と水晶体の間を満たしている眼房水が排出されにくくなると、眼圧が**上昇**して視覚障害を生じることがある。

b　抗コリン作用がある成分が配合された医薬品によって眼圧が**上昇**して、急激な視力低下を来すことがある。

実例Ｂ２　解熱鎮痛成分に関する以下の記述の正誤について、正しい組み合わせはどれか。

a　アスピリンは、他の解熱鎮痛薬に比較して胃腸障害を起こしにくい。

b　イブプロフェンは、プロスタグランジンの産生を促進することで消化管粘膜の防御機能を亢進させる。

c　イソプロピルアンチピリンは、解熱及び鎮痛の作用は比較的強いが、抗炎症作用は弱い。

d　アセトアミノフェンが配合された製剤には、内服薬のほか、専ら小児の解熱に用いる坐薬もある。

	a	b	c	d
1	誤	誤	正	正
2	正	正	誤	誤
3	正	正	正	誤
4	誤	正	誤	正
5	正	誤	正	正

答：1

a　アスピリンは、他の解熱鎮痛成分に比較して胃腸障害を起こし**やすい**。

b　イブプロフェンは、プロスタグランジンの産生を**抑制**することで消化管粘膜の防御機能を**低下**させる。

実例Ｂ３　一般用医薬品の役割に関する次の記述の正誤について、正しい組合せはどれか。

a　健康の維持・増進
b　生活の質(QOL)の改善・向上
c　重度な疾病に伴う症状の改善
d　健康状態の自己検査

	a	b	c	d
1	正	誤	正	正
2	誤	誤	正	正
3	正	正	誤	正
4	誤	正	正	誤
5	正	誤	誤	誤

答：3
c　**軽度**な疾病に伴う症状の改善

実例Ｂ４　妊娠又は妊娠していると思われる女性もしくは母乳を与える女性(授乳婦)に関する次の記述の正誤について、正しい組み合わせはどれか。

a　胎盤には、胎児の血液と母体の血液とが混ざり合う仕組みがある。
b　便秘薬には、配合成分やその用量によっては流産や早産を誘発するおそれがあるものがある。
c　医薬品の種類によっては、授乳婦が使用した医薬品の成分の一部が乳汁中に移行することが知られている。
d　ビタミンA含有製剤は、妊娠前後の一定期間に通常の用量を超えて摂取すると胎児に先天異常を起こす危険性が高まるとされている。

	a	b	c	d
1	誤	正	正	正
2	誤	誤	正	正
3	正	正	誤	誤
4	正	誤	誤	正
5	誤	正	誤	誤

答：1
a　胎盤には、胎児の血液と母体の血液とが**混ざらない**仕組みがある。

実例Ｂ５　健康食品等に関する以下の記述の正誤について、正しい組み合わせはどれか。

a　いわゆる「健康食品」は、健康増進や維持の助けになることが期待される。

b　いわゆる「健康食品」は、その多くが摂取しやすいように錠剤やカプセル等の医薬品に類似した形状で販売されている。

c　特に近年では、食品やその成分についての健康増進効果の情報がメディア等を通して大量に発信され、消費者の関心も高い。

d　機能性表示食品は、事業者の責任で科学的根拠をもとに疾病に罹患している者の健康維持及び増進に役立つ機能を商品のパッケージに表示するものとして国に届出された食品である。

	a	b	c	d		a	b	c	d		a	b	c	d
1	正	正	誤	正	2	誤	正	誤	誤					
3	正	誤	正	正	4	誤	誤	正	正	5	正	正	正	誤

答：5

d　機能性表示食品は、事業者の責任で科学的根拠をもとに疾病に罹患して**いない**者の健康維持及び増進に役立つ機能を商品のパッケージに表示するものとして国に届出された食品である。

パターン分析C：用語の入れ替え

設問の文中、2か所の用語が入れ替わっている場合があり、これは第2章において汎用される作問方法となっています。

実例C1 心臓及び血管系に関する記述のうち、正しいものの組み合わせはどれか。

a 心臓は、心筋でできた握りこぶし大の袋状の臓器で、胸骨の後方に位置する。

b 心臓の内部は上部左右の心室、下部左右の心房の4つの空洞に分かれている。

c 心臓の右側部分(右心房、右心室)は全身から集まってきた血液を肺へ送り出す。肺でのガス交換が行われた血液は、心臓の左側部分(左心房、左心室)に入り、そこから全身に送り出される。

d 心臓から拍出された血液を送る血管を静脈、心臓へ戻る血液を送る血管を動脈という。

1(a,b) 2(a,c) 3(b,c) 4(b,d) 5(c,d)

答：2

b 心臓の内部は上部左右の**心房**、下部左右の**心室**の4つの空洞に分かれている。

d 心臓から拍出された血液を送る血管を**動脈**、心臓へ戻る血液を送る血管を**静脈**という。

実例C2 目に関する以下の記述の正誤について、正しい組み合わせはどれか。

a 角膜と水晶体の間は、組織液(房水)で満たされ、眼内に一定の圧(眼圧)を生じさせている。

b 網膜には光を受容する視細胞が密集していて、視細胞が受容した光の情報は網膜内の神経細胞を介して神経線維に伝えられる。網膜の神経線維は眼球の後方で束になり、視神経となる。

c 結膜は、眼瞼の裏側と眼球前方の強膜(白目の部分)とを結ぶように覆って、組織を保護している。

d 涙器は、涙液を分泌する涙道と、涙液を鼻腔に導出する涙腺からなる。

	a	b	c	d
1	誤	正	正	誤
2	誤	誤	正	正
3	正	正	誤	正
4	正	誤	誤	正
5	正	正	正	誤

答：5

d 涙器は、涙液を分泌する**涙腺**と、涙液を鼻腔に導出する**涙道**からなる。

実例Ｃ３　循環器系に関する以下の記述の正誤について、正しい組み合わせを下から一つ選び、その番号を解答欄に記入しなさい。

ア　拍動とは、心房で血液を集めて心室に送り、心室から血液を拍出する心臓の動きをいう。

イ　血液は、ホルモンの運搬によって体内各所の器官・組織相互の連絡を図る役割がある。

ウ　血液の粘稠性は、主として血漿の水分量や赤血球の量で決まり、血中脂質量はほとんど影響を与えない。

エ　血漿タンパク質の一種であるフィブリンが傷口で重合して線維状のフィブリノゲンとなる。

	ア	イ	ウ	エ
1	正	正	正	誤
2	正	正	誤	正
3	正	誤	正	正
4	誤	正	正	誤
5	誤	誤	誤	誤

答：1
エ　血漿タンパク質の一種である**フィブリノゲン**が傷口で重合して線維状の**フィブリン**となる。

実例Ｃ４　副作用として現れる症状に関する記述の正誤について、正しい組み合わせを 1 つ選びなさい。

a　偽アルドステロン症は、体内にカリウムと水が貯留し、体からナトリウムが失われることによって生じる病態である。

b　間質性肺炎は、息切れ・息苦しさ等の呼吸困難、空咳(痰の出ない咳)等の症状を呈する。

c　無菌性髄膜炎は、多くの場合、発症は急性で、首筋のつっぱりを伴った激しい頭痛、発熱、吐きけ・嘔吐、意識混濁等の症状が現れる。

d　抗コリン作用がある成分が配合された医薬品によって、眼圧が上昇し、眼痛や眼の充血に加え、急激な視力低下を来すことがある。

	a	b	c	d
1	正	誤	正	誤
2	正	誤	誤	誤
3	誤	正	正	正
4	誤	正	誤	正
5	正	正	正	正

答：3
a　偽アルドステロン症は、体内に**ナトリウム**と水が貯留し、体から**カリウム**が失われることによって生じる病態である。

実例C５　肝臓に関する次の記述の正誤について、正しい組合せはどれか。

a　小腸で吸収されたブドウ糖は、血液によって肝臓に運ばれてグリコーゲンとして蓄えられる。

b　肝臓は、脂溶性ビタミンであるビタミン A、D 等のほか、水溶性ビタミンであるビタミン B6 や B12 等の貯蔵臓器である。

c　アルコールは、肝臓へと運ばれて一度酢酸に代謝されたのち、さらに代謝されてアセトアルデヒドとなる。

	a	b	c
1	正	正	正
2	正	誤	誤
3	正	正	誤
4	誤	誤	正
5	誤	正	正

答：３

c　アルコールは、肝臓へと運ばれて一度**アセトアルデヒド**に代謝されたのち、さらに代謝されて**酢酸**となる。

パターン分析D：主語の入れ替え

設問の主語が他の設問の主語と入れ替わっている場合があり、これは第 3 章においてしばしばみられる作問方法となっています。

実例D１　駆虫薬とその成分に関する次の記述の正誤について、正しい組合せはどれか。

a　一般用医薬品の駆虫薬が対象とする寄生虫は、回虫と蟯虫である。

b　駆虫薬は、一度に多く服用しても駆虫効果が高まることはなく、かえって副作用が現れやすくなるため、定められた 1 日の服用回数や服用期間を守って適正に使用されることが重要である。

c　パモ酸ピルビニウムは、回虫の自発運動を抑える作用を示し、虫体を排便とともに排出させることを目的として用いられる。

d　サントニンは、蟯虫の呼吸や栄養分の代謝を抑えて殺虫作用を示すとされる。

	a	b	c	d
1	誤	正	正	正
2	正	誤	誤	正
3	誤	正	正	誤
4	正	正	誤	誤
5	正	誤	正	誤

答：4

c　**サントニン**は、回虫の自発運動を抑える作用を示し、虫体を排便とともに排出させることを目的として用いられる。

d　**パモ酸ピルビニウム**は、蟯虫の呼吸や栄養分の代謝を抑えて殺虫作用を示すとされる。

実例D２　ビタミン成分に関する記述のうち、正しいものの組み合わせはどれか。

a　ビタミン E は、炭水化物からのエネルギー産生に不可欠な栄養素で、神経の正常な働きを維持する作用がある。

b　ビタミン A は、夜間視力を維持したり、皮膚や粘膜の機能を正常に保つために重要な栄養素である。

c　ビタミン B1 は、下垂体や副腎系に作用してホルモン分泌の調節に関与するとされている。

d　ビタミン B2 は、脂質の代謝に関与し、皮膚や粘膜の機能を正常に保つために重要な栄養素である。

1（a，b）　2（a，c）　3（a，d）　4（b，c）　5（b，d）

答：5

a　**ビタミン B1** は、炭水化物からのエネルギー産生に不可欠な栄養素で、神経の正常な働きを維持する作用がある。

c　**ビタミンE**は、下垂体や副腎系に作用してホルモン分泌の調節に関与するとされている。

実例Ｄ３　漢方処方製剤に関する次の記述の正誤について、正しい組合せはどれか。

a　補中益気湯は、体力虚弱で元気がなく、胃腸の働きが衰えて、疲れやすいものの虚弱体質、疲労倦怠、病後・術後の衰弱、食欲不振、ねあせ、感冒に適すとされる。

b　温経湯は、体力に関わらず使用でき、排尿異常があり、ときに口が渇くものの排尿困難、排尿痛、残尿感、頻尿、むくみに適すとされる。

c　猪苓湯は、体力中等度以下で、手足がほてり、唇が乾くものの月経不順、月経困難、こしけ(おりもの)、更年期障害、不眠、神経症、湿疹・皮膚炎、足腰の冷え、しもやけ、手あれ(手の湿疹・皮膚炎)に適すとされる。

	a	b	c		a	b	c
1	正	正	正	2	誤	誤	正
3	正	誤	誤	4	誤	正	誤

答：3

b　**猪苓湯**は、体力に関わらず使用でき、排尿異常があり、ときに口が渇くものの排尿困難、排尿痛、残尿感、頻尿、むくみに適すとされる。

c　**温経湯**は、体力中等度以下で、手足がほてり、唇が乾くものの月経不順、月経困難、こしけ(おりもの)、更年期障害、不眠、神経症、湿疹・皮膚炎、足腰の冷え、しもやけ、手あれ(手の湿疹・皮膚炎)に適すとされる。

実例Ｄ４　次の心臓に作用する薬に配合される成分に関する記述の正誤について、正しい組み合わせはどれか。

a　ロクジョウは、強心作用のほか、強壮、血行促進等の作用があるとされている。

b　ジャコウは、強心作用のほか、呼吸中枢を刺激して呼吸機能を高めたり、意識をはっきりさせる等の作用があるとされている。

c　センソは、強心作用のほか、末梢血管の拡張による血圧降下、興奮を静める等の作用があるとされている。

d　ゴオウが配合された丸薬、錠剤等の内服固形製剤は、口中で噛み砕くと舌等が麻痺することがあるため、噛まずに服用することとされている。

	a	b	c	d		a	b	c	d		a	b	c	d
1	正	正	正	正	2	誤	誤	正	正					
3	誤	誤	誤	正	4	正	正	誤	誤	5	正	誤	正	誤

答：4

c　**ゴオウ**は、強心作用のほか、末梢血管の拡張による血圧降下、興奮を静める等の作用があるとされている。

d　**センソ**が配合された丸薬、錠剤等の内服固形製剤は、口中で噛み砕くと舌等が麻痺することがあるため、噛まずに服用することとされている。

実例Ｄ５　毛髪用薬の配合成分に関する記述のうち、正しいものの組み合わせを１つ選びなさい。

a　カシュウは、頭皮の血管を拡張、毛根への血行を促すことによる発毛効果を期待して配合されている。

b　エストラジオール安息香酸エステルは、女性ホルモンによる脱毛抑制効果を期待して配合されている。

c　カルプロニウム塩化物は、頭皮における脂質代謝を高めて、余分な皮脂を取り除く作用を期待して配合されている。

d　ヒノキチオールは、抗菌、抗炎症作用を期待して配合されている。

1（a，b）　2（a，c）　3（b，d）　4（c，d）

答：3

a　**カルプロニウム塩化物**は、頭皮の血管を拡張、毛根への血行を促すことによる発毛効果を期待して配合されている。

c　**カシュウ**は、頭皮における脂質代謝を高めて、余分な皮脂を取り除く作用を期待して配合されている。

パターン分析Ｅ：数値の改変

設問の文中、数値が改変されている場合があり、これは登録販売者試験問題の一般的な作問方法となっています。

実例Ｅ１ 一般用医薬品の製品表示の読み方に関する記述の正誤について、正しい組み合わせはどれか。

a 1 回服用量中 0.1mL を超えるアルコールを含有する内服液剤(滋養強壮を目的とするもの)については、アルコールを含有する旨及びその分量が記載されている。

b 外箱には「使用にあたって添付文書をよく読むこと」等、添付文書の必読に関する事項が記載されている。

c 毒薬若しくは劇薬又は要指導医薬品に該当する医薬品における表示や、その一般用医薬品が分類されたリスク区分を示す識別表示等の法定表示事項のほかにも、医薬品の製品表示として、購入者等における適切な医薬品の選択、適正な使用に資する様々な情報が記載されている。

d 使用期限の表示については、適切な保存条件の下で製造後 2 年を超えて性状及び品質が安定であることが確認されている医薬品において法的な表示義務はない。

	a	b	c	d
1	正	誤	正	正
2	正	正	正	誤
3	正	正	誤	誤
4	誤	正	誤	正
5	誤	誤	正	正

答：2

d 使用期限の表示については、適切な保存条件の下で製造後 3 年を超えて性状及び品質が安定であることが確認されている医薬品において法的な表示義務はない。

実例Ｅ２　医薬品副作用被害救済制度の給付に関する記述のうち、正しいものの組み合わせはどれか。

a　医療手当は、請求に係る医療が行われた日の属する月の翌月の初日から 5 年以内に請求を行う必要がある。

b　医療費の給付は、医薬品の副作用による疾病の治療に要した費用を定額補償するものである。

c　遺族年金の給付は、給付期間に制限がある。

d　障害年金は、医薬品の副作用により一定程度の障害の状態にある 20 歳以上の人の生活補償等を目的として給付される。

1（a，b）　2（a，c）　3（b，d）　4（c，d）

答：2

b　医療費の給付は、医薬品の副作用による疾病の治療に要した費用を実費補償するものである。

d　障害年金は、医薬品の副作用により一定程度の障害の状態にある 18 歳以上の人の生活補償等を目的として給付される。

実例Ｅ３　企業からの副作用等の報告制度に関する記述の正誤について、正しい組み合わせはどれか。

a　医療用医薬品だけでなく、一般用医薬品に関しても、承認後の調査が製造販売業者等に求められている。

b　製造販売業者等は、承認を受けた医薬品によるものと疑われる副作用症例のうち、使用上の注意から予測できない重篤な症例の発生を知ったときは、その旨を 30 日以内に厚生労働大臣に報告することが義務づけられている。

c　医療用医薬品で使用されていた有効成分を一般用医薬品で初めて配合したものについては、承認条件として承認後の一定期間(概ね 3 年)、安全性に関する調査及び調査結果の報告が求められている。

d　医薬品の販売業者は、製造販売業者が行う情報収集に協力するよう努めなければならない。

	a	b	c	d
1	正	正	正	誤
2	正	正	誤	正
3	正	誤	正	正
4	誤	正	正	正
5	正	正	正	正

答：3

b　製造販売業者等は、承認を受けた医薬品によるものと疑われる副作用症例のうち、使用上の注意から予測できない重篤な症例の発生を知ったときは、その旨を 15 日以内に厚生労働大臣に報告することが義務づけられている。

実例Ｅ４　小児に関する記述の正誤について、正しい組み合わせはどれか。

a　おおよその目安として、新生児は生後 4 週未満、乳児は生後 4 週以上 1 歳未満、幼児は 1 歳以上 5 歳未満、小児は 5 歳以上 12 歳未満との年齢区分が用いられている。

b　小児は大人と比べて身体の大きさに対して腸が長く、服用した医薬品の吸収率が相対的に高い。

c　5 歳未満の幼児に使用される錠剤やカプセル剤などの医薬品では、服用時に喉につかえやすいので注意するよう添付文書に記載されている。

d　乳児は医薬品の影響を受けやすく、また、状態が急変しやすいことから、乳児向けの用法用量が設定されている一般用医薬品であっても使用の適否が見極めにくい。

	a	b	c	d		a	b	c	d		a	b	c	d
1	誤	正	正	正	2	正	正	正	正					
3	正	誤	誤	正	4	誤	誤	正	誤	5	誤	誤	誤	誤

答：1

a　おおよその目安として、新生児は生後 4 週未満、乳児は生後 4 週以上 1 歳未満、幼児は 1 歳以上 7 歳未満、小児は 7 歳以上 15 歳未満との年齢区分が用いられている。

実例Ｅ５　医薬品の販売業の許可に関する記述の正誤について、正しい組み合わせはどれか。

a　医薬品医療機器等法第 25 条に規定される医薬品の販売業の許可には、店舗販売業の許可、配置販売業の許可及び卸売販売業の許可の 3 種類がある。

b　医薬品の販売業の許可は、3 年ごとにその更新を受けなければ、その期間の経過によって、その効力を失う。

c　一般の生活者に対して、卸売販売業者が医薬品を直接販売することは認められていない。

d　医薬品の販売業の許可を受ければ、販売のために医薬品をあらかじめ小分けすることができる。

	a	b	c	d		a	b	c	d		a	b	c	d
1	誤	正	正	誤	2	正	正	誤	正					
3	正	誤	正	誤	4	誤	正	誤	正	5	正	誤	正	正

答：3

b　医薬品の販売業の許可は、6 年ごとにその更新を受けなければ、その期間の経過によって、その効力を失う。

d　医薬品の販売業の許可では医薬品をあらかじめ小分けし、販売する行為は認められない。

パターン分析Ｆ：番外編〖出題範囲外からの作問〗

まれに出題範囲外から作問されることがありますが、そのような問題はいくら考えても解けません。“見切り”をつけて早々に次の問題に取りかかりましょう。

実例Ｆ１　次の記述は、薬局開設者が、医薬品の販売業者から医薬品を購入したときに記載すべき書面とその記載事項に関するものである。正しいものの組み合わせはどれか。

a　薬局開設者と医薬品の販売業者が常時取引関係にある場合は、医薬品販売業者の氏名又は名称を記載する必要はない。

b　書面に記載する際は、医薬品の販売業者が常時取引関係にある場合を除き、医薬品販売業の許可証の写しその他の資料の提示を受けることにより、医薬品販売業者の住所又は所在地、電話番号その他の連絡先を確認しなければならない。

c　記載の日から5年間保存しなければならない。

d　医療用医薬品(体外診断用医薬品を除く。)については、ロット番号(ロットを構成しない医薬品については製造番号又は製造記号)及び使用の期限を記載しなければならない。

1(a,c)　2(a,d)　3(b,c)　4(b,d)

答：4

a　医薬品の販売業者(取引先)が常時取引関係にある場合であっても、その取引先の氏名又は名称を書面に記載しなければならない。

c　医薬品医療機器等法施行規則第14条第4項において、『記載の日から**3年間**保存しなければならない。』と定められている。

実例Ｆ２　毒薬又は劇薬に関する以下の記述の正誤について、正しい組み合わせはどれか。

a　毒薬又は劇薬は、14歳未満の者には、交付してはならない。

b　劇薬は、その直接の容器又は直接の被包に、黒地に白枠、白字をもって、その品名及び「劇」の文字が記載されていなければならない。

c　劇薬を販売した際に受け取った譲受人の氏名等が記載された文書は、その譲渡の日から2年間、保存しなければならない。

d　毒薬を貯蔵し、又は陳列する場所には、かぎを施さなければならない。

	a	b	c	d
1	正	誤	正	正
2	正	誤	誤	正
3	誤	誤	正	正
4	誤	正	誤	誤
5	正	誤	正	誤

答：1

b　「黒地に白枠、白字」ではなく、『白地に赤枠、赤字』

(c　医薬品医療機器等法第46条第4項において、『**毒薬又は劇薬を販売した際に受け取った譲受人の氏名等が記載された文書は、その譲渡の日から2年間、保存しなければならない**。』と規定されている。)

実例Ｆ３　登録販売者に関する以下の記述の正誤について、正しい組み合わせはどれか。

a　都道府県知事が行う登録販売者試験に合格した者であっても、販売従事登録を受けなければ一般用医薬品の販売又は授与に従事することができない。

b　二以上の都道府県の薬局又は店舗において一般用医薬品の販売又は授与に従事しようとする者は、それぞれの薬局又は店舗の所在地の都道府県知事の販売従事登録を受けなければならない。

c　登録事項に変更を生じたときは、30日以内に、登録を受けた都道府県知事に届け出なければならない。

d　販売従事登録の消除を申請するときは、販売従事登録証を、登録を受けた都道府県知事に返納しなければならない。

	a	b	c	d			a	b	c	d			a	b	c	d
1	誤	正	正	正		2	正	誤	正	正						
3	正	正	誤	正		4	正	正	正	誤		5	正	正	正	正

答：2

（a　登録販売者試験に合格した者であって、医薬品の販売又は授与に従事しようとするものは、販売従事登録を受けなければならない。）

b　二つ以上の都道府県において販売従事登録を受けようと申請した者は、当該申請を行った都道府県知事のうちいずれか一つの都道府県知事の登録のみを受けることができる。

（d　医薬品医療機器等法施行規則第159条の13第1項において、『**登録販売者は、販売従事登録の消除を申請するときは、販売従事登録証を、登録を受けた都道府県知事に返納しなければならない。**』と規定されている。）

実例Ｆ４　配置販売業に関する以下の記述の正誤について、正しい組み合わせはどれか。

a　配置販売業者は、一般用医薬品をリスク区分ごとに混在させないように配置しなければならない。

b　配置員の身分証の有効期限は、発行の日から発行の日の属する年の翌年の 3 月 31 日までである。

c　配置販売業における医薬品の代金は、購入者の居宅に医薬品を預けた時点で請求することができる。

d　配置販売業の許可は、5 年ごとに、その更新を受けなければ、効力を失う。

	a	b	c	d
1	正	誤	正	誤
2	正	誤	誤	誤
3	正	誤	誤	正
4	誤	正	正	正
5	正	正	誤	誤

答：2

（a　配置販売業者は、一般用医薬品をリスク区分ごとに混在させないように、配置箱の中で陳列しなければならない。）

b　配置員の身分証明書の有効期間は、発行の日から発行の日の属する年の翌年の<u>12 月 31 日</u>までである（規則第 152 条第 2 項）。

c　配置販売業は、先用後利（購入者の居宅に医薬品をあらかじめ預けておき、購入者がこれを使用した後でなければ代金請求権を生じない）といった販売形態である。

d　医薬品の販売業の許可（配置販売業の許可を含む）は、6 年ごとに、その更新を受けなければ効力を失う。

実例Ｆ５　日本薬局方に関する次の記述について、（　）の中に入れるべき字句の正しい組合せはどれか。

日本薬局方とは、医薬品医療機器等法第 41 条第 1 項の規定に基づいて、厚生労働大臣が医薬品の性状及び（ a ）の適正を図るため、薬事・食品衛生審議会の意見を聴いて、保健医療上重要な医薬品について、必要な規格・基準及び（ b ）等を定めたものである。厚生労働大臣は、少なくとも（ c ）年ごとに日本薬局方の全面にわたって薬事・食品衛生審議会の検討が行われるように、その改定について薬事・食品衛生審議会に諮問しなければならない。

	a	b	c
1	品質	標準的試験法	10
2	品質	効能効果	15
3	品質	標準的試験法	15
4	性能	効能効果	10
5	性能	標準的試験法	15

答：1

c　医薬品医療機器等法第 41 条第 2 項において、『厚生労働大臣は、少なくとも<u>十年ごと</u>に日本薬局方の全面にわたつて薬事・食品衛生審議会の検討が行われるように、その改定について薬事・食品衛生審議会に諮問しなければならない。』と規定されている。

パターン分析G：番外編〖解なしの問題〗

ごくまれに「解なし」の問題に出くわすことがありますが、作問ミスであるため、受験者全員に加点が行われるなど適切な救済措置が図られます。このような問題に遭遇してもうろたえないようにしましょう。

実例G１ 呼吸器系に関する次の記述の正誤について、正しい組合せを下欄から選びなさい。

a 喉頭の後壁にある扁桃はリンパ組織が集まってできていて、気道に侵入してくる細菌、ウイルス等に対する免疫反応が行われる。

b 呼吸運動は、肺自体の筋組織によって肺が自力で拡張、収縮することにより行われる。

c 肺胞と毛細血管を取り囲んで支持している組織を間質という。

d 鼻汁にはリゾチームが含まれ、気道の防御機構の一つとなっている。

下欄	a	b	c	d
1	正	誤	正	正
2	正	正	誤	誤
3	正	誤	正	誤
4	誤	正	正	誤
5	誤	正	誤	正

答：解なし（a誤 b誤 c正 d正）

a **咽頭**の後壁にある扁桃はリンパ組織が集まってできていて、気道に侵入してくる細菌、ウイルス等に対する免疫反応が行われる。

b 肺自体には肺を動かす筋組織が**ない**ため、自力で膨らんだり縮んだりするのではなく、横隔膜や肋間筋によって拡張・収縮して呼吸運動が行われている。

実例G２ 以下の殺菌消毒薬に配合される成分のうち、結核菌を含む一般細菌類、真菌類、ウイルスの全てに対して殺菌消毒作用を示すものとして、正しいものを一つ選び、その番号を解答欄に記入しなさい。

1 オキシドール
2 アクリノール
3 クロルヘキシジン塩酸塩
4 ポピドンヨード
5 クロルヘキシジングルコン酸塩

答：解なし（当初は「4」を正答と予定）

1,2 オキシドール、アクリノールは、一般細菌類の一部に対して殺菌消毒作用を示す。

3,5 クロルヘキシジン塩酸塩、クロルヘキシジングルコン酸塩は、一般細菌類、真菌類に対して比較的広い殺菌消毒作用を示す。

4 『ポ**ビ**ドンヨード』とすべきところが、「ポ**ピ**ドンヨード」と誤表記されている。

実例G3　下表の成分を含む胃腸薬に関する次の記述について、誤っているものを 1 つ選びなさい。

1日服用量中	
トリメブチンマレイン酸塩(TM)	300 mg
ビオヂアスターゼ 2000	120 mg
リパーゼ AP6	45 mg
カンゾウ末	150 mg
ロートエキス	30 mg
炭酸水素ナトリウム	300 mg
沈降炭酸カルシウム	600 mg
メタケイ酸アルミン酸マグネシウム(乾燥物換算)	240 mg

1　リパーゼ AP6 は、炭水化物、脂質等の分解に働く酵素を補うことを目的に配合されている。

2　ロートエキスは、過剰な胃液の分泌を抑える作用を期待して配合されている。

3　炭酸水素ナトリウムは、胃酸の中和作用のほか、胃粘膜にゼラチン状の皮膜を形成して保護する作用もあるとされる。

4　この胃腸薬は、炭酸飲料での服用は適当でない。

答：解なし（a誤　b正　c誤　d正）

1　リパーゼ AP6 は、**脂質**の分解に働く酵素を補うことを目的に配合されており、**炭水化物を分解できない**。

3　**メタケイ酸アルミン酸マグネシウム**は、胃酸の中和作用のほか、胃粘膜にゼラチン状の皮膜を形成して保護する作用もあるとされる。

実例Ｇ４　一般用医薬品の添付文書に関する以下の記述の正誤について、正しい組み合わせはどれか。

a　添付文書の内容は変わるものであり、医薬品の有効性・安全性等に係る新たな知見、使用に係る情報に基づき、定期的に改訂がなされている。

b　使用上の注意の項目に記載される、「してはいけないこと」、「相談すること」及び「その他の注意」の各見出しには、それぞれ標識的マークが付されていることが多い。

c　添加物として配合されている成分については、現在のところ、製薬企業界の自主申し合わせに基づいて記載がなされている。

d　可燃性ガスを噴射剤としているエアゾール製品等における消防法や高圧ガス保安法に基づく注意事項については、その容器への表示が義務づけられているが、添付文書において「保管及び取り扱い上の注意」としても記載されている。

	a	b	c	d
1	正	正	正	誤
2	誤	誤	正	誤
3	誤	正	正	正
4	正	誤	誤	正
5	誤	誤	誤	正

答：解なし（a誤　b誤　c正　d正）

a　添付文書の内容は変わるものであり、医薬品の有効性・安全性等に係る新たな知見、使用に係る情報に基づき、**必要に応じて随時**改訂がなされている。

b　使用上の注意の項目に記載される、「**使用上の注意**」、「してはいけないこと」及び「相談すること」の各項目の見出しには、それぞれ標識的マークが付されていることが多い。

実例Ｇ５　店舗販売業に関する記述のうち、正しいものの組み合わせを１つ選びなさい。

a　店舗販売業では、劇薬を開封して分割販売してはならない。

b　店舗販売業では、薬剤師が店舗管理者の場合に限り、医療関係者に対して、医療用医薬品の販売・授与を行うことができる。

c　配置による販売の方法で医薬品を販売又は授与しようとする場合には、別途、配置販売業の許可を受ける必要がある。

d　店舗販売業の許可を受けた店舗では、店舗管理者が薬剤師の場合に限り、調剤を行うことができる。

1（a,b）　2（a,c）　3（b,c）　4（b,d）

答：解なし(a誤　b誤　c正　d誤)

a　店舗販売業では、店舗管理者が薬剤師であれば、毒薬又は劇薬を開封して分割販売することが**できる**。

b　店舗販売業では、薬剤師が店舗管理者であっても、医療関係者に対して医療用医薬品の販売・授与を行うことが**できない**。

d　店舗販売業の許可を受けた店舗では、店舗管理者が薬剤師であっても、調剤を行うことが**できない**。

登録販売者試験対策問題・
パターン分析＆模試２回分
手引き(令和５年４月)対応

模試２回分

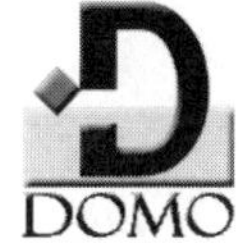

模試 A

1 模試Aは、120問で次のとおりの構成です。

第1部 60問 ・・・ 試験時間120分

- 医薬品に共通する特性と基本的な知識（問1〜問20）
- 人体の働きと医薬品（問21〜問40）
- 薬事関係法規・制度（問41〜問60）

第2部 60問 ・・・ 試験時間120分

- 主な医薬品とその作用（問61〜問100）
- 医薬品の適正使用・安全対策（問101〜問120）

2 合格の基準は、120問中84問以上の正解、かつ、各章の正解率が35%以上です。

【模試A 第1部 医薬品に共通する特性と基本的な知識】

問1 医薬品の本質に関する記述について、正しい組み合わせはどれか。

a 医薬品は、市販後にも、医学・薬学等の知見の積み重ねや使用成績の結果等によって有効性、安全性等に関する情報が集積されており、随時新たな情報が付加されるものである。

b 検査薬は、その検査結果について正しい解釈や判断がなされなければ、医療機関を受診して適切な治療を受ける機会を失うおそれがある。

c 一般の生活者においては、薬剤師や登録販売者に相談しなくても、一般用医薬品の効能、効果や副作用等について誤解や認識不足を生じることはない。

d 健康被害の発生の可能性がなければ、製品回収等の措置がなされることはない。

1(a,b) 2(a,c) 3(b,c) 4(b,d) 5(c,d)

問2 一般用医薬品に関する記述の正誤について、正しい組み合わせはどれか。

a 製品に添付されている文書や製品表示には、効能効果、用法用量、副作用等の必要な情報が記載されている。

b 一般用医薬品として販売される製品は、製造物責任法(PL法)の対象でもある。

c 販売に従事する専門家は、常に新しい有効性、安全性等に関する情報の把握に努める必要がある。

d 市販後には、有効性、安全性等の確認が行われる仕組みはとられていない。

	a	b	c	d
1	正	正	正	正
2	正	正	正	誤
3	正	正	誤	正
4	正	誤	正	正
5	誤	正	正	正

問３　医薬品のリスク評価に関する記述について、正しい組み合わせはどれか。

a　少量の医薬品投与であっても、長期投与されれば慢性的な毒性が発現する場合がある。
b　新規に開発される医薬品のリスク評価は、GPSP に沿って厳格に実施されている。
c　ヒトを対象とした臨床試験の実施の基準には、国際的に GCP が制定されている。
d　GVP は、医薬品の製造販売後の調査及び試験の実施の基準である。

	a	b	c	d
1	正	正	誤	正
2	正	誤	誤	誤
3	誤	正	誤	正
4	正	誤	正	誤
5	誤	正	正	正

問４　食品に関する記述について、正しい組み合わせはどれか。

a　機能性表示食品は、事業者の責任で科学的根拠をもとに疾病に罹患していない者の健康維持及び増進に役立つ機能を商品のパッケージに表示する食品として、国の個別の許可を受けたものである。
b　特定保健用食品は、身体の生理機能などに影響を与える保健機能成分を含むものである。
c　栄養機能食品は、国が定めた規格基準に適合したものであれば、その栄養成分の健康機能を表示できる。
d　いわゆる健康食品は、その多くが摂取しやすいように錠剤やカプセル等の医薬品に類似した形状で販売されている。

	a	b	c	d
1	正	正	正	正
2	正	正	正	誤
3	正	正	誤	正
4	正	誤	正	正
5	誤	正	正	正

問５　医薬品の副作用に関する記述について、(　)に入る字句として正しい組み合わせはどれか。

WHO の定義によれば、医薬品の副作用とは「疾病の(　a　)、診断、治療のため、又は身体の機能を正常化するために、人に(　b　)用いられる量で発現する医薬品の有害かつ(　c　)反応」とされている。

	a	b	c
1	予防	通常	意図しない
2	予防	過量に	意図した
3	予防	通常	意図した
4	検査	過量に	意図しない
5	検査	通常	意図した

問6　医薬品の副作用に関する記述について、正しい組み合わせはどれか。

a　副作用は、眠気や口渇等の比較的よく見られるものから、日常生活に支障を来す程度の健康被害を生じる重大なものまで様々である。
b　医薬品の主作用以外の反応であれば、特段の不都合を生じないものであっても、通常、副作用として扱われる。
c　一般用医薬品による副作用の兆候が現れた場合には、その使用を中断することによる不利益よりも、重大な副作用を回避することが優先され、基本的に使用を中止することとされている。
d　医薬品を使用する人が副作用をその初期段階で認識することにより、副作用の種類に応じて速やかに適切に対応し、重篤化の回避が図られることが重要である。

	a	b	c	d
1	正	正	正	誤
2	正	正	誤	正
3	正	誤	正	正
4	誤	正	正	正
5	正	誤	正	誤

問7　アレルギーに関する記述について、正しい組み合わせはどれか。

a　免疫は、本来、細菌やウイルスなどが人体に取り込まれたとき、人体を防御するために生じる反応であるが、免疫機構が過敏に反応した場合、アレルギーが引き起こされることがある。
b　アレルギーを引き起こす原因物質をアレルゲンという。
c　アレルギーの場合、炎症やそれに伴って発生する痛み、発熱等は、人体にとって有害なものを体内から排除するための必要な過程であるが、通常の免疫反応においては過剰に組織に刺激を与える場合も多い。
d　医薬品にアレルギーを起こしたことのない人では、病気等に対する抵抗力が低下している状態であっても、医薬品によるアレルギーを生じることはない。

	a	b	c	d
1	正	誤	正	誤
2	誤	誤	正	正
3	正	正	誤	誤
4	誤	正	誤	正
5	正	誤	誤	正

問8　一般用医薬品の不適正な使用に関する記述について、正しい組み合わせはどれか。

a　一般用医薬品は、購入者等の誤解や認識不足のために適正に使用されないことがある。
b　定められた用量を超える量の医薬品を服用した場合であっても、副作用につながることはない。
c　購入者等が医薬品を使用する前に添付文書や製品表示を必ず読むなどの適切な行動がとられ、その適正な使用が図られるよう、医薬品の販売等に従事する専門家により、購入者等の理解力や医薬品を使用する状況等に即して説明がなされるべきである。
d　医薬品の乱用により薬物依存を生じることはない。

	a	b	c	d		a	b	c	d		a	b	c	d
1	正	誤	正	誤	2	誤	誤	正	誤					
3	正	正	誤	誤	4	誤	正	誤	正	5	誤	誤	正	正

問9　一般用医薬品の不適正な使用に関する記述について、正しい組み合わせはどれか。

a　薬物依存とは、ある薬物の精神的な作用を体験するために、その薬物を連続的あるいは周期的に摂取することへの強迫を常に伴っている行動等によって特徴づけられる精神的・身体的な状態をいう。
b　一度、薬物依存が形成されても、そこから容易に離脱することができる。
c　医薬品の乱用がなされると、過量摂取による急性中毒等を生じる危険性が高くなる。
d　医薬品の販売等に従事する専門家においては、必要以上の大量購入や頻回購入などを試みる不審な者には、入店を禁止する、状況によっては警察に通報するなどの対応が図られることが望ましい。

1(a,b)　2(a,c)　3(b,c)　4(b,d)　5(c,d)

問10　医薬品と食品との飲み合わせに関する記述について、正しい組み合わせはどれか。

a　食品との相互作用は、食品と飲み薬が体内で相互作用を生じる場合が主に想定される。
b　外用薬や注射薬であっても、食品によって医薬品の作用や代謝に影響を受ける可能性がある。
c　食品中に医薬品の成分と同じ物質が存在していることはない。
d　食品として流通している生薬成分はない。

	a	b	c	d		a	b	c	d		a	b	c	d
1	正	正	誤	誤	2	誤	誤	正	正					
3	正	正	誤	正	4	正	誤	正	誤	5	誤	正	正	誤

問１１　新生児、乳児、幼児、小児の年齢区分のおおよその目安として、正しい組み合わせはどれか。

	新生児	乳児	幼児	小児
1	生後3日未満	生後3日以上2歳未満	2歳以上7歳未満	7歳以上9歳未満
2	生後3日未満	生後3日以上2歳未満	2歳以上5歳未満	5歳以上15歳未満
3	生後4週未満	生後4週以上1歳未満	1歳以上5歳未満	5歳以上9歳未満
4	生後4週未満	生後4週以上1歳未満	1歳以上7歳未満	7歳以上15歳未満
5	生後6週未満	生後6週以上2歳未満	2歳以上5歳未満	5歳以上9歳未満

問１２　乳幼児に関する記述について、正しい組み合わせはどれか。

a　乳児は、基本的には一般用医薬品による対処が優先され、医師の診療を受けることは最小限にとどめることが望ましい。

b　乳幼児は、医薬品が喉につかえると、大事に至らなくても咳き込んで吐き出し苦しむことになり、その体験から医薬品の服用に対する拒否意識を生じさせることがある。

c　一般に乳幼児は、容態が変化した場合に自分の体調を適切に伝えることが難しいため、医薬品を使用した後は、保護者が乳幼児の状態をよく観察することが重要である。

d　乳幼児の誤飲・誤用事故の場合には、一般用医薬品であれば想定しがたい事態につながるおそれはないため応急処置を行わず、又は様子がおかしいようであればその医薬品を購入した店舗に連れて行くなどの対応がなされることが望ましい。

	a	b	c	d
1	正	正	誤	誤
2	正	誤	誤	正
3	誤	誤	正	正
4	誤	正	誤	正
5	誤	正	正	誤

問１３　高齢者に関する記述について、正しい組み合わせはどれか。

a　高齢者は、基礎体力や生理機能の衰えの度合いについて個人差が少なく、年齢のみから一概にどの程度リスクが増大しているかを容易に判断することができる。

b　高齢者が複数の医薬品を長期間にわたって使用しても、副作用を生じるリスクが高くなることはない。

c　高齢者は、喉の筋肉が衰えて飲食物を飲み込む力が弱まっている場合があり、内服薬を使用する際に喉に詰まらせやすい。

d　高齢者は、細かい文字が見えづらく、添付文書や製品表示の記載を読み取るのが難しい場合があり、情報提供や相談対応において特段の配慮が必要となる。

	a	b	c	d
1	正	正	誤	誤
2	誤	正	正	誤
3	誤	誤	正	正
4	誤	誤	誤	正
5	正	誤	誤	誤

問１４　女性と医薬品に関する記述について、正しい組み合わせはどれか。

a　妊婦が一般用医薬品を使用することにより症状の緩和を図ろうとする場合には、一般用医薬品による対処が適当かどうかを含めて慎重に考慮したうえで使用しなければならない。

b　母体が医薬品を使用した場合に、医薬品の成分が血液－胎盤関門によってどの程度胎児に移行するかは完全に解明されている。

c　妊娠前後にビタミンAを10,000国際単位以上摂取した場合、胎児に奇形(先天異常)の発現率が高くなるとの報告がある。

d　授乳婦が医薬品を使用した場合に、医薬品の成分の一部が乳汁中に移行することはない。

1(a,c)　2(a,d)　3(b,c)　4(b,d)　5(c,d)

問１５　医療機関で治療を受けている人等に関する記述について、正しい組み合わせはどれか。

a　生活習慣病等の慢性疾患の種類や程度によっては、一般用医薬品の有効性や安全性に影響を与える要因となることがある。

b　医療機関・薬局で交付された薬剤を使用している人については、その薬剤を処方した医師もしくは歯科医師又は調剤を行った薬剤師において一般用医薬品との併用の可否を判断することは困難なことが多く、登録販売者が適切な説明を行う必要がある。

c　過去に医療機関で治療を受けていたという場合には、どのような疾患について、いつ頃治癒したのかを踏まえ、購入者等が使用の可否を適切に判断することができるよう情報提供がなされることが重要である。

d　医療機関での治療は特に受けていない場合であっても、一般用医薬品の種類や配合成分等によっては、特定の症状がある人が使用するとその症状を悪化させるおそれがある等、注意が必要なものがある。

	a	b	c	d
1	正	正	正	誤
2	正	正	誤	正
3	正	誤	正	正
4	誤	正	正	正
5	正	正	正	正

問１６　医薬品の品質に関する記述について、正しい組み合わせはどれか。

a　医薬品に表示されている「使用期限」は、開封状態で保管された場合であっても品質が保持される期限である。

b　一般用医薬品は、外箱等に記載されている使用期限から十分な余裕をもって販売等がなされることが重要である。

c　医薬品は、適切な保管・陳列がなされていれば経時変化による品質の劣化は起こらない。

d　医薬品に配合されている成分には、高温や多湿、光(紫外線)等によって品質の劣化を起こしやすいものは含まれていない。

	a	b	c	d
1	誤	誤	正	正
2	正	誤	誤	正
3	正	正	誤	誤
4	誤	正	誤	誤
5	誤	誤	正	誤

問１７　一般用医薬品の役割として、正しい組み合わせはどれか。

a　軽度な疾病に伴う症状の改善　　b　生活習慣病等の疾病の治療
c　健康の維持・増進　　d　衛生害虫の防除

	a	b	c	d
1	正	正	正	正
2	正	誤	正	正
3	誤	正	正	正
4	正	正	正	誤
5	正	正	誤	正

問１８　コミュニケーションに関する記述について、誤ったものはどれか。

1　一般用医薬品は、登録販売者がその選択や使用を判断する主体である。
2　医薬品の販売に際して購入者側の状況を把握するには、会話しやすい雰囲気づくりに努め、医薬品を使用する状況等について自らの意志で伝えてもらえるよう促していくことが重要である。
3　現に症状のある本人が医薬品を購入しようとしている場合、購入者等の言葉だけでなく、その人の状態や様子全般から得られる情報も状況把握につながる重要な手がかりとなる。
4　医薬品の販売に従事する専門家においては、購入者等が、自分自身や家族の健康に対する責任感を持ち、適切な医薬品を選択して適正に使用するよう働きかけていくことが重要である。

問１９　サリドマイドに関する記述について、正しい組み合わせはどれか。

a　サリドマイドは、解熱鎮痛成分として承認された。
b　妊娠している女性がサリドマイド製剤を使用したことにより、妊婦に耳の障害等の異常が発生した。
c　血管新生を妨げる作用は、サリドマイドの光学異性体のうち *S* 体のみが有する作用である。
d　*R* 体と *S* 体は体内で相互変換することから、一方の光学異性体を分離して製剤化しても催奇形成を避けることができない。

1(a, c)　2(a, d)　3(b, c)　4(b, d)　5(c, d)

問２０　スモン訴訟に関する記述について、(　)に入る字句として正しい組み合わせはどれか。

スモン訴訟は、整腸剤として販売されていた(a)を使用したことにより、亜急性脊髄視神経症に罹患したことに対する損害賠償訴訟である。1971 年 5 月に(b)を被告として提訴され、1979 年 9 月に全面和解が成立した。

	a	b
1	血液製剤	医療機関及び製薬企業
2	キノホルム製剤	国及び製薬企業
3	血液製剤	国及び製薬企業
4	キノホルム製剤	医療機関及び製薬企業
5	解熱鎮痛剤	医療機関

【模試A 第1部 人体の働きと医薬品】

問21　口腔・食道に関する記述について、正しい組み合わせはどれか。

a　歯の齲蝕が歯髄に達すると、歯がしみたり痛みを感じるようになる。
b　唾液はリゾチーム等の殺菌・抗菌物質を含んでおり、口腔粘膜の保護・洗浄、殺菌等の作用もある。
c　嚥下された飲食物は重力によって胃に落ち込むのでなく、食道の運動によって胃に送られる。
d　唾液によって口腔内はpHがアルカリ性に保たれ、酸による歯の齲蝕を防いでいる。

1(a,b)　2(a,d)　3(b,c)　4(b,d)　5(c,d)

問22　小腸に関する記述について、誤ったものはどれか。

1　小腸は、十二指腸、空腸、回腸の3部分に分かれる。
2　トリプシンは、麦芽糖を分解する酵素である。
3　脂質(トリグリセリド)はリパーゼの作用によって分解を受けるが、小腸粘膜の上皮細胞で吸収されると脂質に再形成され、カイロミクロンとなる。
4　十二指腸の上部を除く小腸の内壁には輪状のひだがある。

問23　胆汁に関する記述について、正しい組み合わせはどれか。

a　胆汁に含まれる胆汁酸塩は、水溶性ビタミンの吸収を助ける。
b　腸内に放出された胆汁酸塩の大部分は、大腸で再吸収されて肝臓に戻される。
c　胆汁に含まれるビリルビンは、赤血球中のヘモグロビンが分解されて生じた老廃物である。
d　胆嚢は、肝臓で産生された胆汁を濃縮して蓄える器官で、十二指腸に内容物が入ってくると収縮して腸管内に胆汁を送り込む。

	a	b	c	d
1	正	誤	正	誤
2	正	正	誤	誤
3	正	誤	誤	正
4	誤	誤	正	正
5	誤	正	正	誤

問24　呼吸器系に関する記述について、正しい組み合わせはどれか。

a　肺自体には、肺を動かす筋組織がない。
b　咽頭は、消化管と気道の両方に属する。
c　肺胞は、粘液層や線毛により保護されている。
d　鼻腔から気管支までの呼気及び吸気の通り道を上気道という。

	a	b	c	d
1	正	正	正	誤
2	正	正	誤	誤
3	誤	正	誤	正
4	誤	正	正	誤
5	誤	誤	正	正

問２５　循環器系に関する記述について、正しいものはどれか。

1　血漿は 90%以上がアルブミン等のタンパク質からなり、水分のほか、微量の脂質、糖質、電解質を含む。

2　好中球は白血球の約 5%と少ないが最も大きく、強い食作用を持つ。単球は最も数が多く、白血球の約 60%を占める。

3　四肢を通る動脈では血流が重力の影響を受けやすいため、一定の間隔で存在する弁が発達しており、血液の逆流を防いでいる。

4　損傷した血管は、血管壁を収縮することで血流を減少させ、大量の血液が流出するのを防ぐ。同時に、損傷部位に血小板が粘着、凝集して傷口を覆う。

問２６　循環器系に関する記述について、正しい組み合わせはどれか。

a　リンパ管には逆流防止のための弁がある。

b　リンパ液は血漿とほとんど同じ成分からなるが、タンパク質が多く、リンパ球を含む。

c　脾臓の主な働きは、古くなった血小板を濾し取って処理することである。

d　組織液のほとんどは毛細血管で吸収されて血液に還元されるが、一部はリンパ管に入ってリンパ液となる。

	a	b	c	d
1	正	誤	正	誤
2	正	正	誤	誤
3	誤	誤	正	正
4	正	誤	誤	正
5	誤	正	正	誤

問２７　泌尿器系に関する記述について、誤ったものはどれか。

1　腎小体と尿細管とで腎臓の基本的な機能単位を構成している。

2　副腎髄質では、自律神経系に作用するアドレナリン(エピネフリン)とノルアドレナリン(ノルエピネフリン)が産生・分泌される。

3　腎臓から膀胱を経て尿路に至る尿の通り道を尿道という。

4　男性では、膀胱の真下に尿道を取り囲むように前立腺がある。

問２８　鼻に関する記述について、正しい組み合わせはどれか。

a　食品からの嗅覚情報は、舌が受容した味覚情報と脳において統合され、風味として認識される。

b　においに対する感覚は、非常に鋭敏で順応を起こしにくい。

c　副鼻腔は、薄い板状の軟骨と骨でできた鼻中隔によって左右に仕切られている。

d　鼻中隔の前部は、毛細血管が豊富に分布していることに加えて粘膜が薄いため、傷つきやすく鼻出血を起こしやすい。

	a	b	c	d
1	正	誤	正	誤
2	誤	正	誤	正
3	正	誤	誤	正
4	正	正	誤	誤
5	誤	正	正	正

問２９　外皮系に関する記述について、正しい組み合わせはどれか。

a　体温が上がり始めると、皮膚を通っている毛細血管に血液がより多く流れるように血管が開き、体外へより多くの熱を排出する。

b　ヒトの皮膚表面の微生物の存在によって、皮膚の表面での病原菌の繁殖が抑えられ、また、病原菌の体内への侵入が妨げられている。

c　角質層は、セラミドでできた板状の角質細胞と、ケラチンを主成分とする細胞間脂質で構成されており、皮膚のバリア機能を担っている。

d　メラニン色素は、皮下組織にあるメラノサイトで産生される。

	a	b	c	d
1	誤	誤	正	正
2	正	誤	誤	正
3	正	正	誤	誤
4	正	正	正	誤
5	誤	正	正	正

問３０　骨格系に関する記述について、正しい組み合わせはどれか。

a　骨の関節面は、弾力性に富む柔らかな軟骨層に覆われている。

b　骨の基本構造は骨質、骨膜、骨髄の三組織からなる。

c　骨の成長が停止した後は、骨形成は行われない。

d　すべての骨の骨髄で造血が行われるわけでなく、主として胸骨、肋骨、脊椎、骨盤、大腿骨などが造血機能を担っている。

1（a，b）　2（a，d）　3（b，c）　4（b，d）　5（c，d）

問３１　中枢神経系に関する記述について、正しい組み合わせはどれか。

a　脳は、頭の上部から下後方部にあり、知覚、運動、記憶、情動、意思決定等の働きを行っている。

b　脳において、血液の循環量は心拍出量の約25%、酸素の消費量は全身の約20%、ブドウ糖の消費量は全身の約15%と多い。

c　血液脳関門とは、脳の毛細血管が中枢神経の間質液環境を血液内の組成変動から保護するように働く機能をいう。

d　延髄は脊椎の中にあり、脳と末梢の間で刺激を伝える。

	a	b	c	d
1	誤	正	正	誤
2	正	誤	正	正
3	誤	正	誤	正
4	正	誤	正	誤
5	正	正	誤	正

問３２　薬の生体内運命に関する記述について、正しい組み合わせはどれか。

a　循環血液中に移行せずに薬効を発揮する医薬品であっても、その成分が体内から消失する過程では、吸収されて循環血液中に移行する場合がある。

b　一般に、消化管からの吸収は、濃度の高い方から低い方へ受動的に拡散していく現象である。

c　直腸の粘膜下には動脈が豊富に分布して通っており、坐剤の有効成分が容易に循環血液中に入る。

d　眼の粘膜に適用する点眼薬は、耳管を通って鼻粘膜から吸収されることがある。

	a	b	c	d
1	誤	誤	誤	正
2	誤	正	正	正
3	正	正	誤	誤
4	正	誤	正	誤
5	誤	正	正	誤

問３３　有効成分と血漿タンパク質の複合体に関する記述について、正しい組み合わせはどれか。

a　多くの有効成分は血液中で血漿タンパク質と結合して複合体を形成している。

b　複合体を形成している有効成分の分子は、薬物代謝酵素の作用で代謝されやすい。

c　複合体を形成している有効成分の分子は、トランスポーターによって輸送されない。

d　複合体は腎臓で濾過されやすいため、有効成分の作用が消失する原因となる。

1（a，b）　2（a，c）　3（b，c）　4（b，d）　5（c，d）

問３４　剤形に関する記述について、誤ったものはどれか。

1　口腔内崩壊錠は、水なしで服用することができる。
2　トローチは飲み込まずに口の中で舐めて徐々に溶かし、ドロップは噛み砕いて使用する。
3　粉末状にしたものを散剤、小さな粒状にしたものを顆粒剤という。
4　顆粒剤は、粒の表面がコーティングされているものもあるので、噛み砕いてはならない。

問３５　皮膚粘膜眼症候群、中毒性表皮壊死融解症に関する記述について、正しい組み合わせはどれか。

a　皮膚粘膜眼症候群は、高熱(38℃以上)を伴って、発疹・発赤、火傷様の水疱等の激しい症状が、比較的短期間に全身の皮膚、口、目の粘膜に現れる病態である。
b　皮膚粘膜眼症候群及び中毒性表皮壊死融解症のいずれも、一旦発症すると多臓器障害の合併症等により致命的な転帰をたどることがあり、また、眼や呼吸器等に障害が残ったりする重篤な疾患である。
c　皮膚粘膜眼症候群の発症機序の詳細は不明であるが、発症の可能性がある医薬品の種類は限られているため、発症の予測は容易である。
d　皮膚粘膜眼症候群と中毒性表皮壊死融解症は、いずれも原因医薬品の使用開始後 2 週間以内に発症し、1ヶ月以上経ってから起こることはない。

	a	b	c	d
1	誤	正	正	誤
2	誤	正	誤	正
3	正	誤	正	誤
4	正	正	誤	誤
5	正	誤	正	正

問３６　病気等に対する抵抗力の低下に関する記述について、(　)に入る字句として正しい組み合わせはどれか。

医薬品の使用が原因で血液中の好中球が(　a　)し、突然の高熱、悪寒、喉の痛み、口内炎、倦怠感等の症状を呈することがある。

また、医薬品の使用が原因で血液中の血小板が(　b　)し、鼻血、歯ぐきからの出血、手足の青あざや口腔粘膜の血腫等の内出血、経血が止まりにくい等の症状が現れることがある。

	a	b
1	増加	増加
2	増加	減少
3	減少	増加
4	減少	減少

問３７　偽アルドステロン症に関する記述について、誤ったものはどれか。

1　副腎皮質からのアルドステロン分泌が増加することにより、体内に塩分(ナトリウム)と水が貯留し、体からカリウムが失われることによって生じる病態である。
2　主な症状に、手足の脱力、血圧上昇、筋肉痛、こむら返り、倦怠感、手足のしびれ、頭痛、むくみ、喉の渇き、吐きけ・嘔吐等がある。
3　低身長、低体重など体表面積が小さい者や高齢者で生じやすく、原因医薬品の長期服用後に初めて発症する場合もある。
4　複数の医薬品や、医薬品と食品との間の相互作用によって起きることがある。

問３８　腎障害に関する記述について、(　)に入る字句として正しい組み合わせはどれか。

尿量の減少、ほとんど尿が出ない、(a)、むくみ、倦怠感、発疹、吐きけ・嘔吐、発熱、血尿等の症状が現れたときは、原因と考えられる医薬品の使用を(b)、速やかに医師の診療を受ける必要がある。

	a	b
1	一時的に尿が黄色くなる	中止せず
2	一時的に尿が黄色くなる	中止して
3	逆に一時的に尿が増える	中止せず
4	逆に一時的に尿が増える	中止して

問３９　眼圧上昇に関する記述について、(　)に入る字句として正しい組み合わせはどれか。

(a)がある成分が配合された医薬品によって、眼圧が(b)し、眼痛や眼の充血に加え、急激な視力低下を来すことがある。

	a	b
1	抗コリン作用	上昇
2	抗コリン作用	低下
3	解熱鎮痛作用	上昇
4	解熱鎮痛作用	低下

問４０　接触皮膚炎、光線過敏症、薬疹に関する記述について、正しい組み合わせはどれか。

a　光線過敏症は、医薬品が触れた皮膚の部分にのみ生じ、正常な皮膚との境界がはっきりしているのが特徴である。
b　接触皮膚炎の症状は、医薬品が触れた部分だけでなく、全身へ広がって重篤化する場合がある。
c　薬疹は、あらゆる医薬品で起きる可能性があり、同じ医薬品でも生じる発疹の型は人によって様々である。
d　薬疹は、医薬品の使用後 1〜2 週間で起きることが多いが、長期使用後に現れることもある。

1(a,b)　2(a,d)　3(b,c)　4(b,d)　5(c,d)

【模試A 第1部 薬事関係法規・制度】

※医薬品医療機器等法とは、医薬品、医療機器等の品質、有効性及び安全性の確保等に関する法律をいう。

※都道府県知事等とは、都道府県知事(薬局又は店舗販売業にあっては、その薬局又は店舗の所在地が保健所設置市又は特別区の区域にある場合においては、市長又は区長)をいう。

問41　登録販売者に関する記述について、誤ったものはどれか。

1　登録販売者試験の合格者が、医薬品の販売又は授与に従事しようとする場合には、厚生労働大臣の登録を受けなければならない。

2　販売従事登録の申請書には、申請者が精神の機能の障害により業務を適正に行うにあたって必要な認知、判断及び意思疎通を適切に行うことができないおそれがある者である場合は、当該申請者に係る精神の機能の障害に関する医師の診断書を添えなければならない。

3　二つ以上の都道府県において販売従事登録を受けようと申請した者は、当該申請を行った都道府県知事のうちいずれか一つの都道府県知事の登録のみを受けることができる。

4　都道府県知事は、販売従事登録を行ったときは、当該販売従事登録を受けた者に対して登録証を交付しなければならない。

問42　不良医薬品に関する医薬品医療機器等法の条文について、(　)に入る字句として正しいものはどれか。

第五十六条　次の各号のいずれかに該当する医薬品は、販売し、授与し、又は販売若しくは授与の目的で製造し、輸入し、貯蔵し、若しくは陳列してはならない。
一から五まで　(略)
六　その全部又は一部が(　)又は変質若しくは変敗した物質から成つている医薬品
七から九まで　(略)

1　有害な物質　　2　有毒な物質　　3　不潔な物質　　4　指定薬物

問４３　要指導用医薬品に関する記述について、(　)に入る字句として正しい組み合わせはどれか。

(　a　)の選択により使用されることを目的とする医薬品であって、医療用医薬品において使用されていた有効成分が初めて配合されたものや既存の医薬品と明らかに異なる有効成分が配合されたもののうち、その適正な使用のために薬剤師の対面による情報の提供及び(　b　)知見に基づく指導が行われることが必要なものについて、薬事・食品衛生審議会の意見を聴いた上で、厚生労働大臣が要指導医薬品として指定している。

	a	b
1	薬剤師その他医薬関係者から提供された情報に基づく需要者	倫理的
2	薬剤師その他医薬関係者から提供された情報に基づく需要者	薬学的
3	薬剤師その他医薬関係者	倫理的
4	薬剤師その他医薬関係者	薬学的

問４４　毒薬又は劇薬を譲り受ける者から交付される文書の法定記載事項として誤ったものはどれか。

1　品名　　2　数量　　3　使用の年月日　　4　譲受人の住所　　5　譲受人の職業

問４５　一般用医薬品のリスク区分に関する記述について、正しい組み合わせはどれか。

a　第一類医薬品は、第三類医薬品よりも保健衛生上のリスクが高い。
b　第二類医薬品は、その副作用等により日常生活に支障を来す程度の健康被害が生ずるおそれがある医薬品であって薬事・食品衛生審議会が指定するものである。
c　新たに一般用医薬品となった医薬品は、承認後の一定期間、第一類医薬品に分類される。
d　第三類医薬品は、その副作用等により身体の変調・不調が起こるおそれがないものである。

	a	b	c	d
1	正	正	誤	正
2	正	正	正	誤
3	誤	誤	正	正
4	正	誤	正	誤
5	誤	正	誤	誤

問４６　記載禁止事項に関する医薬品医療機器等法の条文について、(　)に入る字句として正しいものはどれか。

第五十四条　医薬品は、これに添付する文書、その医薬品又はその容器若しくは被包(内袋を含む。)に、次に掲げる事項が記載されていてはならない。
一　当該医薬品に関し虚偽又は誤解を招くおそれのある事項
二　(略)
三　保健衛生上危険がある用法、用量又は(　)

1　効能効果　　2　保存方法　　3　使用期間　　4　分量　　5　添加物

問４７　医薬部外品に関する記述について、誤ったものはどれか。

1　医薬部外品に医薬品的な効能効果を表示・標榜してはならない。
2　医薬部外品の直接の容器又は直接の被包には、「医薬部外品」の文字の表示その他定められた事項の表示が義務付けられている。
3　不良医薬部外品の販売は禁止されている。
4　不正表示医薬部外品の販売は禁止されている。

問４８　食品に関する記述について、正しい組み合わせはどれか。

a　食品とは、保健機能食品以外のすべての飲食物をいう。
b　特別用途食品は、原則として、一般の生活者が医薬品としての目的を有するものであるとの誤った認識を生じるおそれはないものとされている。
c　条件付き特定保健用食品には、消費者庁の許可等のマークが付されている。
d　機能性表示食品では、消費者庁長官の許可を受けることにより、特定の保健の目的が期待できるという食品の機能性を表示することができる。

	a	b	c	d
1	正	誤	正	正
2	正	正	誤	誤
3	正	誤	誤	正
4	誤	正	正	正
5	誤	正	正	誤

問４９　医薬品の販売業に関する医薬品医療機器等法の条文について、（　）に入る字句として正しい組み合わせはどれか。

第二十四条　（ａ）を受けた者でなければ、業として、医薬品を販売し、授与し、又は販売若しくは授与の目的で貯蔵し、若しくは陳列(配置することを（ｂ）。)してはならない。

	a	b
1	薬局開設者又は医薬品の販売業の許可	含む
2	薬局開設者又は医薬品の販売業の許可	除く
3	医薬品の製造販売業又は販売業の許可	含む
4	医薬品の製造販売業又は販売業の許可	除く

問５０　薬局に関する記述について、正しい組み合わせはどれか。

a　薬局の管理者は、その薬局に勤務するその他の従業者を監督するなど、薬局の業務につき、必要な注意をしなければならない。
b　薬局では、医療用医薬品の販売はできないが、要指導医薬品及び一般用医薬品を取り扱うことができる。
c　薬局開設者は、その薬局の業務につき、薬局の管理者に対して必要な意見を書面により述べなければならない。
d　薬局開設者は、医薬品を配置販売することができない。

	a	b	c	d
1	正	正	正	誤
2	正	誤	誤	正
3	誤	誤	正	誤
4	誤	正	誤	誤
5	誤	正	正	正

問５１　店舗販売業に関する記述について、正しい組み合わせはどれか。

a　店舗の所在地が保健所を設置する市にある場合は、店舗販売業の許可は、その市の市長が与えることとされている。
b　第一類医薬品については、薬剤師又は登録販売者により販売させなければならない。
c　店舗販売業者は、その指定する者に店舗を実地に管理させなければならず、自ら管理することは認められない。
d　店舗管理者は、その店舗の所在地の都道府県知事の許可を受けた場合を除き、その店舗以外の場所で業として店舗の管理その他薬事に関する実務に従事する者であってはならない。

	a	b	c	d
1	正	正	正	誤
2	正	誤	誤	正
3	誤	誤	正	誤
4	誤	正	誤	誤
5	誤	正	正	正

問５２　薬局における要指導医薬品の販売方法に関する記述について、正しい組み合わせはどれか。

a　要指導医薬品を購入しようとする者が、その要指導医薬品を使用しようとする者であることを確認すること

b　要指導医薬品に関する情報の提供及び指導を受けた者が当該情報の提供及び指導の内容を理解したこと並びに質問がないことを確認した後に、その要指導医薬品を販売すること

c　要指導医薬品を購入しようとする者から相談があった場合には、情報の提供又は指導を行った後に、その要指導医薬品を販売すること

d　要指導医薬品を販売した薬剤師の氏名、当該薬剤師の電話番号その他連絡先及び当該薬局の名称を、その要指導医薬品を購入しようとする者に伝えること

	a	b	c	d
1	正	誤	正	正
2	誤	正	正	正
3	正	正	正	誤
4	正	正	誤	正
5	誤	正	正	誤

問５３　対面販売が義務づけられている医薬品として、正しい組み合わせはどれか。

a　要指導医薬品　　b　第一類医薬品　　c　第二類医薬品　　d　第三類医薬品

	a	b	c	d
1	誤	誤	正	正
2	誤	正	正	正
3	正	誤	誤	誤
4	誤	誤	誤	正
5	正	正	誤	誤

問５４　要指導医薬品に係る情報提供及び指導を行う際の事前の確認事項として、正しい組み合わせはどれか。

a　年齢　　b　性別　　c　妊娠しているか否か　　d　授乳しているか否か

	a	b	c	d
1	正	正	正	誤
2	正	正	誤	正
3	正	誤	正	正
4	誤	正	正	正
5	正	正	正	正

問５５　一般用医薬品の陳列に関する記述について、誤ったものはどれか。

1　薬局開設者は、鍵をかけた陳列設備に陳列する場合等を除き、第一類医薬品を、第一類医薬品陳列区画の内部の陳列設備に陳列しなければならない。
2　薬局開設者は、鍵をかけた陳列設備に陳列する場合等を除き、指定第二類医薬品を、第二類医薬品陳列区画の内部の特定陳列設備に陳列しなければならない。
3　店舗販売業者は、第一類医薬品、第二類医薬品及び第三類医薬品を混在しないように陳列しなければならない。
4　配置販売業者は、第一類医薬品、第二類医薬品及び第三類医薬品を混在しないように配置しなければならない。

問５６　特定販売のホームページ広告への掲載情報として、正しい組み合わせはどれか。

a　薬局又は店舗の主要な外観の写真
b　薬局製造販売医薬品又は一般用医薬品の陳列の状況を示す写真
c　現在勤務している薬剤師又は登録販売者の顔写真及びその氏名
d　開店時間と特定販売を行う時間が異なる場合にあっては、その開店時間及び特定販売を行う時間

	a	b	c	d
1	誤	正	正	誤
2	正	正	正	誤
3	正	誤	正	誤
4	誤	誤	誤	正
5	正	正	誤	正

問５７　医薬品の購入等に関する記録に関する記述について、正しい組み合わせはどれか。

a　薬局開設者は、医薬品を病院の開設者に販売したときは、その病院の開設者と常時取引関係にある場合であっても、販売年月日を書面に記載しなければならない。
b　店舗販売業者は、医薬品を薬局開設者に販売したときは、その薬局開設者と常時取引関係にある場合であっても、薬局開設者の電話番号その他の連絡先を書面に記載しなければならない。
c　店舗販売業者は、法人である卸売販売業者から医薬品を購入したときは、医薬品の取引の任に当たる自然人が、当該卸売販売業者から医薬品の取引の指示を受けたことを示す資料を書面に記載しなければならない。
d　許可事業者が、複数の事業所について許可を受けている場合には、当該許可事業者内の異なる事業所間の医薬品の移転であっても、移転先又は移転元のいずれかの事業所において、品名等の法定事項を記録しなければならない。

	a	b	c	d
1	正	誤	誤	正
2	誤	正	正	正
3	正	誤	正	誤
4	正	正	誤	正
5	誤	正	正	誤

問５８　医薬品の広告に関する記述について、正しい組み合わせはどれか。

a　承認前の医薬品であっても、その名称のみの広告であれば認められる。

b　製薬企業等の依頼によりマスメディアを通じて行われるものは広告規制の対象とならない。

c　薬局、店舗販売業又は配置販売業において販売促進のため用いられるチラシやダイレクトメール、POP 広告については広告規制の対象とならない。

d　顧客を誘引する意図が明確であること、特定の医薬品の商品名が明らかにされていること、一般人が認知できる状態であることのいずれの要件も満たす場合には、広告に該当するものと判断される。

	a	b	c	d		a	b	c	d		a	b	c	d
1	正	正	誤	誤	2	誤	正	正	誤					
3	誤	誤	正	正	4	誤	誤	誤	正	5	正	誤	誤	誤

問５９　薬局に対する行政庁の監視指導に関する記述について、誤ったものはどれか。

1　薬局に関する監視指導に関しては、基本的に当該薬局の開設許可を所管する都道府県又は保健所設置市もしくは特別区の薬事監視員が行っている。

2　都道府県知事等は、薬局開設者が、関係する医薬品医療機器等法の規定又はそれに基づく命令を遵守しているかどうかを確かめるために必要があると認めるときは、その薬局開設者に対して必要な報告をさせることができる。

3　都道府県知事等は、必要があると認めるときは、当該職員に、その薬局開設者が医薬品を業務上取り扱う場所に立ち入り、無承認無許可医薬品、不良医薬品又は不正表示医薬品等の疑いのある物のすべてを収去させることができる。

4　都道府県知事等は、薬局開設者に対して、法令の遵守を確保するため措置が不十分であると認める場合においては、その改善に必要な措置を講ずべきことを命ずることができる。

問６０　医薬部外品の効能効果の範囲として、正しい組み合わせはどれか。

a　止瀉　　b　整腸　　c　便秘　　d　軟便

	a	b	c	d		a	b	c	d		a	b	c	d
1	正	正	正	誤	2	正	正	誤	正					
3	正	誤	正	正	4	誤	正	正	正	5	正	正	正	正

【模試A 第2部 主な医薬品とその作用】

問６１　かぜに関する記述について、正しい組み合わせはどれか。

a　かぜはウイルスの感染が原因となる疾患であり、細菌感染や非感染性の要因(冷気・乾燥、アレルギー)によるものは、かぜに含まれない。
b　かぜとよく似た症状が現れる疾患に、喘息、アレルギー性鼻炎、リウマチ熱、関節リウマチ、肺炎、肺結核、髄膜炎、急性肝炎、尿路感染症などがある。
c　かぜは、生体に備わっている免疫機構によって自然に治癒することはない。
d　急激な発熱を伴う場合や、症状が 4 日以上続くとき、又は症状が重篤なときは、かぜではない可能性が高い。

	a	b	c	d
1	正	正	誤	正
2	誤	正	誤	正
3	誤	誤	正	正
4	正	正	正	誤
5	誤	正	誤	誤

問６２　かぜ薬の成分と配合目的として、正しいものはどれか。

1　カルビノキサミンマレイン酸塩　―　くしゃみや鼻汁を抑える
2　イソプロピルアンチピリン　―　鼻粘膜の充血を和らげ、気管支を広げる
3　チペピジンヒベンズ酸塩　―　痰の切れを良くする
4　グアイフェネシン　―　発熱を鎮め、痛みを和らげる

問６３　漢方処方製剤の記述について、正しいものはどれか。

体力中等度又はやや虚弱で、うすい水様の痰を伴う咳や鼻水が出るものの気管支炎、気管支喘息、鼻炎、アレルギー性鼻炎、むくみ、感冒、花粉症に適すとされる。

1　小青竜湯　　2　半夏厚朴湯　　3　香蘇散　　4　柴胡桂枝湯　　5　麻黄湯

問６４　解熱鎮痛成分に関する記述について、正しい組み合わせはどれか。

a　アスピリンは、一般用医薬品では 15 歳未満の小児に対して使用する前に医師、薬剤師等に相談することとされている。
b　アスピリンやサザピリンは、ピリン系の解熱鎮痛成分に区分される。
c　アセトアミノフェンは、主として中枢性の作用によって解熱・鎮痛をもたらすと考えられており、抗炎症作用は期待できない。
d　アセトアミノフェンは、日頃から酒類をよく摂取する人では肝機能障害を起こしにくい。

	a	b	c	d
1	誤	正	正	誤
2	正	誤	正	誤
3	正	誤	誤	正
4	誤	正	誤	正
5	誤	誤	正	誤

問６５　解熱鎮痛薬に関する記述について、正しい組み合わせはどれか。

a　解熱鎮痛薬は、症状が現れないうちに予防的に使用するのが効果的といわれる。
b　アセトアミノフェンが配合された坐薬は、内服薬の解熱鎮痛薬やかぜ薬と併用されると効果的なものである。
c　解熱鎮痛薬を連用することによって、かえって頭痛が常態化することがある。
d　メトカルバモールは、副作用として眠気、めまい、ふらつきが現れることがあるため、服用後は乗物又は機械類の運転操作を避ける必要がある。

	a	b	c	d		a	b	c	d		a	b	c	d
1	誤	誤	正	正	2	正	誤	誤	正					
3	正	正	誤	誤	4	正	正	正	誤	5	誤	正	正	正

問６６　眠気を促す薬に関する記述について、正しい組み合わせはどれか。

a　生薬成分のみからなる鎮静薬や漢方処方製剤については飲酒を避けることとはなっていないが、アルコールが睡眠の質を低下させ、催眠鎮静薬の効果を妨げることがある。
b　ブロモバレリル尿素等の反復摂取によって依存を生じている場合は、自己努力のみで依存からの離脱を図ることは困難である。
c　ブロモバレリル尿素を大量摂取したときの応急処置は専門的判断を必要とせず、通常そのまま寝かせておくことが望ましい。
d　基本的に、不眠に対して一般用医薬品で対処することが可能なのは、入眠障害、熟眠障害、中途覚醒、早朝覚醒の症状が慢性的に続いている場合である。

1（a，b）　2（a，d）　3（b，c）　4（b，d）　5（c，d）

問６７　鎮暈薬(乗物酔い防止薬)に関する記述について、正しい組み合わせはどれか。

a　アミノ安息香酸エチルは、胃粘膜への麻酔作用によって嘔吐刺激を和らげ、乗物酔いに伴う吐き気を抑える。
b　スコポラミン臭化水素酸塩水和物は、他の抗コリン成分と比べて脳内に移行しやすいとされるが、肝臓で速やかに代謝されてしまうため、抗ヒスタミン成分等と比べて作用の持続時間は短い。
c　ジメンヒドリナートは、延髄にある嘔吐中枢への刺激や内耳の前庭における自律神経反射を促す作用を示す。
d　ジフェニドール塩酸塩は、前庭神経の調節作用のほか、中耳への血流を改善する作用を示す。

	a	b	c	d		a	b	c	d		a	b	c	d
1	正	誤	誤	正	2	正	正	誤	誤					
3	正	正	正	誤	4	誤	正	正	正	5	誤	誤	正	正

問６８　咳・痰が生じる仕組みに関する記述について、誤ったものはどれか。

1　咳は、気管や気管支に何らかの異変が起こったときに、その刺激が中枢神経系に伝わり、延髄にある咳嗽中枢の働きによって引き起こされる反応である。

2　タバコを吸いすぎたときなどには気道粘膜からの粘液分泌が増えるが、その粘液に気道に入り込んだ異物や粘膜上皮細胞の残骸などが混じって痰となる。

3　痰が気道粘膜上に滞留すると、反射的に咳が生じて痰を排除しようとする。

4　気道粘膜に炎症を生じると、気管や気管支が拡張して喘息を生じることがある。

問６９　鎮咳去痰薬の成分と配合目的として、正しいものはどれか。

1　ジプロフィリン　—　殺菌消毒
2　ブロムヘキシン塩酸塩　—　抗炎症
3　エチルシステイン塩酸塩　—　去痰
4　ジメモルファンリン酸塩　—　気管支拡張

問７０　口腔咽喉薬、うがい薬(含嗽薬)に関する記述について、正しい組み合わせはどれか。

a　口腔咽喉薬は、全身作用により、口腔又は咽頭部の粘膜の炎症による痛み、腫れ等の症状の緩和を主たる目的とするものである。

b　含嗽薬は、水で用時希釈又は溶解して使用するものが多いが、調整した濃度が濃いほど十分な効果が得られる。

c　ベンゼトニウム塩化物は、口腔内や喉に付着した細菌等の微生物を死滅させたり、その増殖を抑える。

d　ヨウ素系殺菌消毒成分が配合されたものでは、まれにショック(アナフィラキシー)のような全身性の重篤な副作用を生じることがある。

	a	b	c	d
1	正	正	誤	誤
2	誤	正	正	誤
3	誤	誤	正	正
4	誤	誤	誤	正
5	正	誤	誤	誤

問７１　胃の薬に関する記述について、正しい組み合わせはどれか。

a　制酸薬は、胃液の分泌を抑えるものではなく、胃酸の働きを弱めるものが用いられる。

b　健胃薬に配合される生薬成分は、独特の味や香りを有し、唾液や胃液の分泌を促して胃の働きを活発にする作用があるとされる。

c　消化薬は、炭水化物、脂質、タンパク質等の分解に働く酵素を補う等により、胃や腸の内容物の消化を助けることを目的とする。

d　乾燥水酸化アルミニウムゲルは、脂質の分解を促す作用を示す。

1(a,b)　2(a,c)　3(b,c)　4(b,d)　5(c,d)

問７２　胃の薬に関する記述について、正しい組み合わせはどれか。

a　空腹時や就寝時の胸やけ、ストレスによる胃酸の出すぎなどを抑える効果を主とする胃の薬は、食間や就寝前の服用のものが多い。

b　透析を受けている人では、スクラルファートの使用を避ける必要がある。

c　ジアスターゼは、ペプチドをアミノ酸に分解する作用を示し、タンパク質の消化促進効果を目的とする。

d　ウルソデオキシコール酸は、消化を助ける効果を期待して用いられるほか、肝臓の働きを高める作用もあるとされ、肝臓病の診断を受けた人にも有用とされている。

1（a，b）　2（a，c）　3（b，c）　4（b，d）　5（c，d）

問７３　漢方処方製剤の記述について、正しいものはどれか。

体力に関わらず使用できる。便秘、便秘に伴う頭重、のぼせ、湿疹・皮膚炎、ふきでもの、食欲不振、腹部膨満、腸内異常発酵、痔などの症状の緩和に適すとされる。

1　八味地黄丸　　2　麻子仁丸　　3　大黄甘草湯　　4　六君子湯　　5　四物湯

問７４　腸の薬に関する記述について、誤ったものはどれか。

1　アクリノールは、細菌感染による下痢の症状を鎮める。

2　ビサコジルは、大腸を刺激して排便を促す。

3　マルツエキスは、比較的作用が穏やかなため、主に乳幼児の便秘に用いられる。

4　硫酸マグネシウムは、腸内容物の浸透圧を高めることで糞便中の水分量を増し、また、小腸を刺激して排便を促す。

問７５　胃腸鎮痛鎮痙薬に関する記述について、正しい組み合わせはどれか。

a　ブチルスコポラミン臭化物が副交感神経系の働きを抑える作用は消化管に限定される。

b　ロートエキスは、吸収された成分の一部が母乳中に移行して乳児の脈が速くなるおそれがあるため、母乳を与える女性では使用を避けるか、又は使用期間中の授乳を避ける。

c　パパベリン塩酸塩に胃液分泌を抑える作用は見出されない。

d　オキセサゼインに胃液分泌を抑える作用は見出されない。

1（a，b）　2（a，c）　3（a，d）　4（b，c）　5（c，d）

問７６　注入剤の用法に関する記述について、誤ったものはどれか。

1　薬液の放出部を肛門に差し込み、薬液だまりの部分を絞って押し込むように注入する。
2　注入する薬液は人肌程度に温めておくと、不快感を生じることが少ない。
3　薬液を注入した後すぐに排便を試みる必要があり、便意を我慢することは避けなければならない。
4　残量を再利用すると感染のおそれがあるので使用後は廃棄する。

問７７　駆虫薬に関する記述について、正しい組み合わせはどれか。

a　マクリは、カイニン酸を含む生薬成分(フジマツモ科のマクリの全藻)である。
b　ピペラジンリン酸塩は、回虫及び条虫の運動筋を麻痺させる作用を示す。
c　サントニンの服用後、一時的に物が黄色く見えたり、耳鳴り、口渇が現れることがある。
d　パモ酸ピルビニウムは、赤～赤褐色の成分で、尿や糞便が赤く着色することがある。

	a	b	c	d
1	正	正	誤	誤
2	正	誤	誤	正
3	正	誤	正	正
4	誤	正	誤	正
5	誤	正	正	誤

問７８　センソに関する記述について、正しい組み合わせはどれか。

a　皮膚や粘膜に触れると局所刺激作用を示す。
b　センソが配合された丸薬、錠剤等の内服固形製剤は、噛まずに服用する。
c　1日用量中センソ 5mg を超えて含有する医薬品は毒薬に指定されている。
d　一般用医薬品では、1日用量が 5mg 以下となるよう用法・用量が定められている。

	a	b	c	d
1	正	正	誤	正
2	正	誤	正	誤
3	誤	正	誤	正
4	正	誤	正	正
5	誤	正	正	正

問７９　貧血用薬に関する記述について、正しいものはどれか。

1　銅は、エネルギー合成を促進する。
2　コバルトは、ヘモグロビンが産生されるのを助ける。
3　マンガンは、骨髄での造血機能を高める。
4　ビタミンＣは、消化管内で鉄が吸収されやすい状態に保つ。

問８０　漢方処方製剤に関する記述について、正しい組み合わせはどれか。

a　三黄瀉心湯は、構成生薬としてダイオウを含まない。

b　三黄瀉心湯を使用している間は、瀉下薬の使用を避ける必要がある。

c　七物降下湯は、構成生薬としてカンゾウを含まない。

d　七物降下湯は、小児向けの漢方処方ではなく、15歳未満の小児への使用は避ける必要がある。

	a	b	c	d
1	正	誤	正	誤
2	誤	正	誤	正
3	誤	正	正	正
4	正	誤	誤	正
5	正	正	誤	正

問８１　外用痔疾用薬に関する記述について、正しい組み合わせはどれか。

a　アルミニウムクロルヒドロキシアラントイネートは、痔による肛門部の創傷の治癒を促す効果を期待して用いられる。

b　クロルヘキシジン塩酸塩は、痔に伴う痛み・痒みを和らげる目的で用いられる。

c　ジブカイン塩酸塩は、痔疾患に伴う局所の感染を防止する目的で用いられる。

d　ジフェンヒドラミン塩酸塩は、痔に伴う痒みを和らげる目的で用いられる。

1(a,b)　2(a,c)　3(a,d)　4(b,c)　5(c,d)

問８２　生薬成分に関する記述について、正しい組み合わせはどれか。

a　ウワウルシは、クワ科のマグワの根皮を基原とする生薬で、尿路の殺菌消毒効果を期待して用いられる。

b　カゴソウは、シソ科のウツボグサの花穂を基原とする生薬で、尿路の殺菌消毒効果を期待して用いられる。

c　キササゲは、ノウゼンカズラ科のキササゲ等の果実を基原とする生薬で、尿量増加作用を期待して用いられる。

d　モクツウは、アケビ科のアケビ又はミツバアケビの蔓性の茎を、通例、横切りしたものを基原とする生薬で、尿量増加作用を期待して用いられる。

	a	b	c	d
1	正	正	正	誤
2	正	正	誤	正
3	正	誤	正	誤
4	誤	正	誤	正
5	誤	誤	正	正

問８３　女性ホルモン成分に関する記述について、誤ったものはどれか。

1　妊娠中の女性ホルモン成分の摂取によって、胎児の先天性異常の発生が報告されている。
2　エストラジオールは、膣粘膜又は外陰部の適用部位から吸収されて循環血液中に移行する。
3　エチニルエストラジオールは、人工的に合成された女性ホルモンの一種である。
4　長期連用により依存を生じるおそれがある。

問８４　内服アレルギー用薬(鼻炎用内服薬を含む)に関する記述について、正しい組み合わせはどれか。

a　抗ヒスタミン成分に、急性鼻炎、アレルギー性鼻炎又は副鼻腔炎による諸症状の緩和を目的としてアドレナリン作動成分や抗コリン成分等が組み合わせて配合されたものを鼻炎用内服薬という。
b　アレルゲンが皮膚や粘膜から体内に入り込むと、その物質を特異的に認識した免疫グロブリンによって好中球が刺激され、ヒスタミンやプロスタグランジンなどが遊離する。
c　一般用医薬品(漢方処方製剤を含む)に、アトピー性皮膚炎による慢性湿疹等の治療に用いることを目的とするものはない。
d　減感作療法については、一般の生活者の自己判断により行われるべきものである。

	a	b	c	d
1	正	正	誤	誤
2	正	誤	誤	正
3	正	誤	正	誤
4	誤	正	誤	正
5	誤	正	正	誤

問８５　漢方処方製剤に関する記述について、誤ったものはどれか。

1　当帰飲子は、皮膚の症状を主とする人に適すとされる。
2　葛根湯加川芎辛夷は、構成生薬としてカンゾウ及びマオウを含む。
3　荊芥連翹湯は、体力中等度以上の人の皮膚疾患で、痒みが強くて分泌物が多く、ときに局所の熱感がある者の湿疹・皮膚炎、蕁麻疹、水虫、あせもに適すとされる。
4　辛夷清肺湯は、まれに重篤な副作用として肝機能障害、間質性肺炎、腸間膜静脈硬化症が現れることが知られている。

問８６　鼻に用いる薬に関する記述について、正しい組み合わせはどれか。

a　ケトチフェンフマル酸塩は、肥満細胞からのヒスタミンの遊離を抑える作用を示す。

b　クロモグリク酸ナトリウムは、肥満細胞から遊離したヒスタミンが受容体と反応するのを妨げることにより、ヒスタミンの働きを抑える作用を示す。

c　ベラドンナ総アルカロイドは、鼻腔内の粘液分泌腺からの粘液の分泌を抑えるとともに、鼻腔内の刺激を伝達する副交感神経系の働きを抑えることによって、鼻汁分泌やくしゃみを抑える。

d　メチルエフェドリン塩酸塩は、交感神経系を刺激して鼻粘膜の血管を収縮させることによって鼻粘膜の充血や腫れを和らげる。

	a	b	c	d
1	正	正	誤	正
2	正	誤	正	誤
3	誤	正	誤	正
4	誤	誤	正	正
5	誤	正	正	正

問８７　眼科用薬に関する記述について、誤ったものはどれか。

1　洗眼薬は、涙液成分を補うことを目的とするもので、目の疲れや乾き、コンタクトレンズ装着時の不快感等に用いられる。

2　一般点眼薬は、目の疲れや痒み、結膜充血等の症状を抑える成分が配合されているものである。

3　アレルギー用点眼薬は、花粉、ハウスダスト等のアレルゲンによる目のアレルギー症状の緩和を目的とし、抗ヒスタミン成分や抗アレルギー成分が配合されているものである。

4　抗菌性点眼薬は、抗菌成分が配合され、結膜炎やものもらい、眼瞼炎等に用いられる。

問８８　皮膚に用いる薬(殺菌消毒成分)に関する記述について、正しい組み合わせどれか。

a　アクリノールは、比較的刺激性が強く、創傷患部にしみやすい。

b　オキシドールは、刺激性があるため、目の周りへの使用は避ける必要がある。

c　エタノールは、皮膚刺激性が強いため、粘膜(口唇等)や目の周りへの使用は避ける必要がある。

d　フェノールは、細菌や真菌類の脂質を変性させることにより殺菌消毒作用を示す。

	a	b	c	d
1	正	誤	正	誤
2	正	誤	誤	正
3	誤	正	誤	正
4	誤	正	正	誤
5	正	正	誤	誤

問８９　皮膚に用いる薬(ステロイド性抗炎症成分)に関する記述について、正しい組み合わせはどれか。

a　末梢組織の免疫機能を高める作用も示す。
b　慢性の湿疹・皮膚炎を対象とするものではない。
c　ステロイド性抗炎症成分をコルチゾンに換算して 1g 又は 1mL 中 0.025mg を超えて含有する製品では、特に長期連用を避ける必要がある。
d　短期間であれば問題ないが、長期間使用する場合には、患部が広範囲にわたっている人では適用部位を限るなど過度の使用を避けるべきである。

1(a,b)　2(a,c)　3(a,d)　4(b,c)　5(b,d)

問９０　皮膚に用いる薬(肌の角質化、かさつき等を改善する成分)に関する記述について、誤ったものはどれか。

1　角質軟化薬のうち、いぼに用いる製品については医薬品としてのみ認められている。
2　ウイルス性のいぼは、1～2 年で自然寛解することが多い。
3　イオウは、角質軟化作用のほか、抗ウイルス作用も期待される。
4　尿素は、角質層の水分保持量を高め、皮膚の乾燥を改善することを目的として用いられる。

問９１　皮膚に用いる薬(頭皮・毛根に作用する成分)に関する記述について、正しい組み合わせはどれか。

a　エストラジオール安息香酸エステルは、頭皮から吸収されて循環血流中に入る可能性を考慮し、妊婦又は妊娠していると思われる女性では使用を避けるべきである。
b　カルプロニウム塩化物は、適用局所において抗コリン作用を示し、頭皮の血管を拡張、毛根への血行を促すことによる発毛効果を期待して用いられる。
c　カシュウは、タデ科のツルドクダミの塊根を基原とする生薬で、血行促進、抗炎症などの作用を期待して用いられる。
d　ヒノキチオールは、ヒノキ科のタイワンヒノキ、ヒバ等から得られた精油成分で、抗菌、抗炎症などの作用を期待して用いられる。

1(a,b)　2(a,c)　3(a,d)　4(b,c)　5(b,d)

問９２　歯槽膿漏薬に関する記述について、正しいものはどれか。

１　内服で用いる歯槽膿漏薬は、相乗効果により副作用が現れやすくなるため、歯槽膿漏薬の外用薬と併せて用いてはならない。

２　歯槽膿漏薬の外用薬にステロイド性抗炎症成分が配合されている場合には、その含有量によらず長期連用を避ける必要がある。

３　内服で用いる歯槽膿漏薬には、炎症を起こした歯周組織の修復を促す作用のほか、歯肉炎に伴う口臭を抑える効果も期待して、カルバゾクロムが配合されている場合がある。

４　内服で用いる歯槽膿漏薬には、歯周組織の炎症を和らげることを目的として、トコフェロール酢酸エステルが配合されている場合がある。

問９３　口内炎用薬に関する記述について、正しい組み合わせはどれか。

ａ　口内炎用薬は口腔内を清浄にしてから使用することが重要である。

ｂ　口内炎や舌炎が一度に複数箇所に発生して食事に著しい支障を来すほどの状態であれば、医療機関を受診するなどの対応が必要である。

ｃ　口内炎や舌炎が長期間にわたって症状が長引いている場合には、うっ血性心不全である可能性がある。

ｄ　一般用医薬品にも副作用として口内炎が現れるものがある。

	ａ	ｂ	ｃ	ｄ
１	正	正	正	誤
２	正	正	誤	正
３	正	誤	正	正
４	誤	正	正	正
５	正	誤	正	誤

問９４　禁煙補助剤に関する記述について、正しい組み合わせはどれか。

ａ　うつ病と診断されたことのある人は、禁煙時の離脱症状により、うつ症状を悪化させることがあるため使用を避ける必要がある。

ｂ　脳梗塞・脳出血等の急性期脳血管障害がある人は、循環器系に重大な悪影響を及ぼすおそれがあるため使用を避ける必要がある。

ｃ　母乳を与える女性が使用しても、摂取されたニコチンにより乳児に影響が生じるおそれはないものと考えられている。

ｄ　非喫煙者では、好ましくない症状が現れるものではないが、誤って使用することのないよう注意する必要がある。

１（ａ,ｂ）　２（ａ,ｃ）　３（ａ,ｄ）　４（ｂ,ｃ）　５（ｃ,ｄ）

問９５　滋養強壮保健薬に関する記述について、正しいものはどれか。

1　ヘスペリジンは、ビタミンＥの吸収を助ける等の作用があるとされる。
2　コンドロイチン硫酸は、米油及び米胚芽油から見出された抗酸化作用を示す成分である。
3　グルクロノラクトンは、肝臓の働きを助け、肝血流を促進する働きがある。
4　ガンマーオリザノールは、軟骨成分を形成及び修復する働きがあるとされる。

問９６　漢方の考え方に関する記述について、正しい組み合わせはどれか。

a　漢方処方は、その性質からみて処方自体が一つの有効成分として独立したものという見方をすべきものである。
b　漢方の病態認識には虚実、陰陽、気血水、五臓などがある。
c　虚実の概念で、虚実の尺度で中間の病態が適応となるものは、例えば「体力虚弱で」と表現される。
d　陰陽の概念で、陰の病態を適応とするものは、例えば「皮膚の色つやが悪く」と表現される。

	a	b	c	d
1	正	正	誤	誤
2	正	誤	正	誤
3	正	正	誤	正
4	誤	誤	正	正
5	誤	正	正	正

問９７　漢方処方製剤に関する記述について、正しい組み合わせはどれか。

a　黄連解毒湯は、体力中等度以下で、疲れやすく、汗のかきやすい傾向があるものの肥満に伴う関節の腫れや痛み、むくみ、多汗症、肥満症に適すとされる。
b　防已黄耆湯は、体力中等度以上で、のぼせぎみで顔色赤く、いらいらして落ち着かない傾向のあるものの鼻出血、不眠症、神経症、胃炎、二日酔い、血の道症、めまい、動悸、更年期障害、湿疹・皮膚炎、皮膚のかゆみ、口内炎に適すとされる。
c　防風通聖散は、構成生薬としてカンゾウ、マオウ、ダイオウを含む。
d　大柴胡湯は、構成生薬としてダイオウを含む。

	a	b	c	d
1	正	正	誤	誤
2	正	誤	正	誤
3	誤	正	誤	正
4	誤	誤	正	正
5	正	誤	正	正

問９８　消毒薬に関する記述について、正しい組み合わせはどれか。

a　次亜塩素酸ナトリウムは、結核菌を含む一般細菌類、真菌類に対して比較的広い殺菌消毒作用を示すが、ウイルスに対する殺菌消毒作用はない。
b　イソプロパノールは、ウイルスに対する不活性効果がエタノールよりも高い。
c　生息条件が整えば、消毒薬の溶液中で生存、増殖する微生物も存在する。
d　サラシ粉には漂白作用があり、毛、絹、ナイロン、アセテート、ポリウレタン、色・柄物等への使用は避ける必要がある。

1(a,b)　2(a,c)　3(a,d)　4(b,c)　5(c,d)

問９９　殺虫剤・忌避剤の成分の関係について、正しい組み合わせはどれか。

a　有機リン系殺虫成分　—　トリクロルホン
b　オキサジアゾール系殺虫成分　—　フタルスリン
c　有機塩素系殺虫成分　—　ジクロルボス
d　忌避成分　—　ディート

1(a,b)　2(a,c)　3(a,d)　4(b,c)　5(c,d)

問１００　一般用検査薬に関する記述について、正しい組み合わせはどれか。

a　一般用検査薬は、一般の生活者が正しく用いて健康状態を把握し、速やかな受診につなげることで疾病を早期発見するためのものである。
b　一般用検査薬に用いる検体は、尿、糞便、鼻汁など採取に際して侵襲のないものである。
c　尿糖・尿タンパク同時検査の場合は食後の尿を検体とするが、尿糖が検出された場合には起床直後の尿について改めて検査して判断する必要がある。
d　通常、尿は弱アルカリ性であるが、食事その他の影響で弱酸性～中性に傾くと、正確な検査結果が得られなくなることがある。

	a	b	c	d
1	誤	誤	正	正
2	誤	正	正	誤
3	正	誤	正	正
4	正	正	誤	正
5	正	正	誤	誤

【模試A 第2部 医薬品の適正使用・安全対策】

※総合機構とは、独立行政法人医薬品医療機器総合機構をいう。

問１０１　医薬品の適正使用情報に関する記述について、正しい組み合わせはどれか。

a　医薬品は、効能・効果、用法・用量、起こりえる副作用等、その適正な使用のために必要な情報(適正使用情報)を伴って初めて医薬品としての機能を発揮する。
b　登録販売者は、添付文書や製品表示に記載されていない内容に焦点を絞り、効果的に説明をすることが重要である。
c　登録販売者は、購入者等への情報提供及び相談対応を行う際に、添付文書や製品表示に記載されている内容を的確に理解しておくことが重要である。
d　一般用医薬品の添付文書や製品表示に記載されている適正使用情報は、一般の生活者に理解しやすい平易な表現でなされている。

	a	b	c	d
1	正	正	誤	正
2	正	正	正	誤
3	正	正	正	正
4	誤	正	正	正
5	正	誤	正	正

問１０２　一般用医薬品の添付文書の「使用上の注意」に関する記述について、正しい組み合わせはどれか。

a　「使用上の注意」は、「してはいけないこと」、「相談すること」及び「その他の注意」から構成されている。
b　「してはいけないこと」には、守らないと症状が悪化する事項、副作用又は事故等が起こりやすくなる事項について記載されている。
c　「相談すること」には、その医薬品を使用する前に、その適否について専門家に相談した上で適切な判断がなされることが望ましい場合についての記載がある。
d　「その他の注意」には、容認されるものではないが、重篤でない副作用について、「次の症状が現れることがある」として記載されている。

	a	b	c	d
1	正	正	誤	正
2	正	正	正	誤
3	正	正	正	正
4	誤	正	正	正
5	正	誤	正	正

問１０３　一般用医薬品の添付文書の「してはいけないこと」に関する記述について、正しい組み合わせはどれか。

a　「次の部位には使用しないこと」には、使用を避けるべき患部の状態、適用部位等に分けて簡潔に記載されている。
b　「本剤を使用(服用)している間は、次の医薬品を使用(服用)しないこと」には、併用すると作用の増強、副作用等のリスクの増大が予測されるものについて注意を喚起し、使用を避ける等適切な対応が図られるよう記載されている。
c　「服用前後は飲酒しないこと」は、小児では通常当てはまらない内容であるため、小児に使用される医薬品においては記載されない。
d　「授乳中の人は本剤を服用しないか、本剤を服用する場合は授乳を避けること」は、小児では通常当てはまらない内容であるため、小児に使用される医薬品においては記載されない。

1（a，b）　2（a，d）　3（b，c）　4（b，d）　5（c，d）

問１０４　一般用医薬品の添付文書の「相談すること」に関する記述について、誤ったものはどれか。

1　「妊婦又は妊娠していると思われる人」については、「してはいけないこと」の項で「次の人は使用(服用)しないこと」として記載されている場合とは異なり、必ずしもヒトにおける具体的な悪影響が判明しているものでない。
2　「薬などによりアレルギー症状を起こしたことがある人」については、一般にアレルギー性の副作用を生じるリスクが高く、やむを得ず使用する場合には、アレルギー性の副作用の初期症状等に留意しながら使用する必要がある。
3　「次の症状がある人」については、その医薬品の使用の適否について、一般の生活者において適切な判断を行うことが必ずしも容易でなく、軽率な使用がなされると状態の悪化や副作用等を招きやすい症状等が記載されている。
4　「医師(又は歯科医師)の治療を受けている人」については、一般用医薬品の販売に従事している薬剤師又は登録販売者にあらかじめ相談して、使用の適否について判断を仰ぐべきである。

問１０５　一般用医薬品の添付文書に関する記述について、正しい組み合わせはどれか。

a　「成分及び分量」には、有効成分の名称(一般的名称のあるものについては、その一般的名称。有効成分が不明なものにあっては、その本質及び製造方法の要旨)及び分量が記載される。

b　「用法及び用量」には、小児における使用に関して認められていない年齢区分がある場合は、当該年齢区分に当たる小児に使用させない旨が記載される。

c　「病気の予防・症状の改善につながる事項」は、必須記載である。

d　「製造販売業者の名称及び所在地」には、販売を他社に委託している場合は、製造販売業者ではなく、販売を請け負っている販社の名称及び所在地が記載される。

1(a,b)　2(a,d)　3(b,c)　4(b,d)　5(c,d)

問１０６　一般用医薬品の添付文書に関する記述について、正しい組み合わせはどれか。

a　「効能又は効果」には、一般の生活者が自ら判断できる症状、用途等が示されている。

b　「成分及び分量」には、年齢区分、1回用量、1日の使用回数等について一般の生活者に分かりやすく、表形式で示されるなど工夫して記載される。

c　点眼剤に類似した容器に収められた外用液剤では、その容器本体に赤枠・赤字で「目に入れない」旨の文字など点眼薬と区別可能な表示が目立つよう記載される。

d　「用法及び用量」には、尿や便が着色することがある旨の注意や、服用後、尿や便の検査値に影響を与えることがある場合の注意等がある場合には、当該項目に続けて、これと区別して記載される。

	a	b	c	d
1	正	誤	正	誤
2	正	正	誤	正
3	正	誤	正	正
4	誤	正	誤	正
5	誤	正	正	誤

問１０７　緊急安全性情報に関する記述について、正しい組み合わせはどれか。

a　医薬品、医療機器又は再生医療等製品について緊急かつ重大な注意喚起や使用制限に係る対策が必要な状況にある場合に作成される。

b　製造販売業者及び行政当局による報道発表、医薬品医療機器情報配信サービスによる配信(PMDA メディナビ)、製造販売業者から医療機関や薬局等への直接配布、ダイレクトメール、ファックス、電子メール等による情報提供(1週間以内)等により情報伝達される。

c　A4 サイズの黄色地の印刷物で、イエローシートとも呼ばれる。

d　一般用医薬品にも関係する緊急安全性情報が発出されたこともある。

1(a,b)　2(a,d)　3(b,c)　4(b,d)　5(c,d)

問１０８　総合機構ホームページの掲載情報として、正しい組み合わせはどれか。

a　医薬品の承認情報
b　患者向医薬品ガイド
c　医薬品(一般用医薬品を除く)の添付文書情報
d　医薬品の製品回収に関する情報

	a	b	c	d		a	b	c	d		a	b	c	d
1	正	正	誤	正	2	正	正	正	誤					
3	正	正	正	正	4	誤	正	正	正	5	正	誤	正	正

問１０９　製品表示情報その他の適正使用情報の活用に関する記述について、正しい組み合わせはどれか。

a　添付文書情報が事前に閲覧できる環境が整っていない場合にあっては、製品表示から読み取れる適正使用情報が有効に活用されることが一層重要となる。
b　医薬品の販売等に従事する専門家においては、購入者等に対して科学的な根拠に基づいた正確なアドバイスを与え、セルフメディケーションを可能な限り抑止することが期待されている。
c　販売時に専門家から説明された内容を購入者側において検証することも可能であり、不十分な情報や理解に基づいて情報提供が行われた場合には、医薬品の販売等に従事する専門家としての信用・信頼が損なわれることにつながりかねない。
d　医薬品の販売等に従事する専門家においては、購入者等に対して、常に最新の知見に基づいた適切な情報提供を行うため、得られる情報を積極的に収集し、専門家としての資質向上に努めることが求められる。

	a	b	c	d		a	b	c	d		a	b	c	d
1	正	正	正	正	2	正	正	正	誤					
3	正	正	誤	正	4	正	誤	正	正	5	誤	正	正	正

問１１０　医薬品・医療機器等安全性情報報告制度に関する記述について、正しい組み合わせはどれか。

a　医薬品の副作用等によるものと疑われる健康被害の発生を知った場合において、保健衛生上の危害の発生又は拡大を防止するため必要があると認めるときは、その旨を都道府県知事に報告しなければならない。

b　登録販売者は、医薬品・医療機器等安全性情報報告制度に基づく報告を行う医薬関係者として位置づけられている。

c　医薬品・医療機器等安全性情報報告制度は、医薬関係者からの情報を広く収集することによって、医薬品の安全対策のより着実な実施を図ることを目的としている。

d　医薬品・医療機器等安全性情報報告制度は、1967 年 3 月より、約 3000 の薬局をモニター施設に指定して、厚生省(当時)が直接副作用報告を受ける「医薬品副作用モニター制度」としてスタートした。

	a	b	c	d
1	正	誤	誤	誤
2	正	正	誤	正
3	誤	正	正	誤
4	誤	誤	正	正
5	誤	誤	正	誤

問１１１　承認後の調査に関する記述について、(　)に入る字句として正しい組み合わせはどれか。

(　a　)で使用されていた有効成分を一般用医薬品で初めて配合したものについては、承認条件として承認後の一定期間(概ね(　b　))、安全性に関する使用成績の調査及び調査結果の報告が求められている。

	a	b
1	医療用医薬品	3 年
2	医療用医薬品	8 年
3	要指導医薬品	3 年
4	要指導医薬品	8 年

問１１２　医薬品･医療機器等安全性情報報告制度に基づく副作用報告に関する記述について、誤ったものはどれか。

1　報告様式の記入欄すべてに記入がなされる必要はない。

2　医薬部外品又は化粧品による健康被害については、自発的な情報協力が要請されている。

3　安全対策上必要があると認めるときは、医薬品の過量使用や誤用等によるものと思われる健康被害について報告がなされる必要がある。

4　報告期限は、当該副作用事例に接したときから 2 日以内と定められている。

問１１３　医薬品副作用被害救済制度の給付の種類に関する記述について、正しい組み合わせはどれか。

a　医療費は、医薬品の副作用による疾病(入院治療を必要とする程度)の治療に伴う医療費以外の費用の負担に着目して給付されるものである。

b　医療手当は、医薬品の副作用による疾病(入院治療を必要とする程度)の治療に要した費用(ただし、健康保険等による給付の額を差し引いた自己負担分)を実費補償するものである。

c　障害児養育年金は、医薬品の副作用により一定程度の障害の状態にある18歳未満の人を養育する人に対して給付されるものである。

d　遺族一時金は、生計維持者が医薬品の副作用により死亡した場合に、その遺族に対する見舞等を目的として給付されるものである。

	a	b	c	d
1	正	正	誤	正
2	正	誤	正	正
3	正	正	誤	誤
4	誤	正	誤	正
5	誤	誤	正	誤

問１１４　医薬品副作用被害救済制度の救済対象となる医薬品として、正しいものはどれか。

1　殺鼠剤
2　一般用検査薬
3　個人輸入により入手した医薬品
4　日本薬局方収載のワセリン
5　人体に直接使用する殺菌消毒剤

問１１５　アンプル入りかぜ薬に関する記述について、(　)に入る字句として正しい組み合わせはどれか。

解熱鎮痛成分として(　a　)、スルピリンが配合されたアンプル入りかぜ薬の使用による重篤な副作用(ショック)で、1959年から1965年までの間に計38名の死亡例が発生した。

アンプル剤は、(　b　)副作用を生じやすいことが確認されたことから、1965年、厚生省(当時)より関係製薬企業に対し、アンプル入りかぜ薬製品の回収が要請された。

	a	b
1	アスピリン	通常用量でも
2	アスピリン	過量投与において
3	アミノピリン	通常用量でも
4	アミノピリン	過量投与において

問116　塩酸フェニルプロパノールアミン含有医薬品に関する記述について、(　)に入る字句として正しい組み合わせはどれか。

塩酸フェニルプロパノールアミンは、鼻充血や結膜充血を除去し、鼻づまり等の症状の緩和を目的として、鼻炎用内服薬等に配合されていたものであったが、2003年8月までに、塩酸フェニルプロパノールアミンが配合された一般用医薬品による脳出血等の副作用症例が複数報告され、それらの多くが用法・用量の範囲を超えた使用又は禁忌とされている(a)患者の使用によるものであった。そのため、厚生労働省から関係製薬企業等に対して、使用上の注意の改訂、情報提供の徹底等を行うとともに、代替成分として(b)等への速やかな切替えにつき指示がなされた。

	a	b		a	b
1	高血圧症	ジフェンヒドラミン塩酸塩	2	高血圧症	プソイドエフェドリン塩酸塩
3	糖尿病	ジフェンヒドラミン塩酸塩	4	糖尿病	プソイドエフェドリン塩酸塩

問117　「6歳未満の小児は使用しないこと」とされる成分として、正しいものはどれか。

1　スクラルファート　　2　アセトアミノフェン
3　メチルエフェドリンサッカリン塩　　4　アミノ安息香酸エチル
5　イブプロフェン

問118　「使用する前に相談すること」とされる場合として、正しい組み合わせはどれか。

a　肝臓病の診断を受けた人が、小柴胡湯を使用する場合
b　甲状腺機能亢進症の診断を受けた人が、アドレナリン作動成分が配合された鼻炎用点鼻薬を使用する場合
c　高血圧の診断を受けた人が、グリセリンが配合された浣腸薬を使用する場合
d　胃・十二指腸潰瘍の診断を受けた人が、リン酸水素カルシウム水和物を使用する場合

	a	b	c	d
1	正	正	誤	誤
2	誤	正	正	誤
3	正	正	誤	正
4	正	誤	正	正
5	誤	正	誤	正

問119　「使用する前に相談すること」とされる基礎疾患と成分について、正しい組み合わせはどれか。

a　糖尿病　―　トリメトキノール塩酸塩水和物
b　緑内障　―　セトラキサート塩酸塩
c　心臓病　―　メチルオクタトロピン臭化物
d　腎臓病　―　トラネキサム酸

1(a,b)　2(a,c)　3(b,c)　4(b,d)　5(c,d)

問１２０　「企業からの副作用等の報告」に関し、報告期限が15日以内となっているものとして、正しい組み合わせはどれか。

ａ　医薬品によるものと疑われる副作用症例(国内事例)のうち、使用上の注意から予測できるもので、市販直後調査等によって得られたもの

ｂ　副作用・感染症により、癌その他の重大な疾病、障害もしくは死亡が発生するおそれがあることを示す研究報告

ｃ　医薬品によるものと疑われる感染症症例(外国事例)のうち、使用上の注意から予測できるもので、重篤(死亡を含む)なもの

ｄ　医薬品によるものと疑われる副作用症例(国内事例)のうち、使用上の注意から予測できないもので、非重篤なもの

１(a,b)　２(a,c)　３(b,c)　４(b,d)　５(c,d)

模試 B

1　模試Bは、120 問で次のとおりの構成です。

第1部　60 問　・・・　試験時間 120 分

- 医薬品に共通する特性と基本的な知識（問1～問20）
- 人体の働きと医薬品（問21～問40）
- 薬事関係法規・制度（問41～問60）

第2部　60 問　・・・　試験時間 120 分

- 主な医薬品とその作用（問61～問100）
- 医薬品の適正使用・安全対策（問101～問120）

2　合格の基準は、120 問中 84 問以上の正解、かつ、各章の正解率が 35%以上です。

【模試B 第1部 医薬品に共通する特性と基本的な知識】

問1　医薬品の本質に関する記述について、正しい組み合わせはどれか。

a　医薬品が人体に及ぼす作用は複雑、かつ、多岐に渡り、そのすべては解明されている。

b　一般用医薬品は、医療用医薬品と比較すれば保健衛生上のリスクは相対的に高いと考えられる。

c　医薬品は、人の疾病の診断、治療もしくは予防に使用されること、又は人の身体の構造や機能に影響を及ぼすことを目的とする生命関連製品である。

d　人体に対して使用されない殺虫剤の中には、誤って人体がそれに曝されれば健康を害するおそれがあるものがある。

1(a,b)　2(a,c)　3(b,c)　4(b,d)　5(c,d)

問2　医薬品のリスク評価に関する記述について、正しい組み合わせはどれか。

a　医薬品は、使用方法を誤ると健康被害を生じることがある。

b　用量－反応関係は、用量と作用強度の関係のことである。

c　薬物用量の増加に伴い、治療量から、最小有効量を経て無作用量に至る。

d　LD_{50}は、医薬品の効能効果が現れる確率を示している。

1(a,b)　2(a,c)　3(a,d)　4(b,c)　5(c,d)

問3　医薬品のリスク評価に関する記述について、正しい組み合わせはどれか。

a　GLP は、医薬品の安全性に関する臨床試験の基準である。
b　ヒトを対象とした臨床試験の実施の基準として、国際的に GCP が制定されている。
c　GPSP は、医薬品の製造販売後の調査及び試験の実施の基準である。
d　医薬品の製造後安全管理の基準として GVP が定められている。

1（a，b）　2（a，c）　3（a，d）　4（b，c）　5（c，d）

問4　セルフメディケーションに関する記述について、（　）に入る字句として正しい組み合わせはどれか。

（ a ）によれば、セルフメディケーションとは、「自分自身の健康に責任を持ち、軽度の身体の不調は（ b ）手当てする」こととされている。

	a	b		a	b
1	世界保健機関	医薬関係者が	2	世界保健機関	自分で
3	厚生労働省	医薬関係者が	4	厚生労働省	自分で

問5　医薬品の作用に関する記述について、正しい組み合わせはどれか。

a　医薬品の副作用は、発生原因の観点から薬理作用によるものとアレルギーに大別できる。
b　薬物が生体の生理機能に影響を与えることを生理作用という。
c　十分注意して適正に医薬品を使用した場合であっても、副作用が生じることがある。
d　容易に異変を自覚できないものは副作用の範囲に含まれない。

	a	b	c	d
1	正	正	誤	誤
2	誤	正	誤	正
3	正	誤	正	誤
4	誤	正	正	正
5	正	誤	正	正

問6　アレルギーに関する記述について、正しい組み合わせはどれか。

a　アレルギーには体質的・遺伝的な要素もあり、アレルギーを起こしやすい体質の人や、近い親族にアレルギー体質の人がいる場合には注意が必要である。
b　アレルギーは、一般的にあらゆる物質によって起こり得るものである。
c　アレルギーは、外用薬の使用により引き起こされることはない。
d　医薬品の中には、鶏卵や牛乳等を原材料として作られているものがあるため、それらに対するアレルギーがある人では使用を避けなければならない場合もある。

	a	b	c	d
1	正	正	正	誤
2	正	正	誤	正
3	正	誤	正	正
4	誤	正	正	正
5	正	正	正	正

問7　アレルギーに関する記述について、(　)に入る字句として正しい組み合わせはどれか。

アレルゲンとなり得る添加物として、(　)が知られている。

a　タートラジン　　b　カゼイン　　c　亜硫酸ナトリウム　　d　ピロ硫酸カリウム

	a	b	c	d		a	b	c	d		a	b	c	d
1	正	正	正	正	2	誤	正	正	正					
3	正	誤	正	正	4	正	正	誤	正	5	正	正	正	誤

問8　一般用医薬品の不適正な使用に関する記述について、正しい組み合わせはどれか。

a　医薬品は、その目的とする効果に対して副作用が生じる危険性が最小限となるよう、使用する量や使い方が定められている。

b　症状を一時的に緩和するだけの対処を漫然と続けることは、適切な治療の機会を失うことにつながりやすい。

c　習慣性・依存性がある成分を含んでいる一般用医薬品はない。

d　定められた用量を超えて服用すると急性中毒を生じる危険性が高くなる。

	a	b	c	d		a	b	c	d		a	b	c	d
1	正	正	正	正	2	誤	正	正	正					
3	正	誤	正	正	4	正	正	誤	正	5	正	正	正	誤

問9　一般用医薬品の相互作用に関する記述について、誤ったものはどれか。

1　複数の疾病を有する人では、疾病ごとにそれぞれ医薬品が使用される場合が多く、相互作用に関して特に注意が必要となる。

2　かぜ薬、解熱鎮痛薬、鎮静薬、鎮咳去痰薬、アレルギー用薬等では、成分や作用が重複することが多いが、通常、これらの薬効群に属する医薬品の併用は避ける必要はない。

3　相互作用による副作用のリスクを減らす観点から、緩和を図りたい症状が明確である場合には、なるべくその症状に合った成分のみが配合された医薬品が選択されることが望ましい。

4　一般用医薬品の販売等に従事する専門家においては、購入者等が、医療機関・薬局から交付された薬剤を使用している場合には、診療を行った医師もしくは歯科医師又は調剤した薬剤師に相談するよう説明がなされるべきである。

問１０　医薬品と食品との飲み合わせに関する記述について、(　)に入る字句として正しい組み合わせはどれか。

酒類(アルコール)をよく摂取する者では、肝臓で代謝されるアセトアミノフェンが、通常よりも(　a　)なり、体内から医薬品が(　b　)消失して十分な薬効が得られなくなることがある。

	a	b		a	b
1	代謝されにくく	ゆっくり	2	代謝されにくく	速く
3	代謝されやすく	ゆっくり	4	代謝されやすく	速く

問１１　小児の医薬品の使用に関する記述について、正しい組み合わせはどれか。

a　小児は大人と比べて身体の大きさに対して腸が短く、服用した医薬品の吸収率が低い。
b　小児では、吸収されて循環血液中に移行した医薬品の成分が脳に達しやすいため、中枢神経系に影響を与える医薬品で副作用を起こしやすい。
c　小児は、肝臓や腎臓の機能が未発達であり、医薬品の成分の代謝・排泄に時間がかかり、作用が強く出過ぎたり、副作用がより強く出ることがある。
d　小児への使用を避けるべき医薬品であっても、通常、大人用のものを半分すれば小児に使用することができる。

1(a,b)　2(a,c)　3(b,c)　4(b,d)　5(c,d)

問１２　高齢者の年齢区分のおおよその目安として正しいものはどれか。

1　60歳以上　　2　62歳以上　　3　65歳以上　　4　70歳以上　　5　75歳以上

問１３　高齢者に関する記述について、正しい組み合わせはどれか。

a　高齢者では、医薬品の取り違えや飲み忘れを起こしやすい傾向もあり、家族や周囲の人の理解や協力も含めて、医薬品の安全使用の観点からの配慮が重要となる。
b　一般に、高齢者は生理機能が衰えつつあり、特に肝臓や腎臓の機能が低下していると医薬品の作用が現れにくくなる。
c　高齢者は、持病(基礎疾患)を抱えていることが多く、一般用医薬品の使用によって基礎疾患の症状が悪化したり、治療の妨げとなる場合がある。
d　高齢者は医薬品の副作用で口渇を生じることがあり、その場合、誤嚥を誘発しやすくなる。

	a	b	c	d		a	b	c	d		a	b	c	d
1	正	誤	正	誤	2	誤	正	正	正					
3	正	誤	正	正	4	正	正	誤	正	5	正	正	正	誤

問１４　女性と医薬品に関する記述について、正しい組み合わせはどれか。

a　便秘薬によって、流産や早産を誘発することはない。
b　妊婦が使用した場合における安全性に関する評価が困難であるため、妊婦の一般用医薬品の使用については「使用しないこと」としているものが多い。
c　胎盤には、胎児の血液と母体の血液とが混ざり合う仕組み(血液－胎盤関門)がある。
d　乳幼児に好ましくない影響が及ぶことが知られている医薬品については、授乳期間中の使用を避けるか、使用後しばらくの間は授乳を避ける必要がある。

	a	b	c	d
1	正	誤	正	誤
2	誤	正	誤	正
3	正	誤	誤	誤
4	誤	誤	誤	正
5	誤	正	正	誤

問１５　プラセボ効果に関する記述について、正しい組み合わせはどれか。

a　医薬品を使用したとき、結果的又は偶発的に薬理作用による作用を生じることをプラセボ効果という。
b　プラセボ効果は、医薬品を使用したこと自体による楽観的な結果への期待や、条件付けによる生体反応、時間経過による自然発生的な変化等が関与して生じるものではないと考えられている。
c　医薬品を使用したときにもたらされる反応や変化には、薬理作用によるもののほか、プラセボ効果によるものも含まれている。
d　プラセボ効果による反応や変化には、望ましいものと不都合なものとがある。

1(a,b)　2(a,c)　3(b,c)　4(b,d)　5(c,d)

問１６　一般用医薬品に関する記述ついて、(　)に入る字句として正しい組み合わせはどれか。

一般用医薬品とは、医薬品のうち、その効能及び効果において人体に対する作用が(a)ものであって、(b)から提供された情報に基づく需要者の選択により使用されることが目的とされているもの(要指導医薬品を(c)。)をいう。

	a	b	c
1	緩和な	医師、歯科医師その他の医療関係者	除く
2	緩和な	薬剤師その他の医薬関係者	含む
3	著しくない	薬剤師	含む
4	著しくない	薬剤師その他の医薬関係者	除く
5	緩和な	医師、歯科医師その他の医療関係者	含む

問１７　一般用医薬品の購入者等に確認しておきたい基本的なポイントとして、正しい組み合わせはどれか。

a　その医薬品を何のために購入しようとしているのか
b　その医薬品を使用する人は本人なのか家族なのか
c　その医薬品を使用する人が医療機関で治療を受けていないか
d　その医薬品を使用する人が公的医療保険に加入しているか

	a	b	c	d
1	正	正	正	正
2	正	誤	正	正
3	誤	正	正	正
4	正	正	正	誤
5	正	正	誤	正

問１８　サリドマイドに関する記述について、正しい組み合わせはどれか。

a　サリドマイド訴訟では国及び製薬企業を被告として提訴され、被告が全面的に敗訴した。
b　1961 年 11 月、西ドイツのレンツ博士がサリドマイド製剤の催奇形性について警告を発し、西ドイツでは製品が回収されるに至った。
c　日本では、サリドマイド製剤の出荷停止は 1962 年 5 月まで行われず、販売停止及び回収措置は同年 9 月であるなど、その対応の遅さが問題視された。
d　サリドマイドによる薬害事件は、日本でのみ問題となった。

1（a，b）　2（a，c）　3（b，c）　4（b，d）　5（c，d）

問１９　スモンに関する記述について、正しい組み合わせはどれか。

a　スモン訴訟等を契機として医薬品副作用被害救済制度が創設された。
b　キノホルム製剤は、1958 年頃から消化器症状を伴う特異な神経症状が報告されるようになり、日本では 1960 年にアメーバ赤痢への使用に限ることが勧告された。
c　スモンはその症状として、初期には腹部の膨満感から激しい腹痛を伴う下痢を生じ、次第に下半身の痺れや脱力、歩行困難等が現れる。
d　スモン患者に対する施策や救済制度として、施術費及び医療費の自己負担分の公費負担、世帯厚生資金貸付による生活資金の貸付のほか、重症患者に対する介護事業等が講じられている。

	a	b	c	d
1	正	正	正	誤
2	正	正	誤	正
3	正	誤	正	正
4	誤	正	正	正
5	正	正	正	正

問２０　HIV 訴訟、CJD 訴訟に関する記述について、正しい組み合わせはどれか。

a　HIV 訴訟とは、薬物乱用者が注射器の使い回しを行ったことにより、ヒト免疫不全ウイルスに感染したことに対する損害賠償訴訟である。

b　CJD 訴訟とは、脳外科手術等に用いられていたブタ乾燥硬膜を介してクロイツフェルト・ヤコブ病に罹患したことに対する損害賠償訴訟である。

c　C 型肝炎訴訟は、特定のインターフェロン製剤の投与を受けたことにより、C 型肝炎ウイルスに感染したことに対する損害賠償訴訟である。

d　HIV や CJD の感染被害が多発したことにかんがみ、生物由来製品による感染等被害救済制度の創設がなされた。

	a	b	c	d
1	誤	誤	正	正
2	正	誤	誤	誤
3	誤	正	誤	誤
4	誤	誤	正	誤
5	誤	誤	誤	正

【模試B 第1部 人体の働きと医薬品】

問２１　胃に関する記述について、正しい組み合わせはどれか。

a　ペプシノーゲンは胃酸によって、消化酵素であるペプシンとなる。

b　胃酸は、胃内を強酸性に保って内容物が腐敗や発酵を起こさないようにする役目を果たす。

c　胃粘液に含まれる成分は、小腸におけるビタミンＣの吸収に重要な役割を果たしている。

d　胃内の滞留時間は、脂質分の多い食品の場合には比較的短く、炭水化物主体の食品の場合には比較的長い。

	a	b	c	d		a	b	c	d		a	b	c	d
1	正	誤	誤	正	2	誤	誤	正	誤					
3	誤	正	誤	正	4	正	誤	正	誤	5	正	正	誤	誤

問２２　膵臓に関する記述について、正しい組み合わせはどれか。

a　膵臓は、胃の後下部に位置する細長い臓器である。

b　膵液は弱アルカリ性で、胃で酸性となった内容物を中和するのに重要である。

c　膵臓は、炭水化物、タンパク質、脂質のそれぞれを消化するすべての酵素の供給を担っている。

d　膵臓は消化腺であるが、内分泌腺ではない。

	a	b	c	d		a	b	c	d		a	b	c	d
1	正	正	正	誤	2	正	正	誤	正					
3	正	誤	正	正	4	誤	正	正	正	5	正	正	正	正

問２３　大腸に関する記述について、正しい組み合わせはどれか。

a　大腸の内壁粘膜には絨毛がある。

b　大腸液は、便塊を粘膜上皮と分離しやすく滑らかにする。

c　大腸内には腸内細菌が多く存在し、腸管内の食物繊維を発酵分解する。

d　大腸の腸内細菌は、血液凝固や骨へのカルシウム定着に必要なビタミンＤ等の物質を産生している。

	a	b	c	d		a	b	c	d		a	b	c	d
1	正	誤	正	誤	2	誤	正	誤	正					
3	正	誤	正	正	4	正	正	誤	誤	5	誤	正	正	誤

問２４　呼吸器系に関する記述について、誤ったものはどれか。

1　鼻腔の内壁は、粘膜で覆われた棚状の凸凹になっている。
2　鼻汁にはリゾチームが含まれ、気道の防御機構の一つとなっている。
3　咽頭の大部分と気管から気管支までの粘膜は線毛上皮で覆われている。
4　肺胞と毛細血管を取り囲んで支持している組織を間質という。

問２５　循環器系に関する記述について、正しい組み合わせはどれか。

a　アルブミンは、ホルモンや医薬品の成分等と複合体を形成して、それらが血液によって運ばれるときに代謝や排泄を受けやすくする。
b　単球は、血管壁を通り抜けて組織の中に入り込むことができる。
c　リンパ液の流れは主に心筋の収縮によるものであり、流速は血流に比べて緩やかである。
d　免疫グロブリンは、免疫反応において、体内に侵入した細菌やウイルス等の異物を特異的に認識する抗体としての役割を担う。

	a	b	c	d
1	正	誤	正	誤
2	誤	正	誤	正
3	正	誤	正	正
4	正	正	誤	誤
5	誤	正	正	正

問２６　泌尿器系に関する記述について、正しい組み合わせはどれか。

a　腎臓に入る動脈は細かく枝分かれして、毛細血管が小さな球状になった糸球体を形成する。
b　尿細管では、原尿中のブドウ糖やアミノ酸等の栄養分及び血液の維持に必要な水分や電解質が再吸収される。
c　副腎皮質ホルモンの一つであるアルドステロンには、体内にカリウムと水を貯留し、塩分の排泄を促す作用がある。
d　尿は血液が濾過されて作られるため、健康な状態であれば細菌等の微生物は存在しない。

	a	b	c	d
1	正	正	正	誤
2	誤	誤	正	正
3	正	正	誤	正
4	正	誤	誤	正
5	誤	正	正	誤

問２７　目に関する記述について、正しい組み合わせはどれか。

a　水晶体は､遠くの物を見るときには丸く厚みが増し､近くの物を見るときには扁平になる。
b　虹彩は、瞳孔を散大・縮小させることにより眼球内に入る光の屈折率を調節している。
c　網膜には視細胞が密集していて、視細胞が受容した光の情報は網膜内の神経細胞を介して神経線維に伝えられる。網膜の神経線維は眼球の後方で束になり、視神経となる。
d　角膜と水晶体の間は、房水で満たされ、眼内に一定の圧を生じさせている。

	a	b	c	d
1	正	誤	誤	正
2	誤	正	正	誤
3	正	正	誤	正
4	正	誤	正	誤
5	誤	誤	正	正

問２８　耳に関する記述について、正しい組み合わせはどれか。

a　中耳は、鼓膜、鼓室、耳小骨、耳管から構成される。
b　小さな子供では、耳管が太く短くて、走行が水平に近いため、鼻腔からウイルスや細菌が侵入しにくく感染が起こりにくい。
c　内耳は聴覚器官である前庭と、平衡器官である蝸牛の２つの部分からなる。
d　鼓室は、耳管という管で鼻腔や咽頭と通じている。

1（a,b）　2（a,d）　3（b,c）　4（b,d）　5（c,d）

問２９　外皮系に関する記述について、正しい組み合わせはどれか。

a　皮膚は、体の水分が体外に蒸発しないよう、又は、逆に水分が体内に浸透しないよう遮断している。
b　表皮には、毛細血管や知覚神経の末端が通っている。
c　毛球の下端のへこんでいる部分を毛包という。
d　メラニン色素の量によって毛の色が決まる。

1（a,b）　2（a,d）　3（b,c）　4（b,d）　5（c,d）

問３０　筋組織に関する記述について、誤ったものはどれか。

1　筋組織は、筋細胞とそれらをつなぐ結合組織からなる。
2　関節を動かす骨格筋は、関節を構成する骨に腱を介してつながっている。
3　筋収縮の低下は、グリコーゲンの代謝に伴って生成する乳酸の蓄積などによって生じる。
4　随意筋は運動神経に支配されるのに対して、不随意筋は体性神経系に支配されている。

問３１　中枢神経系に関する記述について、正しい組み合わせはどれか。

a　脳の下部には、自律神経系、ホルモン分泌等の様々な調節機能を担っている部位がある。
b　脳の血管は末梢に比べて物質の透過に関する選択性が低く、タンパク質などの大分子は血液中から脳の組織へ移行しやすい。
c　脳は脊髄と、延髄でつながっている。
d　視床下部は、末梢からの刺激の一部に対して脳を介さずに刺激を返す場合がある。

	a	b	c	d
1	誤	正	正	誤
2	正	誤	正	正
3	誤	正	誤	正
4	正	誤	正	誤
5	正	正	誤	正

問３２　交感神経系に関する記述について、正しいものはどれか。

1　肝臓では、交感神経系が活発になるとグリコーゲンが合成される。
2　汗腺では、交感神経系が活発になると発汗が亢進する。
3　腸では、交感神経系が活発になると腸の運動が亢進する。
4　気管支では、交感神経系が活発になると気管支が収縮する。
5　心臓では、交感神経系が活発になると心拍数が減少する。

問３３　薬の生体内運命に関する記述について、正しい組み合わせはどれか。

a　有効成分は主に胃で吸収される。
b　有効成分の吸収量や吸収速度は、消化管内容物や他の医薬品の作用によって影響を受けることはない。
c　一般用医薬品には全身作用を目的とした点鼻薬はない。
d　アレルギー反応は微量の抗原でも生じるため、点眼薬や含嗽薬(うがい薬)でもアレルギー性の副作用を生じることがある。

	a	b	c	d
1	誤	誤	正	正
2	誤	正	正	正
3	正	誤	誤	誤
4	正	誤	正	誤
5	誤	正	正	誤

問３４　薬の体内での働きに関する記述について、正しい組み合わせはどれか。

a　循環血液中に移行した有効成分は、多くの場合、標的となる細胞に存在する受容体、酵素、トランスポーター等の脂質と結合し、その機能を変化させることで薬効や副作用を現す。

b　医薬品が摂取された後、成分が吸収されるにつれてその血中濃度は上昇し、ある最小有効濃度を超えたときに生体の反応としての薬効が現れる。

c　一度に大量の医薬品を摂取したりして血中濃度を高くしても、ある濃度以上になると薬効は頭打ちとなり、有害な作用が現れやすくなる。

d　全身作用を目的とする医薬品の多くは、使用後の一定期間、その有効成分の血中濃度が、有効域と治療域の間の範囲に維持されるよう、使用量及び使用間隔が定められている。

1（a，b）　2（a，d）　3（b，c）　4（b，d）　5（c，d）

問３５　剤形に関する記述について、正しい組み合わせはどれか。

a　軟膏剤やクリーム剤は、外用液剤に比べて、適用した表面が乾きやすいという特徴がある。

b　錠剤(内服)は、例外的な場合を除いて、口中で噛み砕いて服用しなければならない。

c　貼付剤は、薬効の持続が期待できる反面、適用部位にかぶれなどを起こす場合がある。

d　スプレー剤は、手指等では塗りにくい部位や広範囲に適用する場合に適している。

1（a，b）　2（a，d）　3（b，c）　4（b，d）　5（c，d）

問３６　ショック(アナフィラキシー)に関する記述について、誤ったものはどれか。

1　異なる原因物質であっても発生頻度は同じである。

2　医薬品の場合、以前にその医薬品によって蕁麻疹等のアレルギーを起こしたことがある人で起きる可能性が高い。

3　一旦発症すると病態は急速に悪化することが多く、適切な対応が遅れるとチアノーゼや呼吸困難等を生じ、死に至ることがある。

4　発症後の進行が非常に速やかな(通常、2時間以内に急変する)ことが特徴である。

問３７　中毒性表皮壊死融解症に関する記述について、正しい組み合わせはどれか。

a　広範囲の皮膚に発赤が生じ、全身の10%以上に火傷様の水疱、皮膚の剥離、びらん等が認められ、かつ、口唇の発赤・びらん、眼の充血等の症状を伴う病態であり、高熱の症状が現れることはない。

b　最初に報告をした医師の名前にちなんでライエル症候群とも呼ばれる。

c　中毒性表皮壊死融解症の症例の多くが皮膚粘膜眼症候群の進展型とみられる。

d　両眼に現れる急性結膜炎は、皮膚や粘膜の変化とほぼ同時期又は半日～1 日程度遅れて生じることが知られている。

	a	b	c	d
1	誤	正	誤	正
2	正	誤	正	誤
3	正	誤	誤	正
4	誤	誤	正	正
5	誤	正	正	誤

問３８　精神神経障害、無菌性髄膜炎に関する記述について、正しい組み合わせはどれか。

a　医薬品の副作用によって中枢神経系が影響を受け、物事に集中できない、落ち着きがなくなる等のほか、不眠、不安、震え、興奮、眠気、うつ等の精神神経症状を生じることがある。

b　精神神経症状は、通常の用法・用量で発生することはない。

c　無菌性髄膜炎の予後は比較的良好で、重篤な中枢神経系の後遺症が残った例は報告されていない。

d　医薬品の副作用が原因の場合、全身性エリテマトーデス、混合性結合組織病、関節リウマチ等の基礎疾患がある人で無菌性髄膜炎の発症リスクが高くなる。

	a	b	c	d
1	正	正	誤	誤
2	正	誤	誤	正
3	誤	正	正	誤
4	誤	正	誤	正
5	誤	誤	正	正

問３９　間質性肺炎、喘息に関する記述について、誤ったものはどれか。

1　間質性肺炎は、気管支又は肺胞が細菌に感染して炎症を生じたものである。

2　間質性肺炎は、一般的に、医薬品の使用開始から1～2 週間程度で起きることが多い。

3　喘息は、合併症を起こさない限り、原因となった医薬品の有効成分が体内から消失すれば症状は寛解する。

4　喘息は、内服薬のほか、坐薬や外用薬でも誘発されることがある。

問４０　うっ血性心不全、不整脈に関する記述について、正しい組み合わせはどれか。

a　うっ血性心不全とは、心筋の自動性や興奮伝導の異常が原因で心臓の拍動リズムが乱れる病態である。

b　心不全の既往がある人は、薬剤による心不全を起こしやすい。

c　息切れ、疲れやすい、足のむくみ、急な体重の増加、咳とピンク色の痰などを認めた場合は、うっ血性心不全の可能性を疑い、早期に医師の診療を受ける必要がある。

d　不整脈の種類によっては失神することもある。

	a	b	c	d
1	正	正	正	誤
2	正	正	誤	正
3	正	誤	正	正
4	誤	正	正	正
5	正	誤	誤	正

【模試B 第1部 薬事関係法規・制度】

※医薬品医療機器等法とは、医薬品、医療機器等の品質、有効性及び安全性の確保等に関する法律をいう。

※総合機構とは、独立行政法人医薬品医療機器総合機構をいう。

※都道府県知事等とは、都道府県知事(薬局又は店舗販売業にあっては、その薬局又は店舗の所在地が保健所設置市又は特別区の区域にある場合においては、市長又は区長)をいう。

問41 医薬品医療機器等法の目的に関する条文について、( )に入る字句として正しい組み合わせはどれか。

第一条 この法律は、医薬品、医薬部外品、化粧品、医療機器及び再生医療等製品の(a)の確保並びにこれらの使用による保健衛生上の危害の発生及び拡大の防止のために必要な規制を行うとともに、指定薬物の規制に関する措置を講ずるほか、医療上特にその必要性が高い医薬品、医療機器及び再生医療等製品の研究開発の促進のために必要な措置を講ずることにより、(b)の向上を図ることを目的とする。

	a	b
1	有効性及び安全性	保健衛生
2	有効性及び安全性	医療水準
3	品質、有効性及び安全性	保健衛生
4	品質、有効性及び安全性	医療水準

問42 医薬品に関する医薬品医療機器等法の条文について、( )に入る字句として正しい組み合わせはどれか。

第二条 この法律で「医薬品」とは、次に掲げる物をいう。

一 日本薬局方に収められている物

二 人又は動物の疾病の(a)に使用されることが目的とされている物であつて、機械器具等(機械器具、歯科材料、医療用品、衛生用品並びにプログラム(電子計算機に対する指令であつて、一の結果を得ることができるように組み合わされたものをいう。以下同じ。)及びこれを記録した記録媒体をいう。以下同じ。)でないもの(医薬部外品及び再生医療等製品を除く。)

三 人又は動物の身体の(b)に影響を及ぼすことが目的とされている物であつて、機械器具等でないもの(医薬部外品、化粧品及び再生医療等製品を除く。)

	a	b
1	診断又は治療	機能
2	診断又は治療	構造又は機能
3	診断、治療又は予防	機能
4	診断、治療又は予防	構造又は機能

問４３　要指導医薬品に関する記述について、(　)に入る字句として正しい組み合わせはどれか。

要指導医薬品とは、次のイからニまでに掲げる医薬品(略)のうち、その効能及び効果において人体に対する作用が著しくないものであって、薬剤師その他の医薬関係者から提供された情報に基づく需要者の選択により使用されることが目的とされるものであり、かつ、その適正な使用のために薬剤師の対面による(　a　)が行われることが必要なものとして、厚生労働大臣が(　b　)の意見を聴いて指定するものをいう。

	a	b
1	情報の提供	総合機構
2	薬学的知見に基づく指導	薬事・食品衛生審議会
3	情報の提供及び薬学的知見に基づく指導	薬事・食品衛生審議会
4	情報の提供並びに薬学的知見に基づく指導及び調査	総合機構

問４４　医薬品の販売規制に関する記述について、誤ったものはどれか。

1　店舗販売業では、一般用医薬品以外の医薬品の販売は認められていない。

2　配置販売業では、一般用医薬品(経年変化が起こりにくいことその他の厚生労働大臣の定める基準に適合するものに限る)以外の医薬品の販売は認められていない。

3　医療用医薬品の販売は、薬局及び卸売販売業者に限られる。

4　卸売販売業者は、配置販売業者に対し、一般用医薬品以外の医薬品を販売してはならない。

問４５　毒薬・劇薬に関する記述について、正しい組み合わせはどれか。

a　業務上毒薬又は劇薬を取り扱う者は、それらを他の物と区別して貯蔵、陳列しなければならない。

b　毒薬とは、毒性が強いものとして厚生労働大臣が薬事・食品衛生審議会の意見を聴いて指定するもの(医薬品を除く)をいう。

c　毒薬及び劇薬は、単に毒性、劇性が強いものだけでなく、薬用量と中毒量が接近しており安全域が狭いため、その取扱いに注意を要するもの等が指定される。

d　毒薬又は劇薬は、要指導医薬品に該当することはある。

	a	b	c	d
1	正	正	誤	正
2	正	正	正	誤
3	誤	正	正	正
4	正	誤	正	正
5	正	正	正	正

問４６　医薬品の直接の容器等の法定表示事項として、正しいものはどれか。

１　製造業者の氏名又は名称及び住所
２　「要指導医薬品」の文字
３　「一般用医薬品」の文字
４　日本薬局方に収載されている医薬品については「日局」の文字

問４７　医薬品の法定表示事項の記載方法に関する記述について、誤ったものはどれか。

１　購入者等が読みやすく理解しやすい用語による正確なものでなければならない。
２　特に明瞭に記載されなければならない。
３　邦文又は英文でされていなければならない。
４　他の文字又は図画等に比較して見やすい場所にされていなければならない。

問４８　医薬部外品に関する記述について、(　)に入る字句として正しいものはどれか。

医薬部外品のうち、(1)衛生害虫類の防除のため使用される製品群(「防除用医薬部外品」の表示のある製品群)、(2)かつては医薬品であったが医薬部外品へ移行された製品群(「(　)」の表示のある製品群)については、各製品の容器や包装等に識別表示がなされている。

１　医薬品類似医薬部外品　　２　新範囲医薬部外品　　３　指定医薬部外品
４　特定医薬部外品

問４９　食品に関する記述について、(　)に入る字句として正しい組み合わせはどれか。

特定保健用食品は、(　a　)に基づく許可又は承認を受けて、食生活において特定の保健の目的で摂取をする者に対し、その摂取により当該保健の目的が期待できる旨の表示をする食品である。

機能性表示食品は、(　b　)の責任において、科学的根拠に基づいた機能性を表示し、販売前に安全性及び機能性の根拠に関する情報などが消費者庁長官へ届け出られたものである。

	a	b		a	b
１	食品表示基準	消費者庁長官	２	食品表示基準	事業者
３	健康増進法	消費者庁長官	４	健康増進法	事業者

問５０　医薬品の販売業に関する記述について、正しい組み合わせはどれか。

a　製薬企業がその製造等した医薬品を、一般の生活者以外の、薬局開設者や販売業者又は他の製薬企業へ販売等を行う場合にあっては、あらためて販売業の許可を受ける必要はない。

b　卸売販売業は、業として一般の生活者に対して直接医薬品の販売等を行うことができない。

c　店舗販売業は、特定の購入者等の求めに応じて医薬品の包装を開封して分割販売することができない。

d　分割販売される医薬品の容器等には、分割販売を行う者の電話番号その他連絡先が記載されていなければならない。

1（a，b）　2（a，d）　3（b，c）　4（b，d）　5（c，d）

問５１　薬局の機能に関する記述について、正しいものはどれか。

1　薬剤師又は登録販売者が医薬品の販売に従事する他の薬局又は店舗と連携し、地域における薬剤及び医薬品の適正な使用の推進及び効率的な提供に必要な情報の提供及び薬学的知見に基づく指導を実施するために一定の必要な機能を有する薬局は、その所在地の都道府県知事の認定を受けて「地域連携薬局」と称することができる。

2　医師もしくは歯科医師又は薬剤師が診療又は調剤に従事する他の医療提供施設と連携し、薬剤の適正な使用の確保のために専門的な薬学的知見に基づく指導を実施するために必要な機能を有する薬局は、傷病の区分ごとに、その所在地の都道府県知事の認定を受けて「専門医療機関連携薬局」と称することができる。

3　患者が継続して利用するために必要な機能及び個人の主体的な健康の保持増進への取組を積極的に支援する機能を有する薬局を、「健康連携薬局」という。

4　薬剤師不在時間内に登録販売者が販売できる医薬品は、要指導医薬品又は一般用医薬品である。

問５２　店舗販売業に関する記述について、正しい組み合わせはどれか。

a　登録販売者(所定の条件を満たした者に限る)を第一類医薬品を販売する店舗の管理者とする場合には、店舗管理者を補佐する登録販売者を置かなければならない。

b　店舗管理者は、その店舗以外の場所で業として店舗の管理その他薬事に関する実務に従事する者でなければならない。

c　過去５年間のうち、従事期間が通算して３年以上の登録販売者でなければ、第二類医薬品又は第三類医薬品の販売等する店舗の店舗管理者になることができない。

d　店舗販売業では、薬剤師が従事していても調剤を行うことはできない。

	a	b	c	d
1	正	正	誤	誤
2	誤	正	正	誤
3	誤	誤	正	正
4	誤	誤	誤	正
5	正	誤	誤	誤

問５３　薬局における第一類医薬品の販売方法として、正しい組み合わせはどれか。

a　第一類医薬品を購入しようとする者が、その第一類医薬品を使用しようとする者であることを確認すること
b　第一類医薬品に関する情報の提供を受けた者が当該情報の提供の内容を理解したこと及び質問がないことを確認した後に、その第一類医薬品を販売すること
c　第一類医薬品を購入しようとする者から相談があった場合には、情報の提供を行った後に、その第一類医薬品を販売すること
d　第一類医薬品を販売した薬剤師の氏名、当該薬局の名称及び当該薬局の電話番号その他連絡先を、その第一類医薬品を購入しようとする者に伝えること

	a	b	c	d
1	正	誤	正	正
2	誤	正	正	正
3	正	正	正	誤
4	正	正	誤	正
5	誤	正	正	誤

問５４　薬局における要指導医薬品に係る情報提供及び指導の方法として、正しい組み合わせはどれか。

a　当該要指導医薬品を使用しようとする者がお薬手帳を所持しない場合はその所持を勧奨し、当該者がお薬手帳を所持する場合は、必要に応じ、当該お薬手帳を活用した情報の提供及び指導を行わせること
b　要指導医薬品の副作用その他の事由によるものと疑われる症状が発生した場合の対応について説明させること
c　必要に応じて、当該要指導医薬品に代えて他の医薬品の使用を勧めさせること
d　情報の提供及び指導を行った薬剤師の住所及び連絡先を伝えさせること

	a	b	c	d
1	正	正	正	誤
2	正	正	誤	正
3	正	誤	正	正
4	誤	正	正	正
5	正	正	正	正

問５５　一般用医薬品に係る情報提供に関する記述について、誤ったものはどれか。

1　配置販売業者は、第一類医薬品を配置する場合には、薬剤師に書面を用いて必要な情報を提供させなければならない。

2　第一類医薬品を購入しようとする者から説明を要しない旨の意思の表明があった場合には、当該第一類医薬品が適正に使用されると薬剤師が判断できなくても、第一類医薬品を販売等する場合に行われる情報提供の義務は適用されない。

3　指定第二類医薬品については、薬剤師又は登録販売者による積極的な情報提供の機会がより確保されるよう、陳列方法を工夫する等の対応が求められる。

4　指定第二類医薬品の販売する場合には、これを購入しようとする者等が、禁忌事項を確認すること及び当該医薬品の使用について薬剤師又は登録販売者に相談することを勧める旨を確実に認識できるようにするために必要な措置を講じなければならない。

問５６　特定販売に関する記述について、誤ったものはどれか。

1　当該薬局又は店舗に貯蔵し、又は陳列している医薬品を販売しなければならない。

2　特定販売を行うことについて広告をするときは、「第一類医薬品」「第二類医薬品又は第三類医薬品」「薬局製造販売医薬品」の区分ごとに表示しなければならない。

3　特定販売のホームページ広告は、都道府県知事(その薬局又は店舗の所在地が保健所を設置する市は特別区の区域にある場合においては、市長又は区長)及び厚生労働大臣が容易に閲覧できるものでなければならない。

4　特定販売を行う場合であっても、一般用医薬品を購入しようとする者等から、対面又は電話により相談応需の希望があった場合には、薬剤師又は登録販売者が、対面又は電話により情報提供を行わなければならない。

問５７　構造設備の基準に関する記述について、(　)に入る字句として正しいものはどれか。

薬局及び店舗販売業の構造設備に係る基準として、医薬品の(　)を設ける区域が、他の区域から明確に区別されていることが求められている。

1　情報提供設備　　2　販売設備　　3　貯蔵設備　　4　陳列設備

問５８　濫用等のおそれのある医薬品に関する確認事項として、正しい組み合わせはどれか。

a　当該医薬品を購入しようとする者が女性である場合にあっては、当該者の氏名及び年齢
b　当該医薬品を購入しようとする者及び当該医薬品を使用しようとする者の他の薬局開設者、店舗販売業者又は配置販売業者からの当該医薬品及び当該医薬品以外の濫用等のおそれのある医薬品の購入又は譲受けの状況
c　当該医薬品を購入しようとする者が、適正な使用のために必要と認められる数量を超えて当該医薬品を購入しようとする場合は、その理由
d　当該医薬品の適正な使用を目的とする購入であることを確認するために必要な事項

	a	b	c	d
1	正	誤	誤	正
2	誤	正	正	正
3	正	誤	正	誤
4	正	正	誤	正
5	誤	正	正	誤

問５９　医薬品の広告に関する記述について、正しい組み合わせはどれか。

a　名称、製造方法、効能、効果又は性能に関する承認前の医薬品等の広告を行った者に対して、厚生労働大臣が課徴金を納付させる命令を行う課徴金制度がある。
b　構成生薬の作用を個別に挙げて漢方処方製剤の効能効果を説明することは不適当である。
c　一般用医薬品と同じ有効成分を含有する医療用医薬品の効能効果をそのまま標榜することは、承認されている内容を正確に反映した広告といえない。
d　医薬品の有効性又は安全性が確実であることを保証するような表現がなされた広告は、明示的・暗示的を問わず、虚偽又は誇大な広告とみなされる。

	a	b	c	d
1	正	正	正	誤
2	正	正	誤	正
3	正	誤	正	正
4	誤	正	正	正
5	誤	正	正	誤

問６０　店舗販売業に対する行政庁の監視指導に関する記述について、正しい組み合わせはどれか。

a　都道府県知事等は、店舗販売業者に対して、一般用医薬品の販売等を行うための業務体制が基準に適合しなくなった場合において、その業務体制の整備を命ずることができる。
b　都道府県知事等は、店舗販売業者について、その者に当該販売業の許可の際に付された条件に違反する行為があったときは、その店舗販売業者に対して、その条件に対する違反を是正するために必要な措置を採るべきことを命ずることができる。
c　都道府県知事等は、店舗管理者について、その者に薬事に関する法令又はこれに基づく処分に違反する行為があったとき、又はその者が管理者として不適当であると認めるときは、その店舗管理者に対して、店舗販売業者の変更を命ずることができる。
d　都道府県知事等は、保健衛生上の危害の発生又は拡大を防止するため必要があると認めるときは、店舗販売業者に対して、医薬品の販売又は授与を一時停止すること等の応急措置を採るべきことを命ずることができる。

1（a，b）　2（a，c）　3（a，d）　4（b，c）　5（c，d）

【模試B 第2部 主な医薬品とその作用】

問61　かぜに関する記述について、正しい組み合わせはどれか。

a　かぜは単一の疾患ではなく、主にウイルスが鼻や喉などに感染して起こる上気道の急性炎症の総称である。
b　発熱や頭痛を伴って悪心・嘔吐や、下痢等の消化器症状が現れることもあるが、冬場にこれらの症状が現れた場合は、かぜではなく、ウイルス性胃腸炎であることが多い。
c　かぜ薬は、ウイルスの増殖を抑えたり、ウイルスを体内から除去するものである。
d　発熱、咳、鼻水など症状がはっきりしている場合であっても、解熱鎮痛薬、鎮咳去痰薬、鼻炎を緩和させる薬ではなく、かぜ薬を選択することが望ましい。

1(a,b)　2(a,c)　3(a,d)　4(b,c)　5(c,d)

問62　かぜ薬に配合される鎮咳成分として、正しいものはどれか。

1　エテンザミド　2　ヨウ化イソプロパミド　3　メチルエフェドリンサッカリン塩
4　クロペラスチン塩酸塩　5　グアヤコールスルホン酸カリウム

問63　解熱鎮痛薬に関する記述について、正しい組み合わせはどれか。

a　月経が起こる過程にはプロスタグランジンは関わっていない。
b　病気や外傷があるときに、プロスタグランジンの産生が抑制される。
c　解熱鎮痛成分によって、解熱、鎮痛、抗炎症のいずれの作用が中心的となるかなどの性質が異なる。
d　解熱鎮痛薬は、病気や外傷が原因で生じている発熱や痛みを鎮めるため使用される医薬品(外皮用薬を含む)の総称である。

	a	b	c	d
1	正	正	誤	正
2	正	誤	誤	正
3	誤	誤	正	誤
4	正	正	正	誤
5	誤	正	誤	誤

問64　解熱鎮痛薬に関する記述について、正しい組み合わせはどれか。

a　ブロモバレリル尿素は、解熱鎮痛成分の鎮痛作用を助ける目的で配合される。
b　解熱鎮痛薬に胃腸障害を減弱させることを目的として制酸成分が配合されている場合、胃腸症状に対する薬効を標榜することは認められていない。
c　メトカルバモールは、骨格筋の弛緩をもたらす脊髄反射を促す作用がある。
d　カフェイン類は、鎮静成分の作用による眠気を解消させる効果を期待して配合される。

1(a,b)　2(a,c)　3(a,d)　4(b,c)　5(c,d)

問６５　眠気を促す薬に関する記述について、正しい組み合わせはどれか。

a　抗ヒスタミン成分は脳の下部にある睡眠・覚醒に大きく関与する部位においてヒスタミンの働きを抑えるため、眠気が促される。
b　かつてブロモバレリル尿素の大量摂取による自殺が日本で社会問題になったことなどから、近年はその使用量が減少している。
c　妊娠中にしばしば生じる睡眠障害は、ホルモンのバランスや体型の変化等が原因であり、睡眠改善薬の適用対象ではない。
d　抗ヒスタミン成分は、ヒスタミンの働きを抑える作用以外にアドレナリン作動作用も示す。

	a	b	c	d
1	正	正	正	誤
2	正	誤	正	正
3	正	誤	誤	正
4	誤	正	誤	正
5	誤	正	正	誤

問６６　カフェインに関する記述について、正しい組み合わせはどれか。

a　脳の興奮を鎮め、一時的に眠気や倦怠感を抑える効果がある。
b　腎臓におけるナトリウムイオンの再吸収を促し、尿量の増加をもたらす。
c　胃液の分泌を促すため、副作用として胃腸障害が現れることがある。
d　心筋を興奮させるため、副作用として動悸が現れることがある。

	a	b	c	d
1	正	誤	正	誤
2	誤	誤	誤	正
3	誤	正	誤	誤
4	誤	誤	正	正
5	正	誤	誤	誤

問６７　小児鎮静薬に関する記述について、正しい組み合わせはどれか。

a　乳児は肛門の括約筋が未発達で、これに起因するむずがり、夜泣き、乳吐きなどを起こすことがある。
b　小児鎮静薬は鎮静作用のほか、血液の循環を促す作用があるとされる生薬成分を中心に配合されている。
c　小児鎮静薬は、購入者等が、「作用が穏やかで小さな子供に使っても副作用が無い」などといった安易な考えで使用することを避ける。
d　小児鎮静薬を一定期間又は一定回数服用させても症状の改善がみられない場合であっても、通常、その使用を継続する必要がある。

	a	b	c	d
1	正	誤	誤	正
2	正	正	誤	誤
3	誤	誤	正	正
4	誤	正	正	誤
5	誤	正	誤	正

問６８　鎮咳去痰薬に関する記述について、正しい組み合わせはどれか。

a　ジメモルファンリン酸塩は、延髄の咳嗽中枢に作用して咳を抑える。

b　呼吸抑制発生リスクを可能な限り低減する観点から、原則、コデイン類を含む医薬品をてんかんの診断を受けた人等に使用しないよう注意喚起が行われている。

c　カルボシステインは、痰の中の粘性タンパク質を溶解・低分子化して粘性を減少させ、また、粘液成分の含量比を調整して痰の切れを良くする。

d　マオウは、交感神経系の刺激作用を示すが、心臓血管系や肝臓でのエネルギー代謝に影響を与えることはないと考えられている。

1（a，b）　2（a，c）　3（a，d）　4（b，d）　5（c，d）

問６９　生薬成分の記述について、正しいものはどれか。

オオバコ科のオオバコの花期の全草を基原とする生薬で、去痰作用を期待して用いられる。

1　キョウニン　　2　セネガ　　3　ナンテンジツ　　4　シャゼンソウ
5　キキョウ

問７０　口腔咽喉薬、うがい薬(含嗽薬)に関する記述について、正しい組み合わせはどれか。

a　噴射式の液剤では、軽く息を吸いながら噴射することが望ましい。

b　口内炎などにより口腔内にひどいただれがある人では、刺激感等が現れやすいほか、循環血流中への移行による全身的な影響も生じやすくなる。

c　含嗽薬の使用後すぐに食事を摂ると、殺菌消毒効果が薄れやすい。

d　ヨウ素系成分が配合された含嗽薬を使用した場合、視床下部におけるホルモン産生に影響を及ぼす可能性がある。

	a	b	c	d
1	正	正	誤	誤
2	正	誤	誤	正
3	誤	正	正	誤
4	誤	誤	正	誤
5	誤	誤	誤	正

問71　制酸成分に関する記述について、正しい組み合わせはどれか。

a　制酸成分のうちアルミニウムを含む成分については、透析療法を受けている人が長期連用する場合には、アルミニウム脳症及びアルミニウム骨症等の副作用に注意して使用する。
b　メタケイ酸アルミン酸マグネシウムは、胃酸の中和作用のほか、胃粘膜にゼラチン状の皮膜を形成して保護する作用もあるとされる。
c　腎臓病の診断を受けた人は、いかなる場合であっても制酸成分を主体とする胃腸薬を使用してはならない。
d　マグネシウムを含む成分については瀉下薬に配合される成分でもあり、下痢等の症状に注意する必要がある。

	a	b	c	d		a	b	c	d		a	b	c	d
1	正	正	誤	誤	2	正	誤	誤	正					
3	正	誤	正	正	4	誤	正	誤	正	5	誤	正	正	誤

問72　香りによる健胃作用を期待して用いられる生薬成分として正しいものはどれか。

1　オウバク　　2　コウボク　　3　センブリ　　4　ゲンチアナ　　5　オウレン

問73　腸の薬に関する記述について、正しい組み合わせはどれか。

a　トリメブチンマレイン酸塩は、消化管の平滑筋に直接作用して、消化管運動が低下しているときは亢進的に、運動が亢進しているときは抑制的に働くとされる。
b　次硝酸ビスマスは、アルコールと一緒に摂取されると循環血液中への移行が高まって精神神経症状を生じるおそれがある。
c　ロペラミド塩酸塩は、食あたりや水あたりによる下痢を適用対象としている。
d　ヒマシ油は、急激で強い瀉下作用を示すため、3歳未満の乳幼児では使用を避ける。

	a	b	c	d		a	b	c	d		a	b	c	d
1	誤	正	正	誤	2	正	正	誤	正					
3	正	誤	正	誤	4	誤	正	誤	正	5	正	誤	正	正

問74　抗コリン成分に関する記述について、(　)に入る字句として正しい組み合わせはどれか。

急な胃腸の痛みは、主として胃腸の過剰な動きによって生じる。消化管の運動は副交感神経系の刺激によって亢進し、また、副交感神経系は胃液分泌の亢進にも働く。そのため、副交感神経の伝達物質である(　a　)と受容体の反応を妨げることで、その働きを(　b　)成分が、鎮痛鎮痙のほか、胃酸過多や胸やけに対する効果も期待して用いられる。

	a	b		a	b
1	ノルアドレナリン	促す	2	ノルアドレナリン	抑える
3	アセチルコリン	促す	4	アセチルコリン	抑える

問７５　浣腸薬に関する記述について、正しい組み合わせはどれか。

a　浣腸薬の剤形には注入剤のほか、坐剤となっているものもある。
b　繰り返し使用すると、直腸の感受性が高まって効果が強くなる。
c　浣腸薬の使用により流産・早産を誘発するおそれはない。
d　炭酸水素ナトリウムを主薬とする坐剤では、まれに重篤な副作用としてショックを生じることがある。

1(a,b)　2(a,c)　3(a,d)　4(b,c)　5(c,d)

問７６　駆虫成分の記述について、正しいものはどれか。

アセチルコリン伝達を妨げて、回虫及び蟯虫の運動筋を麻痺させる作用を示し、虫体を排便とともに排出させることを目的として用いられる。

1　パモ酸ピルビニウム　　2　ピペラジンリン酸塩　　3　カイニン酸
4　サントニン

問７７　生薬成分と基原として、正しいものはどれか。

1　センソ　―　シカ科のジャコウジカの雄の麝香腺分泌物
2　ジャコウ　―　シカ科の *Cervus nippon* Temminck、*Cervus elaphus* Linné、*Cervus canadensis* Erxleben 又はその他同属動物の雄鹿の角化していない幼角
3　ゴオウ　―　ウシ科のウシの胆嚢中に生じた結石
4　ロクジョウ　―　ヒキガエル科のアジアヒキガエル等の耳腺の分泌物

問７８　高コレステロール改善薬に関する記述について、正しい組み合わせはどれか。

a　大豆油不けん化物(ソイステロール)には、腸管におけるコレステロールの吸収を抑える働きがあるとされる。
b　ビタミンＥは、コレステロールからの過酸化脂質の生成を抑えるほか、末梢血管における血行を促進する作用があるとされる。
c　リノール酸は、LDL等の異化排泄を促進し、リポタンパクリパーゼ活性を高めて、HDL産生を高める作用があるとされる。
d　パンテチンは、コレステロールと結合して、代謝されやすいコレステロールエステルを形成するとされ、肝臓におけるコレステロールの代謝を促す効果が期待される。

1(a,b)　2(a,c)　3(a,d)　4(b,c)　5(c,d)

問７９　ユビデカレノンに関する記述について、正しい組み合わせはどれか。

a　医薬品的な効能効果が標榜又は暗示されていなければ、いわゆる健康食品の素材として流通することが可能となっている。
b　摂取された栄養素からエネルギーが産生される際に、ビタミンＤとともに働く。
c　作用が増強されて心臓に負担を生じたりするおそれがあることから、強心薬との併用は避ける必要がある。
d　15歳未満の小児向けの製品はない。

	a	b	c	d
1	正	正	正	正
2	正	正	正	誤
3	正	正	誤	正
4	正	誤	正	正
5	誤	正	正	正

問８０　痔の薬に関する記述について、誤ったものはどれか。

1　肛門部にはもともと多くの細菌が存在しており、感染症を生じやすい部位といえる。
2　外用痔疾用薬は局所に適用されるものであるが、坐剤及び注入軟膏では、成分の一部が直腸粘膜から吸収されて循環血流中に入りやすく、全身的な影響を生じることがある。
3　内用痔疾用薬は、比較的緩和な抗炎症作用、血行改善作用を目的とする成分等が配合されたもので、外用痔疾用薬と併せて用いると効果的なものである。
4　メチルエフェドリン塩酸塩が配合された坐剤及び注入軟膏については、心臓病、高血圧、糖尿病又は甲状腺機能障害の診断を受けた人では、症状を悪化させるおそれがある。

問８１　外用痔疾用薬に関する記述について、正しい組み合わせはどれか。

a　クロタミトンは、局所への穏やかな熱感刺激によって痒みを抑える効果が期待される。
b　デカリニウム塩化物は、血管収縮作用による止血効果を期待して用いられる。
c　酸化亜鉛は、粘膜表面に不溶性の膜を形成することによる粘膜の保護・止血を目的としている。
d　シコンは、新陳代謝促進、殺菌、抗炎症等の作用を期待して用いられる。

	a	b	c	d
1	正	正	正	誤
2	正	正	誤	正
3	正	誤	正	正
4	誤	正	正	正
5	誤	正	正	誤

問８２　漢方処方製剤の記述について、正しいものはどれか。

体力中等度以上で、下腹部に熱感や痛みがあるものの排尿痛、残尿感、尿の濁り、こしけ（おりもの）、頻尿に適すとされる。構成生薬としてカンゾウを含む。

1　牛車腎気丸　　2　八味地黄丸　　3　六味丸　　4　猪苓湯　　5　竜胆瀉肝湯

問８３　アレルギー用薬に関する記述について、正しい組み合わせはどれか。

a　ロラタジンは、交感神経系を刺激して鼻粘膜の血管を収縮させることによって鼻粘膜の充血や腫れを和らげる。

b　一般用医薬品のアレルギー用薬は、一時的な症状の緩和に用いられるものであり、長期の連用は避ける必要がある。

c　アレルゲンを厳密に特定するには医療機関における検査を必要とし、その上で、アレルゲンに対して徐々に体を慣らしていく治療法もある。

d　アレルギー症状を軽減するには、日常生活におけるアレルゲンの除去・回避といった根源的な対応が図られることが重要である。

	a	b	c	d
1	誤	正	誤	正
2	誤	正	正	正
3	正	誤	正	正
4	正	正	誤	正
5	正	正	正	誤

問８４　鼻に用いる薬に関する記述について、正しい組み合せはどれか。

a　点鼻薬は鼻腔内に適用されるものであるが、成分が鼻粘膜を通っている血管から吸収される量は限られるため、全身的な影響を生じるおそれはないものと考えられている。

b　アドレナリン作動成分が配合された点鼻薬は、過度に使用されると鼻づまりがひどくなりやすい。

c　急性又はアレルギー性の鼻炎及びそれに伴う副鼻腔炎は、一般用医薬品の鼻炎用点鼻薬の対象となっていない。

d　スプレー式鼻炎用点鼻薬について、汚染を防ぐために容器はなるべく直接鼻に触れないようにするほか、他人と点鼻薬を共有しないようにする必要がある。

	a	b	c	d
1	正	正	誤	誤
2	正	誤	誤	正
3	正	誤	正	正
4	誤	正	誤	正
5	誤	正	正	誤

問８５　鼻に用いる薬に関する記述について、正しい組み合わせはどれか。

a　テトラヒドロゾリン塩酸塩は、副交感神経系を刺激して鼻粘膜を通っている血管を弛緩させることにより、鼻粘膜の充血や腫れを和らげることを目的とする。

b　ベンザルコニウム塩化物は、鼻粘膜を清潔に保ち、細菌による二次感染を防止する。

c　クロモグリク酸ナトリウムは、アレルギー性の鼻炎や副鼻腔炎に対して無効である。

d　クロモグリク酸ナトリウムは、まれにアナフィラキシーを生じることがある。

	a	b	c	d
1	正	正	誤	誤
2	正	誤	誤	正
3	正	誤	正	正
4	誤	正	誤	正
5	誤	正	正	誤

問８６　眼科用薬の成分と配合目的について、正しい組み合わせはどれか。

a　ナファゾリン硝酸塩　―　眼粘膜の組織修復を促す
b　アズレンスルホン酸ナトリウム　―　角膜の乾燥を防ぐ
c　ケトチフェンフマル酸塩　―　目の痒みを抑える
d　プラノプロフェン　―　充血除去

	a	b	c	d
1	正	誤	誤	正
2	誤	正	正	誤
3	誤	正	誤	正
4	正	正	誤	正
5	誤	誤	正	誤

問８７　皮膚に用いる薬(殺菌消毒成分)に関する記述について、誤ったものはどれか。

1　ポビドンヨードは、ヨウ素をポリビニルピロリドン(PVP)と呼ばれる担体に結合させて水溶性とし、徐々にヨウ素が遊離して殺菌作用を示すように工夫されたものである。
2　ヨウ素系の殺菌消毒成分は、外用薬として用いた場合でも、まれにショック(アナフィラキシー)のような全身性の重篤な副作用を生じることがある。
3　アクリノールは、細菌及び真菌の一部に対する殺菌消毒作用を示すが、結核菌、ウイルスに対しては効果がない。
4　ヨードチンキは、皮膚刺激性が強く、粘膜(口唇等)や目の周りへの使用は避ける必要がある。

問８８　皮膚に用いる薬(痒み、腫れ、痛み等を抑える配合成分)に関する記述について、正しい組み合わせはどれか。

a　ステロイド性抗炎症成分は、水痘、みずむし、たむし等又は化膿している患部については、症状を悪化させるおそれがあるため使用を避ける必要がある。
b　ニコチン酸ベンジルエステルは、目や目の周り、粘膜面には刺激が強すぎるため、使用を避けることとされている。
c　ノニル酸ワニリルアミドは、人によっては刺激が強すぎて、副作用として痛みが現れることがある。
d　ヘパリン類似成分は、血液凝固を促す働きがあるため、血栓のある人では使用を避ける必要がある。

	a	b	c	d
1	正	正	正	正
2	正	正	正	誤
3	正	正	誤	正
4	正	誤	正	正
5	誤	正	正	正

問８９　みずむし、たむし等に関する記述について、正しい組み合わせはどれか。

a　みずむし、たむしには様々な民間療法が存在するが、それらの中には科学的根拠が見出されないものも多く、かえって症状を悪化させる場合がある。

b　爪白癬は、患部を清浄に保てば自然治癒することが多い。

c　一般的に皮膚が厚く角質化している部分には、軟膏が適している。

d　湿疹か皮膚糸状菌による皮膚感染かはっきりしない場合に、抗真菌成分が配合された医薬品を使用することは適当でない。

1（a，b）　2（a，c）　3（a，d）　4（b，c）　5（c，d）

問９０　歯痛薬(外用)に関する記述について、正しい組み合わせはどれか。

a　歯痛薬は、歯の齲蝕を修復することにより歯痛を鎮めることを目的とする一般用医薬品である。

b　テーカインは、中枢の興奮を鎮めることにより痛みを鎮めることを目的とする。

c　歯科用フェノールカンフルは、齲蝕を生じた部分における細菌の繁殖を抑えることを目的とする。

d　ユーカリ油は、冷感刺激を与えて知覚神経を麻痺させることによる鎮痛・鎮痒効果が期待される。

1（a，b）　2（a，c）　3（a，d）　4（b，c）　5（c，d）

問９１　歯槽膿漏薬に関する記述について、誤ったものはどれか。

1　チモールは、炎症を起こした歯周組織からの出血を抑える作用が期待される。

2　クロルヘキシジングルコン酸塩が口腔内に適用される場合、まれに重篤な副作用としてショック(アナフィラキシー)を生じることがある。

3　アラントインは、炎症を起こした歯周組織の修復を促す作用が期待される。

4　歯槽膿漏薬の使用により症状を抑えられても、しばらくすると症状が繰り返し現れるような場合には、医療機関を受診するなどの対応が必要である。

問９２　禁煙補助剤に関する記述について、正しい組み合わせはどれか。

a　インスリン製剤を使用している人では、ニコチンがインスリンの血糖降下作用に拮抗して、効果を妨げるおそれがある。
b　ニコチン置換療法は、ニコチンの摂取方法を喫煙以外に換えて離脱症状の軽減を図りながら徐々に摂取量を減らし、最終的にニコチン摂取を半分にする方法である。
c　妊婦又は妊娠していると思われる女性では、摂取されたニコチンにより胎児に影響が生じるおそれがあるため使用を避ける必要がある。
d　ニコチンは交感神経系を興奮させる作用を示し、アドレナリン作動成分が配合された鎮咳去痰薬、鼻炎用薬、痔疾用薬等との併用により、その作用を増強させるおそれがある。

	a	b	c	d
1	正	正	誤	正
2	誤	正	誤	正
3	正	誤	正	誤
4	誤	正	正	誤
5	正	誤	正	正

問９３　ビタミンに関する記述について、正しい組み合わせはどれか。

a　ビタミンＡは、夜間視力を維持したり、皮膚や粘膜の機能を正常に保つために重要な栄養素である。
b　ビタミンＤは、骨や歯の形成に必要な栄養素であり、筋肉の収縮、血液凝固にも関与する。
c　ビタミンＥは、赤血球の形成を助け、また、神経機能を正常に保つために重要な栄養素である。
d　ビタミンＣは、体内の脂質を酸化から守る作用を示し、皮膚や粘膜の機能を正常に保つために重要な栄養素である。

	a	b	c	d
1	正	誤	正	誤
2	誤	正	正	誤
3	正	誤	誤	正
4	正	正	誤	正
5	誤	正	誤	誤

問９４　生薬成分に関する記述について、誤ったものはどれか。

1　ニンジンは、神経系の興奮や副腎皮質の機能亢進等の作用により、外界からのストレス刺激に対する抵抗力や新陳代謝を高めるとされる。
2　インヨウカクは、肌あれやいぼに用いられる。
3　ハンピは、ニホンマムシ等の皮及び内臓を取り除いたものを基原とする生薬である。
4　ヨクイニンは、イネ科のハトムギの種皮を除いた種子を基原とする生薬である。

問９５　漢方処方製剤に関する記述について、正しい組み合わせはどれか。

a　すべからく作用が穏やかで、副作用が少ないものである。
b　漢方処方製剤は、用法用量において適用年齢の下限が設けられていない場合であっても、生後３ヶ月未満の乳児には使用しないこととなっている。
c　証に適さない漢方処方製剤を使用した場合、症状の悪化や副作用を引き起こすことがある。
d　同じ生薬を含む漢方処方製剤が併用された場合、作用が強く現れたり、副作用を生じやすくなるおそれがある。

	a	b	c	d
1	誤	誤	正	正
2	誤	正	正	正
3	正	誤	正	正
4	正	正	誤	正
5	正	正	正	誤

問９６　生薬成分に関する記述について、正しいものはどれか。

マメ科のクズの周皮を除いた根を基原とし、解熱、鎮痙等の作用を期待して用いられる。

1　ショウマ　　2　ボウフウ　　3　カッコン　　4　ブシ　　5　レンギョウ

問９７　殺菌消毒成分の誤用・事故に対する応急処置に関する記述について、正しい組み合わせはどれか。

a　誤って飲み込んでしまった場合は、通常、水を飲まずに吐き出すことが重要である。
b　誤って吸入して意識がない場合は、新鮮な空気の所へ運び出し、人工呼吸などをする。
c　酸やアルカリが目に入った場合は、早期に十分な水洗がされることが重要であり、特にアルカリ性物質の場合には念入りに水洗する。
d　誤って皮膚に付着した場合は、中和剤をかけながら着衣を取り、皮膚を十分に洗浄する。

	a	b	c	d
1	誤	正	正	誤
2	正	正	誤	正
3	正	誤	正	誤
4	誤	正	誤	正
5	正	誤	正	正

問９８　衛生害虫に関する記述について、誤ったものはどれか。

1　蚊の幼虫の防除では水系に殺虫剤を投入することになるため、生態系に与える影響を考慮して適切な使用を行う必要がある。
2　ウジの防除法としては、通常、有機リン系殺虫成分が配合された殺虫剤が用いられる。
3　ノミは宿主を厳密に選択しないため、ペット等に寄生しているノミによる被害がしばしば発生している。
4　ゴキブリの駆除のために燻蒸処理を行う場合、一度燻蒸処理を行った後、その翌日にもう一度行う必要がある。

問９９　殺虫剤・忌避剤に関する記述について、正しい組み合わせはどれか。

a　殺虫剤使用にあたっては、殺虫作用に対する抵抗性が生じるのを避けるため、いくつかの殺虫成分を順番に使用するのではなく、同じ殺虫成分を長期間にわたって使用することが望ましい。
b　オキサジアゾール系殺虫成分は、一般に有機リン系殺虫成分に比べて毒性が高い。
c　ピレスロイド系殺虫成分は、比較的速やかに自然分解して残効性が低いため、家庭用殺虫剤に広く用いられている。
d　イカリジンは、年齢による使用制限がなく、蚊やマダニなどに対して効果を発揮する。

	a	b	c	d
1	誤	正	正	誤
2	正	正	誤	正
3	正	誤	正	誤
4	誤	正	誤	正
5	誤	誤	正	正

問１００　一般用検査薬に関する記述について、正しい組み合わせはどれか。

a　妊娠検査薬の検体としては、尿中 hCG が検出されやすい早朝尿が向いているが、尿が濃すぎると、かえって正確な結果が得られないこともある。
b　一般的な妊娠検査薬は、月経予定日が過ぎて概ね１週目以降の検査が推奨されている。
c　経口避妊薬などのホルモン剤を使用している人では、妊娠していても尿中 hCG が検出されないことがある。
d　一般用検査薬の販売を行う際には、専門的診断におきかわるものであることについて説明する必要がある。

1(a,b)　2(a,c)　3(a,d)　4(b,c)　5(c,d)

【模試Ｂ 第２部 医薬品の適正使用・安全対策】

※総合機構とは、独立行政法人医薬品医療機器総合機構をいう。

問１０１　一般用医薬品の添付文書に関する記述について、正しい組み合わせはどれか。

a　添付文書は、必要なときにいつでも取り出して読むことができるように保管される必要がある。
b　重要な変更の場合は、改訂年月を記載するとともに改訂箇所を明示することとされている。
c　添付文書に記載されている「使用上の注意」、「してはいけないこと」及び「保管及び取扱い上の注意」の各項目の見出しには、それぞれ標識的マークが付されていることが多い。
d　販売名に薬効名が含まれているような場合(例：○○胃腸薬)であっても、薬効名の記載を省略してはならない。

	a	b	c	d
1	正	誤	誤	正
2	正	正	誤	誤
3	正	誤	正	正
4	誤	誤	正	正
5	誤	正	正	誤

問１０２　一般用医薬品の添付文書に記載されている標識的マークの使い方として、正しいものはどれか。

1　⚠　してはいけないこと
2　⚠　使用上の注意
3　⊠　相談すること
4　⊠　使用上の注意
5　（マーク）　してはいけないこと

問１０３　副作用の記載に関する記述について、(　)に入る字句として正しい組み合わせはどれか。

副作用については、まず(　a　)な副作用について関係部位別に症状が記載され、そのあとに続けて、まれに発生する重篤な副作用について(　b　)ごとに症状が記載されている。

	a	b
1	軽微	発症頻度
2	軽微	副作用名
3	一般的	発症頻度
4	一般的	副作用名

問１０４　保管及び取扱い上の注意に関する記述について、正しい組み合わせはどれか。

a　錠剤、カプセル剤、散剤については、開封後は冷蔵庫内に保管されるのが望ましいとされている。
b　眼科用薬は、他の人と共用しないこととされている。
c　シロップ剤については、冷蔵庫内での保管は不適当である。
d　医薬品を別の容器へ移し替えると、誤用の原因となるおそれがある。

	a	b	c	d
1	正	誤	正	正
2	正	正	誤	正
3	正	誤	正	誤
4	誤	正	誤	正
5	誤	正	誤	誤

問１０５　医薬品の製品表示の読み方に関する記述について、正しい組み合わせはどれか。

a　適切な保存条件下で製造後 10 年を超えて性状及び品質が安定であることが確認されている医薬品については、使用期限の法的な表示義務はない。
b　法的な表示義務がない限り、使用期限を外箱等に記載してはならない。
c　可燃性ガスを噴射剤としているエアゾール製品については、高圧ガス保安法に基づく注意事項（「火気厳禁」等)が表示されている。
d　添付文書を見なくても適切な保管がなされるよう、医薬品の容器や包装にも保管に関する注意事項が記載されている。

	a	b	c	d
1	誤	誤	正	誤
2	誤	誤	誤	正
3	正	誤	正	誤
4	誤	正	誤	正
5	正	正	誤	誤

問１０６　安全性速報に関する記述について、正しい組み合わせはどれか。

a　医薬品、医療機器又は再生医療等製品について一般的な使用上の注意の改訂情報よりも迅速な注意喚起や適正使用のための対応の注意喚起が必要な状況にある場合に作成される。
b　厚生労働省からの命令又は指示ではなく、製造販売業者の自主決定等に基づいて作成される。
c　医薬品医療機器情報配信サービスによる配信(PMDA メディナビ)、製造販売業者から医療機関や薬局等への直接の配布、ダイレクトメール、ファクシミリ、電子メール等による情報提供(1 ヶ月以内)等により情報伝達される。
d　A4 サイズの青色地の印刷物で、ブルーレターとも呼ばれる。

	a	b	c	d
1	正	正	誤	正
2	正	正	正	誤
3	正	正	正	正
4	誤	正	正	正
5	正	誤	正	正

問１０７　添付文書情報の活用に関する記述について、誤ったものはどれか。

1　医療用医薬品では、その容器又被包に記載されている二次元コード等をスマートフォン等で読み取ることにより最新の情報にアクセスすることが可能になっている。
2　要指導医薬品では、紙の添付文書の同梱が廃止され、電子的な方法によりその注意事項等情報が提供されている。
3　一般用医薬品では、その製品に紙の添付文書が同梱されている。
4　購入者等が抱く疑問に対する答えは添付文書に記載されていることも多く、そうした相談への対応においても添付文書情報は有用である。

問１０８　企業からの副作用報告に関する記述について、正しい組み合わせはどれか。

a　薬局開設者、医療施設の開設者、医薬品の販売業者又はそれらに従事する医薬関係者(登録販売者を含む)においては、製薬企業が行う情報収集に協力するよう努めなければならない。
b　生物由来製品を製造販売する企業は、当該製品を使用する医療機関での臨床試験の結果に基づき、当該製品の安全性について評価し、その成果を定期的に厚生労働大臣に報告しなければならない。
c　製造販売業者には、その製造販売をした医薬品について、その副作用等によるものと疑われる健康被害の発生、その使用によるものと疑われる感染症の発生等を知ったときは、その旨を定められた期限までに厚生労働大臣に報告することが義務づけられている。
d　一般用医薬品に関しても、承認後の使用成績に関する調査が製造販売業者等に求められており、副作用等の発現状況等の収集・評価を通じて、承認後の安全対策につなげている。

	a	b	c	d
1	正	正	誤	正
2	正	正	正	誤
3	正	正	正	正
4	誤	正	正	正
5	正	誤	正	正

問１０９　医薬品・医療機器等安全性情報報告制度に基づく副作用報告に関する記述について、正しい組み合わせはどれか。

a　医薬品の副作用は、使用上の注意に記載されているものだけとは限らない。
b　医薬品との因果関係が明確でない場合は報告の対象とならない。
c　医薬品の過量使用や誤用によるものと思われる健康被害は報告の対象とならない。
d　副作用報告は、総合機構ホームページのウェブサイトに直接入力することによって行うこともできる。

1(a,b)　2(a,c)　3(a,d)　4(b,c)　5(c,d)

問１１０　総合機構の業務に関する記述について、（　）に入る字句として正しい組み合わせはどれか。

総合機構においては、関係製薬企業又は国からの委託を受けて、裁判上の（ a ）した（ b ）に対して健康管理手当や介護費用の支払業務を行っている。

	a	b		a	b
1	敗訴が確定	スモン患者	2	敗訴が確定	エイズ患者
3	和解が成立	スモン患者	4	和解が成立	エイズ患者

問１１１　医薬品副作用被害救済制度の給付の種類のうち、請求の期限が定められていないものとして、正しい組み合わせはどれか。

a　遺族年金　　b　医療手当　　c　障害年金　　d　障害児養育年金

1（a，b）　2（a，c）　3（a，d）　4（b，c）　5（c，d）

問１１２　医薬品PLセンターに関する記述について、正しい組み合わせはどれか。

a　医薬品副作用被害救済制度の対象となるケースのうち、製品不良など、製薬企業に損害賠償責任がある場合には、医薬品 PL センターへの相談が推奨される。
b　日本製薬団体連合会において、平成７年７月の製造物責任法の施行と同時に開設された。
c　医薬品又は医療機器に関する苦情（健康被害以外の損害を含む）について相談を受け付けている。
d　消費者が製造販売元の企業と交渉するにあたって、交渉の仲介や調整・あっせんを行い、裁判による迅速な解決に導くことを目的としている。

	a	b	c	d
1	誤	誤	正	誤
2	誤	正	誤	正
3	正	誤	正	誤
4	誤	正	誤	誤
5	正	誤	誤	正

問１１３　一般用かぜ薬に関する安全対策に関する記述について、（　）に入る字句として正しい組み合わせはどれか。

2003 年 5 月までに、一般用かぜ薬の使用によると疑われる（ a ）の発生事例が、計 26 例報告された。一般用かぜ薬の使用上の注意において、「まれに（ a ）の重篤な症状が起きることがあり、その症状は、（ b ）と区別が難しいため、症状が悪化した場合には服用を中止して医師の診療を受ける」旨の注意喚起がなされることとになった。

	a	b		a	b
1	出血性脳卒中	かぜの諸症状	2	出血性脳卒中	無菌性髄膜炎の症状
3	間質性肺炎	かぜの諸症状	4	間質性肺炎	無菌性髄膜炎の症状

問１１４　医薬品の適正使用のための啓発活動に関する記述について、正しい組み合わせはどれか。

a　毎年 10 月 17 日～23 日の 1 週間は「薬と健康の週間」として、国、自治体、関係団体等による広報活動やイベント等が実施されている。

b　「6・26 国際麻薬乱用撲滅デー」を広く普及し、薬物乱用防止を一層推進するため、「ダメ。ゼッタイ。」普及運動が実施されている。

c　一般用医薬品の乱用をきっかけとして、違法な薬物の乱用につながることもあり、その場合、乱用者自身の健康を害することはないが、社会的な弊害を生じるおそれが大きい。

d　医薬品の適正使用の重要性等に関して、小中学生のうちからの啓発が重要である。

	a	b	c	d
1	正	正	正	誤
2	正	正	誤	正
3	正	誤	正	正
4	誤	正	正	正
5	正	正	正	正

問１１５　「透析療法を受けている人は使用しないこと」とされる成分として、正しいものはどれか。

1　プソイドエフェドリン塩酸塩
2　プロメタジン塩酸塩
3　ジヒドロコデインリン酸塩
4　クロルヘキシジングルコン酸塩
5　合成ヒドロタルサイト

問１１６　「牛乳アレルギーの人は使用しないこと」とされる成分として、正しい組み合わせはどれか。

a　タンニン酸アルブミン　　b　オキセサゼイン　　c　カゼイン
d　エチニルエストラジオール

1（a,b）　2（a,c）　3（a,d）　4（b,c）　5（b,d）

問１１７　「長期連用しないこと」とされる薬効群として、正しい組み合わせはどれか。

a　鼻炎用点鼻薬　　b　外用鎮痛消炎薬　　c　アルジオキサが配合された胃腸薬
d　ステロイド性抗炎症成分が配合された外用痔疾用薬

	a	b	c	d
1	正	正	正	誤
2	正	正	誤	正
3	正	誤	正	正
4	誤	正	正	正
5	正	正	正	正

問１１８　「胃・十二指腸潰瘍、潰瘍性大腸炎、クローン病にかかったことのある人は相談すること」とされる成分として、正しいものはどれか。

1　グリチルレチン酸
2　イブプロフェン
3　ロペラミド塩酸塩
4　ジフェニドール塩酸塩
5　メトキシフェナミン塩酸塩

問１１９　「肝臓病の診断を受けた人は相談すること」とされる成分として、正しい組み合わせはどれか。

a　ピペラジンリン酸塩　　b　サントニン　　c　ジフェニドール塩酸塩
d　ビサコジル

1（a，b）　2（a，d）　3（b，c）　4（b，d）　5（c，d）

問１２０　「発熱している小児、けいれんを起こしたことがある小児は相談すること」とされる成分として、正しい組み合わせはどれか。

a　メチルオクタトロピン臭化物　　b　エテンザミド　　c　ロートエキス
d　テオフィリン

	a	b	c	d
1	正	誤	正	誤
2	正	誤	誤	誤
3	誤	正	誤	誤
4	誤	誤	正	誤
5	誤	誤	誤	正

登録販売者試験対策問題・パターン分析＆模試２回分
手引き(令和５年４月)対応

2014 年 6 月 04 日　登録販売者試験対策問題集　初版
2015 年 5 月 15 日　登録販売者試験対策問題集 手引き(平成 27 年 4 月)対応
2016 年 4 月 12 日　登録販売者試験対策問題集 手引き(平成 28 年 3 月)対応
2017 年 5 月 09 日　登録販売者試験対策問題集 手引き(平成 28 年 3 月)対応　改訂版
2018 年 4 月 26 日　登録販売者試験対策問題集 手引き(平成 30 年 3 月)対応
2020 年 5 月 12 日　登録販売者試験対策問題集 改 手引き(平成 30 年 3 月)対応
2022 年 5 月 30 日　登録販売者試験対策問題・パターン分析＆模試２回分 手引き(令和 4 年 3 月)対応
2023 年 5 月 27 日　登録販売者試験対策問題・パターン分析＆模試２回分
手引き(令和 5 年 4 月)対応

発行所　株式会社 ドーモ　http://do-mo.jp/
東京都千代田区永田町 2-9-6　電話 03-5510-7923

発売元　株式会社 薬事日報社　http://www.yakuji.co.jp/
東京都千代田区神田和泉町 1-11　電話 03-3862-2141

印刷　昭和情報プロセス 株式会社

ISBN978-4-8408-1616-8 C3047

登録販売者試験対策問題・
パターン分析＆模試２回分
手引き(令和５年４月)対応

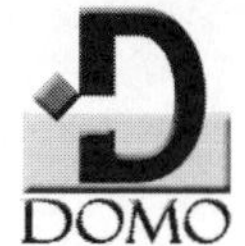

別冊 解答編

対策問題 解答

模試２回分 解答

矢印の方向に引くと、取り外すことができます。

対策問題 解答

＜第１章＞
医薬品に共通する特性と基本的な知識

問１　正答：２

b　医薬品は、必ずしも期待される有益な効果のみをもたらすとは限らず、好ましくない反応を生じる場合もある。

d　殺虫剤や検査薬など、人体に対して使用されない医薬品もある。

問２　正答：１

b　一般用医薬品の添付文書や製品表示に記載された内容を見ただけでは、その効能、効果や副作用等について誤解や認識不足を生じることもあるので、その販売には専門家が関与し、適切な情報提供を行い、また、相談に対応することが不可欠である。

d　医薬品医療機器法では、健康被害の発生の可能性の有無にかかわらず、異物等の混入、変質等がある医薬品を販売等してはならない旨を定めており、製造販売業者による製品回収等の措置がなされることもある。

問３　正答：３

３　人体に対して使用されない殺虫剤の中には、誤って人体がそれに曝されれば健康を害するおそれがあるものがある。

問４　正答：２

d　医薬品は、市販後にも、医学・薬学等の新たな知見、使用成績等に基づき、その有効性、安全性等の確認が行われる仕組みになっており、それらの結果を踏まえ、リスク区分の見直し、承認基準の見直し等がなされる。

問５　正答：２

問６　正答：３

b　医薬品の効果とリスクは、用量と作用強度の関係(用量－反応関係)に基づいて評価される。

c　薬物用量の増加に伴い、無作用量から、最小有効量を経て治療量に至る。

問７　正答：１

問８　正答：２

b　臨床試験の実施の基準として、国際的にGCPが制定されている。

d　医薬品の製造販売後安全管理の基準としてGVPが定められている。

問９　正答：５

a　特定保健用食品は、個別に(一部は規格基準に従って)特定の保健機能を示す有効性や安全性等に関する国の審査を受け、許可されたものである。

問１０　正答：１

d　平成29年1月から、適切な健康管理の下で医療用医薬品からの代替を進める観点から、条件を満たした場合にスイッチOTC医薬品の購入の対価について、一定の金額をその年分の総所得金額等から控除するセルフメディケーション税制が導入されている。

※ 令和4年1月より、スイッチOTC医薬品以外にも腰痛や肩こり、風邪やアレルギーの諸症状に対応する一般用医薬品がセルフメディケーション税制の対象になっている。

問１１　正答：１

問１２　正答：２

a　医薬品の副作用は、発生原因の観点から薬理作用によるものとアレルギーに大別することができる。

b　医薬品の有効成分である薬物が生体の生理機能に影響を与えることを薬理作用という。

c　医薬品が人体に及ぼす作用は、すべてが解明されているわけではないため、十分注意して適正に使用された場合であっても、副作用が生じることがある。

問１３　正答：３

３　一般用医薬品の場合、一般の生活者が自らの判断で使用するものであることにかんがみて、副作用の兆候が現れた場合には、その使用を中断することによる不利益よりも、重大な副作用を回避することが優先され、基本的に使用を中止することとされている。

問１４　正答：３

a　アレルギーには体質的･遺伝的な要素もあり、アレルギーを起こしやすい体質の人や、近い親族にアレルギー体質の人がいる場合には注意が必要である。

c　アレルギーは、内服薬だけでなく外用薬等でも引き起こされることがある。

d　医薬品の中には、鶏卵や牛乳等を原材料として作られているものがあるため、それらに対するアレルギーがある人では使用を避けなければならない場合もある。

問１５　正答：１

a　免疫は、本来、細菌やウイルスなどが人体に取り込まれたとき、人体を防御するために生じる反応であるが、免疫機構が過敏に反応した場合、アレルギーが引き起こされることがある。

b　アレルギーを引き起こす原因物質をアレルゲンという。

問１６　正答：１

アレルゲンとなり得る添加物としては、黄色 4 号(タートラジン)、カゼイン、亜硫酸塩(亜硫酸ナトリウム、ピロ硫酸カリウム等)等が知られている。

問１７　正答：１

c　便秘薬や総合感冒薬、解熱鎮痛薬などを長期連用すれば、その症状を抑えることで重篤な疾患の発見が遅れたり、肝臓や腎臓などの医薬品を代謝する器官を傷めたりする可能性もある。

問１８　正答：２

c　一般用医薬品には、習慣性・依存性がある成分を含んでいるものがある。

問１９　正答：３

b　一度、薬物依存が形成されると、そこから離脱することは容易ではない。

問２０　正答：４

4　登録販売者が、医療機関等から交付された薬剤と一般用医薬品との併用の可否を判断することは難しいので、医師や薬剤師等に相談するように勧めることが望ましい。

問２１　正答：４

b　外用薬や注射薬であっても、食品によって医薬品の作用や代謝に影響を受ける可能性がある。

d　生薬成分等については、食品として流通可能なもの(例:甘草)もあり、そうした食品を合わせて摂取すると、生薬成分が配合された医薬品の効き目や副作用を増強させることがある。

問２２　正答：４

問２３　正答：５

問２４　正答：２

a　小児は大人と比べて身体の大きさに対して腸が長く、服用した医薬品の吸収率が高い。

d　小児への使用を避けるべき医薬品を「子供だから大人用のものを半分にして飲ませればよい」として服用させるなど、安易に医薬品を使用するような場合には、特に副作用につながる危険性が高い。

問２５　正答：５

d　乳幼児が誤って薬を大量に飲み込んだ、又は目に入れてしまったなどの誤飲・誤用事故の場合には､通常の使用状況から著しく異なるため、想定しがたい事態につながるおそれがある。このような場合には、一般用医薬品であっても高度に専門的判断が必要となることが多いので、応急処置等について関係機関の専門家に相談し、又は様子がおかしいようであれば医療機関に連れて行くなどの対応がなされることが望ましい。

問２６　正答：２

問２７　正答：３

a　高齢者は、基礎体力や生理機能の衰えの度合いについて個人差が大きく、年齢のみから一概にどの程度リスクが増大しているかを判断することは難しいので、一般用医薬品の販売等に際しては、実際にその医薬品を使用する高齢者の個々の状況に即して、適切に情報提供や相談対応がなされることが重要である。

問２８　正答：５

問２９　正答：２

b　医薬品成分の母胎から胎児への移行性は、未解明の部分が多い。

c　妊娠前後にビタミンAを10,000国際単位以上摂取した場合、胎児に奇形(先天異常)の発現率が高くなるとの報告がある。

問３０　正答：３

b　妊婦が使用した場合における安全性に関する評価が困難であるため、妊婦の使用については「相談すること」としているものが多い。

問３１　正答：４

a　医療機関・薬局で交付された薬剤を使用している人については、登録販売者において一般用医薬品との併用の可否を判断することは困難なことが多く、その薬剤を処方した医師若しくは歯科医師又は調剤を行った薬剤師に相談するよう説明する必要がある。

問３２　正答：２

a　医薬品を使用したとき、結果的又は偶発的に薬理作用によらない作用を生じることをプラセボ効果(偽薬効果)という。

d　プラセボ効果による反応や変化には、望ましいものと不都合なものとがある。

問３３　正答：３

c　医薬品は、適切な保管・陳列がなされたとしても経時変化による品質の劣化は避けられない。

d　医薬品は、高い水準で均一な品質が保証されていなければならないが、配合されている成分には、高温や多湿、光(紫外線)等によって品質の劣化を起こしやすいものが多い。

問３４　正答：４

○「需要者」とは、一般の生活者をさす。

問３５　正答：５

一般用医薬品の役割(対処範囲)は次のとおりである。

- 軽度な疾病に伴う症状の改善
- 生活習慣病等の疾病に伴う症状発現の予防(科学的・合理的に効果が期待できるものに限る)
- 生活の質(QOL)の改善・向上
- 健康状態の自己検査
- 健康の維持・増進
- その他保健衛生(衛生害虫の防除、殺菌消毒等)

問３６　正答：２

a　情報提供は必ずしも医薬品の販売に結びつけるのでなく、医療機関の受診を勧めたり、医薬品の使用によらない対処を勧めることが適切な場合があることにも留意する必要がある。

d　一般用医薬品には、使用すればドーピングに該当する成分を含んだものがある。

問３７　正答：３

1　一般用医薬品は、一般の生活者がその選択や使用を判断する主体である。

2　医薬品の販売に際し、購入者側の状況を把握するには、会話しやすい雰囲気づくりに努め、購入者等が健康への高い関心を有する生活者として参加意識を持って、医薬品を使用する状況等について自らの意志で伝えてもらえるよう促していくことが重要である。

4　購入者があらかじめ購入する医薬品を決めていることも多いが、使う人の体質や症状等にあった製品を事前に調べて選択しているのではなく、宣伝広告や販売価格等に基づいて漠然と選択していることも少なくない。医薬品の販売に従事する専門家においては、購入者等が、自分自身や家族の健康に対する責任感を持ち、適切な医薬品を選択して、適正に使用するよう、働きかけていくことが重要である。

問３８　正答：５

一般用医薬品の販売時には、コミュニケーションを通じて、次の事項を確認する必要がある。

※ 確認が義務ではない事項を含む

- その医薬品の購入目的
- その医薬品の使用者は誰か(当人か家族か)
- その医薬品の使用者は誰か(乳児、幼児、小児、高齢者、妊婦、授乳婦)
- その医薬品の使用者は医療機関で治療を受けているか
- その医薬品の使用者のアレルギー歴、副作用歴
- その医薬品の使用者が相互作用の原因となるものを摂取していないか

- その医薬品はすぐに使用されるのか、常備薬になるのか
- その医薬品を使用する症状は、いつ頃からか、その原因や患部の特定はなされているのか

問３９　正答：５

第一類医薬品の販売時には、コミュニケーションを通じて、次の事項を薬剤師が確認しなければならない(義務)。

- その医薬品の使用者は誰か(乳児、幼児、小児、高齢者、妊婦、授乳婦)
- その医薬品の使用者は医療機関で治療を受けているか
- その医薬品の使用者のアレルギー歴、副作用歴

問４０　正答：１

b　妊娠している女性がサリドマイド製剤を摂取した場合、サリドマイドは血液－胎盤関門を通過して胎児に移行し、胎児の血管新生を妨げてしまう。そのため、細胞分裂が正常に行われず、器官が十分に成長しないことから、四肢欠損、視聴覚等の先天異常が発生した。

d　*R*体と*S*体は、体内で相互転換することから、*R*体のみで製剤化しても、催奇形性を避けることはできない。

問４１　正答：１

c　サリドマイド製剤の副作用(催奇形性)について、1961年11月以降、海外(西ドイツ)から度々警告が発せられていたにもかかわらず、日本での出荷停止は1962年5月まで行われず、販売停止及び回収措置は同年9月であるなど、その対応の遅さが問題視された。

d　サリドマイドによる薬害事件は、世界的に問題となったため、世界保健機関(WHO)加盟国を中心に市販後の副作用情報の収集の重要性が改めて認識され、副作用情報の収集体制の整備が図られることとなった。

問４２　正答：２

スモン訴訟は、国及び製薬企業を被告として提訴された。1977年10月に東京地裁において和解が成立し、1979年9月に全面和解が成立した。

問４３　正答：２

b　キノホルム製剤は、1958年頃から消化器症状を伴う特異な神経症状が報告されるようになり、米国では、1960年にアメーバ赤痢への使用に限ることが勧告された。日本では、1970年9月にキノホルム製剤の販売が停止され、それ以降、スモン患者は新規に発生していない。

c　亜急性脊髄視神経症(スモン)は、その症状として、初期には腹部の膨満感から激しい腹痛を伴う下痢を生じ、次第に下半身の痺れや脱力、歩行困難等が現れる。麻痺は上半身にも拡がる場合があり、ときに視覚障害から失明に至ることもある。

問４４　正答：５

HIV訴訟について、大阪、東京両裁判所は、1995年10月、1996年3月にそれぞれ和解勧告を行い、1996年3月に両地裁で和解が成立した。

問４５　正答：１

(参考)「緊急輸入」制度とは、現在の特例承認制度をいう。

問４６　正答：２

２　CJDは、次第に認知症に類似した症状が現れ、死に至る重篤な神経難病である。

問４７　正答：５

＜第２章＞
人体の働きと医薬品

問４８　正答：３

ａ　歯冠の表面はエナメル質で覆われ、体で最も硬い部分となっている。エナメル質の下には象牙質と呼ばれる硬い骨状の組織があり、神経や血管が通る歯髄を取り囲んでいる。

ｃ　唾液には、デンプンをデキストリンや麦芽糖に分解する消化酵素(プチアリン。唾液アミラーゼともいう)が含まれている。

ｄ　嚥下が起きるときには、喉頭蓋が反射的に閉じる。

問４９　正答：１

ｃ　嚥下された飲食物は、重力によって胃に落ち込むのでなく、食道の運動によって胃に送られる。

ｄ　唾液によって口腔内は pH がほぼ中性に保たれ、酸による歯の齲蝕を防いでいる。

問５０　正答：４

ｂ　胃酸は、胃内を強酸性に保って内容物が腐敗や発酵を起こさないようにする役目も果たす。

ｄ　胃内の滞留時間は、炭水化物主体の食品の場合には比較的短く、脂質分の多い食品の場合には比較的長い。

問５１　正答：２

２　胃腺からは塩酸(胃酸)のほか、ペプシノーゲンなどを分泌している。

問５２　正答：４

ａ　小腸の内壁の粘膜表面は絨毛(柔突起)に覆われてビロード状になっている。絨毛を構成する細胞の表面には、さらに微絨毛が密生して吸収効率を高めている。

ｃ　十二指腸は、胃から連なる約 25cm の C 字型に彎曲した部分で、彎曲部には膵臓からの膵管と胆嚢からの胆管の開口部があって、それぞれ膵液と胆汁を腸管内へ送り込んでいる。小腸のうち十二指腸に続く部分の概ね上部 40%が空腸、残り約60%が回腸であるが、明確な境目はない。

問５３　正答：３

３　脂質(トリグリセリド)は、リパーゼの作用によって分解を受けるが、小腸粘膜の上皮細胞で吸収されると脂質に再形成され、カイロミクロンとなる。

問５４　正答：４

ａ　膵臓は、胃の後下部に位置する細長い臓器である。

ｂ　膵液は弱アルカリ性で、胃で酸性となった内容物を中和するのに重要である。

問５５　正答：３

膵臓からは、血糖値を調節するホルモン(インスリン、グルカゴン)が血液中に内分泌される。

問５６　正答：１

肝臓は、体内で最も大きい臓器で、横隔膜の直下に位置する。その役割は次のとおりである。

- 胆汁を産生する
- 小腸で吸収されたブドウ糖をグリコーゲンとして蓄え、必要に応じてブドウ糖に分解して血液中に放出する
- 脂質をエネルギー源として利用可能な形に代謝する
- 脂溶性ビタミン(ビタミン A、D 等)のほか、水溶性ビタミン(ビタミン B6、B12 等)を貯蔵する
- 有害物質を無毒化し、又は体外排出しやすい形に代謝する
- アルコールをアセトアルデヒドに、さらに酢酸に代謝する
- アンモニアを尿素に代謝する
- ビリルビンを代謝して胆汁の成分にする
- コレステロール、血液凝固因子(フィブリノゲン等)、アルブミン、必須アミノ酸以外のアミノ酸を生合成する

問５７　正答：１

問５８　正答：５

ａ　大腸は、内壁粘膜に絨毛がない点で小腸と区別される。

問５９　正答：３

３　通常、糞便は下行結腸、S 状結腸に滞留しており、直腸へ送られてくると、その刺激に反応

して便意が起こる。

問６０　正答：１

d　喉頭(咽頭と気管の間に位置する器官)は、発声器としての役割がある。

問６１　正答：３

a　肺自体には肺を動かす筋組織がないため、自力で膨らんだり縮んだりするのではなく、横隔膜や肋間筋によって拡張・収縮して呼吸運動が行われている。

b　扁桃は、咽頭の後壁に位置する。

c　肺胞は、粘液層や線毛により保護されておらず、肺胞まで異物や細菌が侵入してきたときには、肺胞マクロファージがそれらを貪食することによって排除する。

問６２　正答：１

1　鼻腔内に刺激を受けると反射的にくしゃみが起こる。なお、咳は下気道の刺激により生じる。

問６３　正答：４

4　血液の粘稠性は、主として血漿の水分量や赤血球の量で決まり、血中脂質量はほとんど影響を与えない。

問６４　正答：４

a　心臓の内部は以下のように血液が流れている。
(全身より)→右心房→右心室→(肺)→左心房→左心室→(全身へ)

b　血液は心臓がポンプの役目を果たすことによって循環している。一方、リンパ系にはポンプの働きをする器官がなく、リンパ液の流れは主に骨格筋の収縮によるものである。

問６５　正答：１

2　単球は、白血球の約5%と少ないが最も大きく、強い食作用を持つ。好中球は、最も数が多く、白血球の約60%を占める。

3　四肢を通る静脈では血流が重力の影響を受けやすいため、一定の間隔で存在する静脈弁が発達しており、血液の逆流を防いでいる。

4　損傷した血管は、血管壁を収縮することで血流を減少させ、大量の血液が流出するのを防ぐ。同時に、損傷部位に血小板が粘着、凝集して傷口を覆う。

問６６　正答：４

a　アルブミンは、血液の浸透圧を保持する働きがあるほか、ホルモンや医薬品の成分等と複合体を形成して、それらが血液によって運ばれるときに代謝や排泄を受けにくくする。他方、免疫グロブリン(グロブリンの一つ)は、免疫反応において、体内に侵入した細菌やウイルス等の異物を特異的に認識する抗体としての役割を担う。

問６７　正答：２

2　赤血球は血液全体の約40%を占める。

問６８　正答：２

2　採血した血液が凝固して血餅が沈殿したときの上澄みを血清といい、血漿からフィブリノゲンが除かれたものである。

問６９　正答：２

c　脾臓の主な働きは、古くなった赤血球を濾し取って処理することである。

d　組織液のほとんどは毛細血管で吸収されて血液に還元されるが、一部はリンパ管に入ってリンパ液となる。

問７０　正答：２

a　腎臓に入る動脈は細かく枝分かれして、毛細血管が小さな球状になった糸球体を形成する。糸球体の外側を袋状のボウマン嚢が包み込んでおり、これを腎小体という。

b　腎小体では、血液中の老廃物が濾過され、原尿として尿細管へ入る。そのほか、血球やタンパク質以外の血漿成分も、腎小体で濾過される。一方、尿細管では、原尿中の栄養分及び水分、電解質が再吸収される。

問７１　正答：１

d　女性は尿道が短いため、膀胱まで細菌が侵入して感染を起こしやすい。

問７２　正答：２

2　副腎髄質では、自律神経系に作用するアドレナリン(エピネフリン)とノルアドレナリン(ノルエピネフリン)が産生・分泌される。

問７３　正答：１

問７４　正答：５

a　水晶体は、近くの物を見るときには丸く厚みが増し、遠くの物を見るときには扁平になる。

b　虹彩は、瞳孔を散大・縮小させることにより眼球内に入る光の量を調節している。

問７５　正答：２

２　ビタミンAが不足すると夜間視力の低下を生じる。

問７６　正答：４

a　眼瞼は、素早くまばたき運動ができるよう、皮下組織が少なく薄くできている。

b　結膜の充血では白目の部分だけでなく眼瞼の裏側も赤くなる。

問７７　正答：３

a　雪眼炎(雪目)は、紫外線を含む光に長時間曝され、角膜の上皮が損傷することにより生じる。

b　透明な角膜や水晶体には血管が通っておらず、房水によって栄養分や酸素が供給される。

問７８　正答：２

２　鼻腔は、鼻中隔によって左右に仕切られている。

問７９　正答：３

a　外耳は耳介と外耳道からなる。中耳は鼓膜、鼓室、耳小骨、耳管から構成される。

c　内耳は、聴覚器官である蝸牛と、平衡器官である前庭の２つの部分からなる。

問８０　正答：３

３　水平・垂直方向の加速度を感知する部分を耳石器官という。また、体の回転や傾きを感知する部分を半規管という。

問８１　正答：３

３　角質層は、細胞膜が丈夫な線維性のタンパク質(ケラチン)でできた板状の角質細胞と、セラミドを主成分とする細胞間脂質で構成されており、皮膚のバリア機能を担っている。

問８２　正答：５

a　体温が上がり始めると、皮膚を通っている毛細血管に血液がより多く流れるように血管が開き、体外へより多くの熱を排出する。また、汗腺から汗を分泌し、その蒸発時の気化熱を利用して体温を下げる。逆に、体温が下がり始めると血管は収縮して、放熱を抑える。

問８３　正答：４

a　皮膚の色は、表皮や真皮に沈着したメラニン色素によるものである。

c　汗腺には、腋窩などの毛根部に分布するアポクリン腺と、手のひらなど毛根がないところも含め全身に分布するエクリン腺の二種類がある。

問８４　正答：５

a　体温精神的緊張による発汗は、手のひらや足底、脇の下、顔面などの限られた皮膚に生じる。

b　メラニン色素の量によって毛の色が決まる。

問８５　正答：４

４　カルシウムは、細胞内において微量で筋組織の収縮、神経の伝達調節などに働いている。

問８６　正答：３

a　骨の関節面は弾力性に富む柔らかな軟骨層(関節軟骨)に覆われている。

d　すべての骨の骨髄で造血が行われるわけでなく、主として胸骨、肋骨、脊椎、骨盤、大腿骨などが造血機能を担っている。

問８７　正答：３

３　筋収縮の低下は、グリコーゲンの代謝に伴って生成する乳酸の蓄積などによって生じる。

問８８　正答：５

b　腱は結合組織のみでできているため、伸縮性はあまりない。

問８９　正答：２

【平滑筋】

不随意筋／収縮力は弱い／　－　／持久性に富む

【骨格筋】

随意筋　／収縮力が強い／横紋筋／疲労しやすい

【心筋】

不随意筋／収縮力が強い／横紋筋／持久性に富む

問９０　正答：１

1　中枢神経系は脳と脊髄から構成される。

問９１　正答：２

b　脳内には多くの血管が通っているが、脳の血管は末梢に比べて物質の透過に関する選択性が高く、タンパク質などの大分子や小分子でもイオン化した物質は血液中から脳の組織へ移行しにくい。このように、脳の毛細血管が中枢神経の間質液環境を血液内の組成変動から保護するように働く機能を血液脳関門という。

問９２　正答：２

b　交感神経の節後線維の末端から放出される神経伝達物質はノルアドレナリンである。

c　エクリン腺を支配する交感神経線維の末端(交感神経の節後線維の末端)では、アセチルコリンが伝達物質となっている。

問９３　正答：２

効果器	交感神経系	副交感神経系
目	瞳孔散大	瞳孔収縮
唾液腺	少量の粘性の高い唾液を分泌	唾液分泌亢進
心臓	心拍数増加	心拍数減少
末梢血管	収縮 (→血圧上昇)	拡張 (→血圧降下)
気管、気管支	拡張	収縮
胃	血管の収縮	胃液分泌亢進
腸	運動低下	運動亢進
肝臓	グリコーゲンの分解(ブドウ糖の放出)	グリコーゲンの合成
皮膚	立毛筋収縮	―
汗腺	発汗亢進	―
膀胱	排尿筋の弛緩 (→排尿抑制)	排尿筋の収縮 (→排尿促進)

問９４　正答：４

a　錠剤、カプセル剤等の固形剤では、消化管で吸収がなされる前に、錠剤等が崩壊して有効成分が溶け出さなければならないが、腸溶性製剤のような特殊なものを除き、多くの場合、胃で有効成分が溶出する。

c　アレルギー反応は微量の抗原でも生じるため、点眼薬でもショック(アナフィラキシー)等のアレルギー性副作用を生じることがある。

問９５　正答：５

a　一般に、消化管からの吸収は、濃い方から薄い方へ拡散していくことによって消化管にしみ込んでいく現象である。

b　点鼻薬については、その成分が鼻腔粘膜から循環血液中に移行しやすく、はじめに肝臓で代謝を受けずに全身を巡るので、全身性の副作用を生じることがある。

問９６　正答：２

a　皮膚に適用する医薬品は、皮膚から循環血液中へ移行する量は比較的少ないが、血液中に移行した医薬品の成分は、肝臓で代謝を受けることなく血流に乗って全身へ巡るため、使用する部位の面積(使用量)や使用回数などによっては、全身作用が現れることがある。

問９７　正答：４

b　血漿タンパク質と複合体を形成している医薬品成分は、腎臓(の糸球体)での濾過を免れて循環血液中にとどまるので、体外に排泄されにくい。

c　体内からの消失経路として、汗や母乳などの意義は小さい。ただし、有効成分の母乳中への移行は、乳児に対する副作用の発現という点で、軽視することはできない。

問９８　正答：４

a　肝臓の機能が低下した状態にある人では、正常な人に比べて、循環血液中に医薬品の成分がより多く到達することとなり、効き目が強すぎたり、副作用を生じやすくなる。

c　複合体を形成している有効成分の分子は、薬物代謝酵素の作用で代謝されず、また、トランスポーターによって輸送されることもない。

問９９　正答：１

b　最小有効濃度を超えたときに薬効がもたらされる。

d　毒性が現れる濃度域を危険域(又は中毒域)という。

問１００　正答：３

３　医薬品の使用量及び使用間隔は、年齢や体格等による個人差も考慮して定められている。

問１０１　正答：２

ｄ　軟膏剤は、適用部位を水から遮断したい場合等に用い、患部が乾燥していてもじゅくじゅくと浸潤していても使用できる。

問１０２　正答：４

ａ　外用液剤は、軟膏剤やクリーム剤に比べて、適用した表面が乾きやすいという特徴がある一方、適用した部位に直接的な刺激感等を与える場合がある。

ｂ　錠剤(内服)は、胃や腸で崩壊し、有効成分が溶出することが薬効発現の前提となる。したがって例外的な場合を除いて、口中で噛み砕いて服用してはならない。

問１０３　正答：１

１　口腔内崩壊錠は、水なしで服用することができる。

問１０４　正答：１

ｄ　一旦発症すると病態は急速に悪化することが多く、適切な対応が遅れるとチアノーゼや呼吸困難等を生じ、死に至ることがある。直ちに救急救命処置が可能な医療機関を受診する必要があるが、何よりも冷静沈着な対応が非常に重要である。

問１０５　正答：２

２　SJS の発生頻度は、人口 100 万人当たり年間 1～6 人と報告されている。

問１０６　正答：２

ｃ　SJS の発症機序の詳細は不明であり、また、発症の可能性がある医薬品の種類も多いため、発症の予測は極めて困難である。

問１０７　正答：１

問１０８　正答：１

ｃ　軽度の肝機能障害の場合、自覚症状がなく、健康診断等の血液検査(肝機能検査値の悪化)で初めて判明することが多い。

ｄ　肝機能障害が疑われた時点で原因と考えられる医薬品の使用を中止し、医師の診療を受けることが重要で、漫然と使用し続けた場合には不可逆的な病変(肝不全)を生じ、死に至ることもある。

問１０９　正答：３

３　偽アルドステロン症においては低カリウム血症を伴う高血圧症を示すことから、低カリウム血性ミオパチーによると思われる四肢の脱力と、血圧上昇に伴う頭重感などが主な症状となる。

問１１０　正答：１

問１１１　正答：２

ｂ　精神神経症状は、通常の用法・用量でも発生することがある。

ｃ　無菌性髄膜炎の予後は比較的良好であることがほとんどであるが、重篤な中枢神経系の後遺症が残った事例も報告されている。

問１１２　正答：１

問１１３　正答：３

ａ　医薬品の作用によって腸管運動が麻痺して腸内容物の通過が妨げられると、激しい腹痛やガス排出(おなら)の停止、嘔吐、腹部膨満感を伴う著しい便秘が現れる。

問１１４　正答：１

１　通常の肺炎が気管支又は肺胞が細菌に感染して炎症を生じたものであるのに対し、間質性肺炎は間質(肺胞と毛細血管を取り囲んで支持している組織)が炎症を起こしたものである。

問１１５　正答：４

４　喘息は、内服薬のほか、坐薬や外用薬でも誘発されることがある。

問１１６　正答：３

ｂ　心不全の既往がある人は、薬剤による心不全を起こしやすい。

問１１７　正答：２

問１１８　正答：１

１　副交感神経系の機能を抑制する成分が配合された医薬品を使用すると、膀胱の排尿筋の収縮が抑制され、尿が出にくい、尿が少ししか出ない、残尿感がある等の症状を生じることがある。

問１１９　正答：1

問１２０　正答：1

b　接触皮膚炎は、再びその医薬品と接触すると再発する。

d　貼付剤の場合は剥がした後でも発症することがある。

問１２１　正答：3

b　同じ医薬品でも生じる発疹の型は人によって様々である。

問１２２　正答：2

＜第３章＞

主な医薬品とその作用

問１２３　正答：1

c　かぜの原因となるウイルスは、200 種類を超えるといわれている。

d　インフルエンザ(流行性感冒)は、かぜと同様、ウイルスの呼吸器感染によるものであるが、感染力が強く、また、重症化しやすいため、かぜとは区別して扱われる。

問１２４　正答：1

問１２５　正答：2

b　発熱や頭痛を伴って、悪心・嘔吐、下痢等の消化器症状が現れることがあり、俗に「お腹にくるかぜ」などと呼ばれるが、これらはかぜの症状でなく、ウイルスが消化器に感染したことによるもの(ウイルス性胃腸炎)である場合が多い。

c　かぜ薬は、ウイルスの増殖を抑えたり体内から取り除くものではなく、咳で眠れなかったり、発熱で体力を消耗しそうなときなどに、それら諸症状の緩和を図る対症療法薬である。

問１２６　正答：3

3　ビタミンB2(リボフラビン類)によって尿が黄色くなることがある。これは使用の中止を要する副作用等の異常ではない。

問１２７　正答：3

a　エテンザミド：解熱鎮痛成分

d　グリチルリチン酸二カリウム：抗炎症成分

問１２８　正答：4

1　カルビノキサミンマレイン酸塩は、抗ヒスタミン成分で、くしゃみや鼻汁を抑える。

2,3　イソプロピルアンチピリン、アスピリンは、解熱鎮痛成分で、発熱を鎮め、痛みを和らげる。

問１２９　正答：3

3　ジヒドロコデインリン酸塩については、その作用本体であるジヒドロコデインがモルヒネと同じ基本構造を持ち、依存性がある成分であり、麻薬性鎮咳成分とも呼ばれる。

問１３０　正答：3

1　大量に使用するとナトリウム貯留、カリウム排泄促進が起こり、むくみ(浮腫)等の症状が現れ、症状を悪化させるおそれがあるため、「高血圧症・心臓病・腎臓病の診断を受けた人は、グリチルリチン酸を含む成分を使用する前に、医師、薬剤師等に相談すること」とされている。
2　グリチルリチン酸二カリウムは、甘味料として一般食品や医薬部外品などにも広く用いられている。

問１３１　正答：１
【マオウとカンゾウを含む漢方】
- 葛根湯(かっこんとう)
- 葛根湯加川芎辛夷(かっこんとうかせんきゅうしんい)
- 五虎湯(ごことう)
- 五積散(ごしゃくさん)
- 麻杏薏甘湯(まきょうよくかんとう)
- 薏苡仁湯(よくいにんとう)
- 小青竜湯(しょうせいりゅうとう)
- 麻黄湯(まおうとう)
- 麻杏甘石湯(まきょうかんせきとう)
- 神秘湯(しんぴとう)

【マオウとカンゾウとダイオウを含む漢方】
- 防風通聖散(ぼうふうつうしょうさん)

問１３２　正答：５
【体力充実(実の病態)に用いられる漢方】
- 大柴胡湯(だいさいことう)
- 防風通聖散(ぼうふうつうしょうさん)
- 麻黄湯(まおうとう)
- 桂枝茯苓丸(けいしぶくりょうがん)　※「比較的体力がある」と表現される
- 葛根湯加川芎辛夷(かっこんとうかせんきゅうしんい)　※「比較的体力がある」と表現される

問１３３　正答：４
【体力虚弱(虚の病態)に用いられる漢方】
- 人参湯(にんじんとう)
- 桂枝加朮附湯(けいしかじゅつぶとう)
- 桂枝加苓朮附湯(けいしかりょうじゅつぶとう)
- 当帰芍薬散(とうきしゃくやくさん)
- 香蘇散(こうそさん)
- 桂枝湯(けいしとう)
- 十全大補湯(じゅうぜんたいほとう)
- 補中益気湯(ほちゅうえっきとう)
- 小建中湯(しょうけんちゅうとう)
- 四物湯(しもつとう)

問１３４　正答：４
4　解熱鎮痛薬は、痛みや発熱の原因となっている病気や外傷自体を治すものでなく、発熱や痛みを緩和するために使用される医薬品(内服薬)の総称である。

問１３５　正答：２
b　アスピリン(アスピリンアルミニウムを含む)、サザピリン、サリチル酸ナトリウム及びイブプロフェンは、15歳未満の小児に対しては、いかなる場合も一般用医薬品として使用してはならない。

問１３６　正答：３
b　アスピリンやサザピリンは、成分名が「〜ピリン」であっても非ピリン系に区分される。現在、イソプロピルアンチピリンが一般用医薬品で唯一のピリン系の解熱鎮痛成分である。
c　アセトアミノフェンは、主として中枢性の作用によって解熱・鎮痛をもたらすと考えられており、抗炎症作用は期待できない。

問１３７　正答：３
a　アスピリン喘息は、他の解熱鎮痛成分でも生じる可能性がある。

問１３８　正答：１
b　解熱鎮痛成分(生薬成分を除く)の配合に伴い、胃腸障害を減弱させることを目的として制酸成分が配合されている場合があるが、この場合、胃腸薬のように、胃腸症状に対する薬効を標榜することは認められていない。
d　かぜの時に消耗しやすいビタミンを補給することを目的としてビタミンB2やビタミンB1等が配合されている場合がある。

問１３９　正答：５
a　解熱鎮痛薬は、頭痛の症状が軽いうちに服用するのが効果的ともいわれるが、症状が現れないうちに予防的に使用することは適切でなく、解熱鎮痛薬を連用することによって、かえって頭痛が常態化することがある。

問１４０　正答：１

1　薏苡仁湯(よくいにんとう)：体力中等度で、関節や筋肉のはれや痛みがあるものの関節痛、筋肉痛、神経痛に適すとされるが、悪心・嘔吐、胃部不快感等の副作用が現れやすい等の理由で、体の虚弱な人、胃腸の弱い人、発汗傾向の著しい人には不向きとされる。構成生薬としてカンゾウ、マオウを含む。

問１４１　正答：３

b　生薬成分のみからなる鎮静薬であっても複数の鎮静薬の併用や長期連用を避けるべきである。

c　ジフェンヒドラミン塩酸塩は、特に中枢性の作用が強いとされる。

問１４２　正答：４

問１４３　正答：３

b　かつて大量摂取による自殺が日本で社会問題になったことや、ベンゾジアゼピン系成分にその役割が取って代わられたことから、近年はブロモバレリル尿素の使用量が減少している。

c　妊娠中にしばしば生じる睡眠障害は、ホルモンのバランスや体型の変化等が原因であり、睡眠改善薬の適用対象ではない。

問１４４　正答：２

2　サンソウニン(酸棗仁)：クロウメモドキ科のサネブトナツメの種子で、神経の興奮や緊張の緩和(鎮静作用)が期待される。

問１４５　正答：２

b　カフェインは、腎臓での水分の再吸収を抑制し、尿量の増加(利尿)をもたらす。

d　カフェインの一部は、血液－胎盤関門を通過して胎児に到達することが知られている。

問１４６　正答：１

c　一般用医薬品の眠気防止薬におけるカフェインの１回摂取量はカフェインとして 200mg、1日摂取量ではカフェインとして 500mg が上限とされている。

d　カフェインの血中濃度が最高血中濃度の半分に低減するのに要する時間は、通常の成人が約3.5 時間であるのに対して、乳児では約 80 時間と非常に長い。

問１４７　正答：１

b　スコポラミン臭化水素酸塩水和物は、他の抗コリン成分と比べて脳内に移行しやすいとされるが、肝臓で速やかに代謝されてしまうため、抗ヒスタミン成分等と比べて作用の持続時間は短い。

c　ジメンヒドリナート(ジフェンヒドラミンテオクル酸塩)は、延髄の嘔吐中枢への刺激、及び内耳の前庭における自律神経反射を抑制する作用を目的とする。

問１４８　正答：４

a　クロルフェニラミンマレイン酸塩：抗ヒスタミン成分で、延髄にある嘔吐中枢への刺激や内耳の前庭における自律神経反射を抑える作用を示す。

c　アリルイソプロピルアセチル尿素：鎮静成分で、不安や緊張などを和らげる。

問１４９　正答：２

b　つわりに伴う吐き気への対処として乗物酔い防止薬を使用することは適当でない。

d　抗ヒスタミン成分、抗コリン成分、鎮静成分、カフェイン類等の配合成分が重複して、鎮静作用や副作用が強く現れるおそれがあるので、かぜ薬、解熱鎮痛薬、催眠鎮静薬、鎮咳去痰薬、胃腸鎮痛鎮痙薬、アレルギー用薬(鼻炎用内服薬を含む)等と乗物酔い防止薬との併用は避ける必要がある。

問１５０　正答：１

c　小児鎮静薬は、いずれも古くから伝統的に用いられているものであるが、購入者等が、「作用が穏やかで小さな子供に使っても副作用がない」などといった安易な考えで使用することを避ける必要がある。

問１５１　正答：３

3　小建中湯(しょうけんちゅうとう)：構成生薬としてカンゾウを含む。乳幼児に使用される場合は体格の個人差から体重当たりのグリチルリチン酸の摂取量が多くなることがあることに加え、小建中湯は比較的長期間(1 ヶ月位)服用することがあるので、特に留意される必要がある。

問１５２　正答：２

２　呼吸器官に感染を起こしたときや、空気が汚れた環境で過ごしたり、タバコを吸いすぎたときなどには、気道粘膜からの粘液分泌が増えるが、その粘液に気道に入り込んだ異物や粘膜上皮細胞の残骸などが混じって痰となる。痰が気道粘膜上に滞留すると呼吸の妨げとなるため、反射的に咳が生じて痰を排除しようとする。

問１５３　正答：２

ｂ　コデインリン酸塩水和物は、胃腸運動を低下させ、副作用として便秘が現れることがある。

ｃ　咳嗽中枢に作用する鎮咳成分として、デキストロメトルファン臭化水素酸塩水和物等がある。

問１５４　正答：２

１　コデイン類を含む医薬品による死亡例の国内報告はない。

３　速やかに添付文書を改訂し、原則、コデイン類を含む医薬品を 12 歳未満の小児等に使用しないよう注意喚起を行うこととされた。

４　１年６ヶ月程度の経過措置期間を設け、コデイン類を含まない代替製品や、12 歳未満の小児を適応外とする製品への切換えを行うこととされた。

問１５５　正答：２

２　カルボシステインは、痰の粘性タンパク質の粘り気を減少させ、痰の切れを良くする。

問１５６　正答：３

ａ　メチルエフェドリン塩酸塩、メチルエフェドリンサッカリン塩：アドレナリン作動成分で、交感神経系を刺激して気管支を拡張することにより、鎮咳作用を発現する。

問１５７　正答：１

２　ブロムヘキシン塩酸塩：去痰成分

３　エチルシステイン塩酸塩：去痰成分

４　ジメモルファンリン酸塩：中枢性鎮咳成分

問１５８　正答：２

ｂ　セチルピリジニウム塩化物：殺菌消毒成分

ｃ　ノスカピン：中枢性鎮咳成分

問１５９　正答：２

２　オンジ：ヒメハギ科のイトヒメハギの根及び根皮を基原とする生薬で、去痰作用が期待され、その摂取により糖尿病の検査値に影響を生じることがある。

問１６０　正答：１

【カンゾウを含まない漢方】

- 温清飲(うんせいいん)
- 半夏厚朴湯(はんげこうぼくとう)
- 当帰芍薬散(とうきしゃくやくさん)
- 黄連解毒湯(おうれんげどくとう)
- 七物降下湯(しちもつこうかとう)
- 桂枝茯苓丸(けいしぶくりょうがん)
- 牛車腎気丸(ごしゃじんきがん)
- 猪苓湯(ちょれいとう)
- 六味丸(ろくみがん)
- 八味地黄丸(はちみじおうがん)
- 呉茱萸湯(ごしゅゆとう)
- 辛夷清肺湯(しんいせいはいとう)
- 紫雲膏(しうんこう)
- 中黄膏(ちゅうおうこう)
- 四物湯(しもつとう)
- 茵蔯蒿湯(いんちんこうとう)
- 柴胡加竜骨牡蛎湯(さいこかりゅうこつぼれいとう)
- 三黄瀉心湯(さんおうしゃしんとう)
- 大黄牡丹皮湯(だいおうぼたんぴとう)
- 麻子仁丸(ましにんがん)
- 大柴胡湯(だいさいことう)

問１６１　正答：１

ｃ　ベンゼトニウム塩化物は、殺菌消毒成分で、口腔内や喉に付着した細菌等の微生物を死滅させたり、その増殖を抑える。

ｄ　ヨウ素系殺菌消毒成分が配合された口腔咽喉薬や含嗽薬では、まれにショック(アナフィラキシー)のような全身性の重篤な副作用を生じることがある。

問１６２　正答：３

ａ　成分の一部が口腔や咽頭の粘膜から吸収されて循環血流中に入りやすく、全身的な影響を生じることがある。

c　アズレンスルホン酸ナトリウム(水溶性アズレン)：組織修復成分で、粘膜の修復を促す。

問１６３　正答：５

a　噴射式の液剤では、息を吸いながら噴射すると気管支や肺に入ってしまうおそれがあるため、軽く息を吐きながら噴射することが望ましい。

b　妊娠中に摂取されたヨウ素の一部は血液－胎盤関門を通過するため、長期間にわたって大量に使用された場合には、胎児にヨウ素の過剰摂取による甲状腺機能障害を生じるおそれがある。

c　ヨウ素は、レモン汁やお茶などに含まれるビタミンＣ等の成分と反応すると、脱色を生じて殺菌作用が失われる。

問１６４　正答：２

【体力(虚実)に関わらず用いられる漢方】

- 甘草湯(かんぞうとう)
- 芍薬甘草湯(しゃくやくかんぞうとう)
- 大黄甘草湯(だいおうかんぞうとう)
- 駆風解毒散(くふうげどくさん)
- 駆風解毒湯(くふうげどくとう)
- 猪苓湯(ちょれいとう)
- 桔梗湯(ききょうとう)
- 響声破笛丸(きょうせいはてきがん)

問１６５　正答：１

c　消化薬は、炭水化物、脂質、タンパク質等の分解に働く酵素を補う等により、胃や腸の内容物の消化を助けることを目的とする。

d　乾燥水酸化アルミニウムゲルは、制酸成分で、中和反応によって胃酸の働きを弱める。

問１６６　正答：１

問１６７　正答：２

２　デヒドロコール酸：利胆成分で、胆汁の分泌を促す作用があるとされ、消化を助ける。

問１６８　正答：４

a　制酸成分を主体とする胃腸薬は、酸度の高い食品と一緒に使用すると胃酸に対する中和作用が低下することが考えられるため、炭酸飲料等での服用は適当でない。

問１６９　正答：３

a　制酸薬は、食前又は食間に服用することとなっているものが多い。

c　ジアスターゼは、炭水化物の消化促進効果を目的とする。

問１７０　正答：２

b　ロートエキス：抗コリン作用を示し、過剰な胃液の分泌を抑える。

d　テプレノン：胃粘膜保護成分で、胃粘液の分泌を促し、荒れた胃粘膜の修復を促す。

問１７１　正答：３

３　オウバク(黄柏)等の生薬成分は、味覚や嗅覚を刺激して反射的な唾液や胃液の分泌を促す。

問１７２　正答：１

１　オウゴン(黄芩)：シソ科のコガネバナの周皮を除いた根で、香りによる健胃、抗炎症作用が期待される。

問１７３　正答：３

３　六君子湯(りっくんしとう)：体力中等度以下で、胃腸が弱く、食欲がなく、みぞおちがつかえ、疲れやすく、貧血性で手足が冷えやすいものの胃炎、胃腸虚弱、胃下垂、消化不良、食欲不振、胃痛、嘔吐に適すとされる。

構成生薬としてカンゾウを含む。

問１７４　正答：３

a　消化を助け、胃もたれを改善し、胃をすっきりさせる効果を主とする胃の薬は、食後服用のものが多い。

b　空腹時や就寝時の胸やけ、ストレスによる胃酸の出すぎなどを抑える効果を主とする胃の薬は、食間や就寝前の服用のものが多い。

問１７５　正答：５

d　整腸薬、瀉下薬では、医薬部外品として製造販売されている製品もあるが、それらは人体に対する作用が緩和なものとして、配合できる成分やその上限量が定められている。また、効能・効果の範囲も限定されている。

問１７６　正答：２

b　ロペラミド塩酸塩は、腸管の運動を低下させる作用を示す。

c　刺激性瀉下成分が配合された瀉下薬は、一般に、腸の急激な動きに刺激されて流産・早産を誘発するおそれがある。特に、センナ及びセンノシドが配合された瀉下薬については、妊婦又は妊娠していると思われる女性では、使用を避けるべきである。

問１７７　正答：１

a　ダイオウ(大黄)：大腸を刺激して排便を促す。

d　ヒマシ油は、急激で強い瀉下作用を示すため、3歳未満の乳幼児では使用を避ける必要がある。

問１７８　正答：３

3　マルツエキスは、比較的作用が穏やかなため、主に乳幼児の便秘に用いられる。

問１７９　正答：１

2　木クレオソートを歯に使用の場合、局所麻酔作用もあるとされる。

3　クレオソートのうち、医薬品として使用されるのは木材を原料とする木クレオソートである。

問１８０　正答：５

a　センノシドは、大腸に生息する腸内細菌によって分解され、その分解生成物が大腸を刺激して瀉下作用をもたらすと考えられている。

b　ジオクチルソジウムスルホサクシネート(DSS)は、腸内容物に水分が浸透しやすくする作用があり、糞便中の水分量を増して柔らかくすることによる瀉下作用を期待して用いられる。

問１８１　正答：１

a　大腸刺激性瀉下成分が配合された瀉下薬は、服用してから数時間後に効果のあるものが多いので、就寝前に服用して起床時に効果を求めると、排便のリズムも付きやすい。

c　毎日の排便が滞るような時は、無機塩類や膨潤性瀉下成分の製剤を使用する、ビフィズス菌や乳酸菌などの整腸成分の製剤を並行して使用する、食物繊維を積極的に摂るなど、大腸刺激性瀉下成分のみに依存しない方法を指導することが必要である。

問１８２　正答：１

【ダイオウを含む漢方】

- 茵蔯蒿湯(いんちんこうとう)
- 柴胡加竜骨牡蛎湯(さいこかりゅうこつぼれいとう)
- 三黄瀉心湯(さんおうしゃしんとう)
- 大黄牡丹皮湯(だいおうぼたんぴとう)
- 麻子仁丸(ましにんがん)
- 大柴胡湯(だいさいことう)

【カンゾウとダイオウを含む漢方】

- 桃核承気湯(とうかくじょうきとう)
- 大黄甘草湯(だいおうかんぞうとう)
- 乙字湯(おつじとう)　※ 通常はダイオウを含む
- 響声破笛丸(きょうせいはてきがん)　※ ダイオウを含む場合もある

【カンゾウとダイオウとマオウを含む漢方】

- 防風通聖散(ぼうふうつうしょうさん)

問１８３　正答：３

d　腸内殺菌成分の入った止瀉薬を、下痢の予防で服用したり、症状が治まったのに漫然と服用したりすると、腸内細菌のバランスを崩し、腸内環境を悪化させることもある。あくまで下痢の症状がある時、その症状を改善する必要のある間のみの服用にとどめるべきである。

問１８４　正答：５

○　ロートエキス：ロートコン(ナス科のハシリドコロ、*Scopolia*(スコポリア) *carniolica*(カルニオリカ) Jacquin(ジャカン)又は*Scopolia*(スコポリア) *parviflora*(パルビフローラ) Nakai(ナカイ)の根茎及び根を基原とする生薬)の抽出物

問１８５　正答：１

c　パパベリン塩酸塩には、胃液分泌を抑える作用は見出されない。

d　オキセサゼインは、消化管の粘膜・平滑筋に対する麻酔効果を示す。また、胃液分泌を抑える作用もあるとされる。

問１８６　正答：２

a　アミノ安息香酸エチルは、局所麻酔成分である。

d　ジサイクロミン塩酸塩は、抗コリン成分で、副交感神経系に作用し、腸管運動を抑える。

問１８７　正答：５

a　浣腸薬は、繰り返し使用すると直腸の感受性の低下(いわゆる慣れ)が生じて効果が弱くなり、医薬品の使用に頼りがちになるため、連用しないこととされている。

b　浣腸薬は、一般に、直腸の急激な動きに刺激されて流産・早産を誘発するおそれがあるため、妊婦又は妊娠していると思われる女性では使用を避けるべきである。

問１８８　正答：４

a　浣腸薬の剤形には注入剤のほか、坐剤となっているものもある。

b　ビサコジルは、大腸(特に結腸、直腸)の粘膜を刺激して、排便を促すと考えられている。また、結腸での水分の吸収を抑えて、糞便のかさを増大させる働きもあるとされる。

問１８９　正答：４

４　残量を再利用すると感染のおそれがあるので使用後は廃棄する。

問１９０　正答：２

c　駆虫薬を使用する際、駆除した虫体や腸管内に残留する駆虫成分の排出を促すため瀉下薬が併用されることがある。ただし、ヒマシ油を使用すると、腸管内で駆虫成分が吸収されやすくなり、副作用を生じる危険性が高まるため、ヒマシ油との併用は避ける必要がある。

問１９１　正答：１

１　消化管からの駆虫成分の吸収は好ましくない全身作用(頭痛、めまい等の副作用)を生じる原因となるため、極力少ないことが望ましい。食事を摂って消化管内に内容物があるときに駆虫薬を使用すると、消化管内容物の消化・吸収に伴って駆虫成分の吸収が高まることから、空腹時に使用することとされているものが多い。

問１９２　正答：４

４　サントニンは、回虫の自発運動を抑える作用を示し、虫体を排便とともに排出させることを目的として用いられる。

問１９３　正答：１

１　マクリは、カイニン酸を含む生薬成分(フジマツモ科のマクリの全藻を基原とする生薬)である。

問１９４　正答：５

問１９５　正答：５

a　体の不調による動悸は、心臓の働きが低下して十分な血液を送り出せなくなり、脈拍数を増やすことによってその不足を補おうとして起こる。

問１９６　正答：４

４　ロクジョウ(鹿茸)：シカ科の*Cervus nippon* Temminck、*Cervus elaphus* Linné、*Cervus canadensis* Erxleben又はその他同属動物の雄鹿の角化していない幼角を基原とする生薬で、強心作用の他、強壮、血行促進等の作用が期待される。

問１９７　正答：１

○　センソ(蟾酥)：ヒキガエル科のアジアヒキガエル等の耳腺の分泌物を集めたものを基原とする生薬で、微量で強い強心作用を示す。

問１９８　正答：４

１　LDLは、コレステロールを肝臓から末梢組織へと運ぶリポタンパク質である。

２　血液中のLDLが多く、HDLが少ないと、コレステロールの運搬が末梢組織側に偏ってその蓄積を招き、心臓病や肥満、動脈硬化症等の生活習慣病につながる危険性が高くなる。

３　血漿中のリポタンパク質のバランスの乱れは、生活習慣病を生じる以前の段階では自覚症状を伴うものでないため、偶然又は生活習慣病を生じて指摘されることが多い。

問１９９　正答：２

１　コレステロールは、細胞の構成成分で、胆汁酸や副腎皮質ホルモン等の生理活性物質の産生に重要な物質でもある等、生体に不可欠な物質である。

３　高コレステロール改善薬は、結果的に生活習慣病の予防につながるものであるが、ウエスト周囲径(腹囲)を減少させるなどの痩身効果を目的とする医薬品ではない。

４　生活習慣の改善を図りつつ、しばらくの間(1～3ヶ月)、高コレステロール改善薬の使用を続けてもなお、検査値に改善がみられないときには、遺伝的又は内分泌的要因も疑われるため、いったん使用を中止して医師の診療を受けることが必要である。

問２００　正答：４

a　大豆油不けん化物(ソイステロール)は、腸管におけるコレステロールの吸収を抑える。

c　リノール酸は、コレステロールと結合して、代謝されやすいコレステロールエステルを形成するとされ、肝臓におけるコレステロールの代謝を促す効果が期待される。

問２０１　正答：２

1　鉄分の摂取不足を生じても、初期には貯蔵鉄や血清鉄が減少するのみでヘモグロビン量自体は変化せず、ただちに貧血の症状は現れない。

3　ビタミン B12 が不足して生じる巨赤芽球貧血は、悪性貧血と呼ばれている。

問２０２　正答：４

4　ビタミンＣは、消化管内で鉄が吸収されやすい状態に保つことを目的として用いられる。

問２０３　正答：３

b　服用の前後 30 分にタンニン酸を含む飲食物(緑茶、紅茶、コーヒー、ワイン、柿等)を摂取すると、タンニン酸と反応して鉄の吸収が悪くなることがある。

問２０４　正答：４

b　ユビデカレノンは、ビタミンB群とともに働く。

問２０５　正答：４

c　イノシトールヘキサニコチネートは、体内でニコチン酸が遊離し、そのニコチン酸の作用により、末梢の血液循環の改善が期待される。ビタミンＥと組み合わせて用いられる場合が多い。

問２０６　正答：４

4　七物降下湯は、小児向けの漢方処方ではなく、15 歳未満の小児への使用は避ける必要がある。

問２０７　正答：２

1　痔核(いぼ痔)は、肛門に存在する細かい血管群が部分的に拡張し、肛門内にいぼ状の腫れが生じた状態をいう。

3　一般用医薬品の痔疾用薬には、肛門部又は直腸内に適用する外用薬(外用痔疾用薬)と内服して使用する内用薬(内用痔疾用薬)がある。

4　カルバゾクロムは、毛細血管を補強、強化して出血を抑える働きがあるとされ、止血効果を期待して配合される。

問２０８　正答：２

2　外用痔疾用薬は局所に適用されるものであるが、坐剤及び注入軟膏では、成分の一部が直腸粘膜から吸収されて循環血流中に入りやすく、全身的な影響を生じることがある。

問２０９　正答：１

a　リドカインは、局所麻酔成分で、痔に伴う痛み・痒みを和らげることを目的とする。

c　アラントインは、組織修復成分で、痔による肛門部の創傷の治癒を促す。

問２１０　正答：２

2　クロルヘキシジン塩酸塩は、殺菌消毒成分で、痔疾患に伴う局所の感染を防止する。

問２１１　正答：４

4　シコン(紫根)：ムラサキ科のムラサキの根を基原とする生薬で、新陳代謝促進、殺菌、抗炎症等の作用が期待される。

問２１２　正答：１

1　カイカ(槐花)：マメ科のエンジュの蕾を基原とする生薬で、止血効果が期待される。

問２１３　正答：１

1　乙字湯(おつじとう)：まれに重篤な副作用として、肝機能障害、間質性肺炎を生じることが知られている。

問２１４　正答：１

1　ウワウルシ：ツツジ科のクマコケモモの葉を基原とする生薬で、利尿作用の他に、経口的に摂取した後、尿中に排出される分解代謝物が抗菌作用を示し、尿路の殺菌消毒効果が期待される。

問２１５　正答：４

問２１６　正答：２

問２１７　正答：２

２　婦人用薬のエチニルエストラジオール、エストラジオールは、膣粘膜又は外陰部に適用されるものである。これらの成分は適用部位から吸収されて循環血液中に移行する。

問２１８　正答：２

２　ブクリョウ(茯苓)：サルノコシカケ科のマツホドの菌核で、通例、外層をほとんど除いたものを基原とする生薬で、利尿、健胃、鎮静等の作用が期待される。

問２１９　正答：２

２　桃核承気湯(とうかくじょうきとう)：構成生薬としてカンゾウ、ダイオウを含む。

ダイオウを含有するため、妊婦又は妊娠していると思われる女性、授乳婦における使用に関して留意される必要がある。

問２２０　正答：４

４　麦門冬湯(ばくもんどうとう)：体力中等度以下で、痰が切れにくく、ときに強く咳こみ、又は咽頭の乾燥感があるもののから咳、気管支炎、気管支喘息、咽頭炎、しわがれ声に適すとされる。

問２２１　正答：３

【腸間膜静脈硬化症を生じる漢方】

- 清上防風湯：【重副】肝機能障害、偽アルドステロン症、腸間膜静脈硬化症
- 防風通聖散：【重副】肝機能障害、間質性肺炎、偽アルドステロン症、腸間膜静脈硬化症
- 黄連解毒湯(おうれんげどくとう)：【重副】腸間膜静脈硬化症、肝機能障害、間質性肺炎
- 加味逍遙散(かみしょうようさん)：【重副】腸間膜静脈硬化症、肝機能障害
- 辛夷清肺湯(しんいせいはいとう)：【重副】腸間膜静脈硬化症、肝機能障害、間質性肺炎

問２２２　正答：１

ｃ　一般用医薬品(漢方処方製剤を含む)は、アトピー性皮膚炎による慢性湿疹等の治療に用いることを目的とするものはない。

ｄ　皮膚症状が治まると喘息が現れるというように、種々のアレルギー症状が連鎖的に現れるような場合、一般用医薬品によって一時的な対処を図るよりも、医療機関で診療を受けた方がよい。アレルギー症状が現れる前から予防的に一般用医薬品のアレルギー用薬(鼻炎用内服薬を含む)を使用することは適当でない。

問２２３　正答：５

ｄ　アレルギー用薬(鼻炎用内服薬を含む)と鼻炎用点鼻薬のように、内服薬と外用薬でも同じ成分又は同種の作用を有する成分が重複することもあり、それらは相互に影響し合わないとの誤った認識に基づいて、併用されることのないよう注意が必要である。

問２２４　正答：２

ｃ　ジフェンヒドラミンを含む成分は、一部が乳汁に移行して乳児に昏睡を生じるおそれがあるため、母乳を与える女性は使用を避けるか、使用する場合には授乳を避ける必要がある。

ｄ　ヒスタミンは、血管拡張、血管透過性亢進等の作用を示す。

問２２５　正答：５

ａ,ｂ　エピナスチン塩酸塩、フェキソフェナジン塩酸塩は、抗ヒスタミン成分で、肥満細胞から遊離したヒスタミンが受容体と反応するのを妨げることにより、ヒスタミンの働きを抑える作用を示す。

問２２６　正答：１

１　シンイ(辛夷)：モクレン科の*Magnolia biondii* Pampanini、ハクモクレン、*Magnolia sprengeri* Pampanini、タムシバ又はコブシの蕾を基原とする生薬で、鎮静、鎮痛の作用が期待される。

問２２７　正答：１

【鼻の症状に用いられる漢方】

- 辛夷清肺湯(しんいせいはいとう)
- 小青竜湯(しょうせいりゅうとう)
- 葛根湯加川芎辛夷(かっこんとうかせんきゅうしんい)
- 荊芥連翹湯(けいがいれんぎょうとう)

問２２８　正答：３

a　鼻炎用点鼻薬の剤形は、スプレー式で鼻腔内に噴霧するものが多い。

c　一般用医薬品の鼻炎用点鼻薬の対応範囲は、急性又はアレルギー性の鼻炎及びそれに伴う副鼻腔炎で、蓄膿症等の慢性のものは対象となっていない。

問２２９　正答：１

c　セチルピリジニウム塩化物：殺菌消毒成分

d　テトラヒドロゾリン塩酸塩：アドレナリン作動成分

問２３０　正答：１

2　クロモグリク酸ナトリウムは、通常、抗ヒスタミン成分と組み合わせて配合される。

3　ベンゼトニウム塩化物は、殺菌消毒成分で、鼻粘膜を清潔に保ち、細菌による二次感染を防止することを目的とする。

4　リドカイン塩酸塩は、局所麻酔成分で、適用された部位周辺の知覚神経に作用して、刺激伝達を可逆的に遮断し、鼻粘膜の過敏性、痛み、痒みを抑えることを目的として配合される。

問２３１　正答：１

問２３２　正答：５

a　鼻炎用点鼻薬は、局所的な作用を目的としているが、全身的な影響を生じることがある。

問２３３　正答：３

a　通常、ソフトコンタクトレンズは水分を含みやすく、防腐剤などの配合成分がレンズに吸着されて、角膜に障害を引き起こす原因となるおそれがあるため、装着したままの点眼は避けることとされている製品が多い。

d　人工涙液は、涙液成分を補うことを目的とするもので、目の疲れや乾き、コンタクトレンズ装着時の不快感等に用いられる。

問２３４　正答：５

b　使用期限は、未開封の状態におけるものであり、容器が開封されてから長期間を経過した製品は、使用を避けるべきとされている。

問２３５　正答：２

2　点眼薬の 1 滴の薬液の量は約 50μL であるのに対して、結膜嚢の容積は 30μL 程度とされており、一度に何滴も点眼しても効果が増すわけではない。

問２３６　正答：１

c　イプシロン－アミノカプロン酸は、抗炎症成分で、炎症物質の生成を抑制することにより、目の炎症を改善する効果が期待される。

d　スルファメトキサゾールは、抗菌成分で、サルファ剤の一つ。細菌感染による結膜炎やものもらい(麦粒腫)、眼瞼炎などの化膿性の症状の改善を目的とする。

問２３７　正答：４

c　硫酸亜鉛水和物は、収斂成分で、眼粘膜のタンパク質と結合して皮膜を形成し、外部刺激から保護することにより目の炎症を改善する効果が期待される。

問２３８　正答：２

b　スルファメトキサゾールナトリウムは、すべての細菌に対して効果があるというわけではなく、また、ウイルスや真菌の感染に対する効果はない。

c　ネオスチグミンメチル硫酸塩は、コリンエステラーゼの働きを抑える作用を示し、毛様体におけるアセチルコリンの働きを助けることにより目の調節機能を改善する効果が期待される。

問２３９　正答：１

問２４０　正答：３

b　外皮用薬は、表皮の角質層が柔らかくなることで有効成分が浸透しやすくなることから、入浴後に用いるのが効果的とされる。

c　エアゾール剤は、患部から十分離して噴霧し、また、連続して噴霧する時間は３秒以内とすることが望ましい。

問２４１　正答：５

b　オキシドールの作用は、過酸化水素の分解に伴って発生する活性酸素による酸化、及び発生する酸素による泡立ちによる物理的な洗浄効果である。

問２４２　正答：４

1　ベンザルコニウム塩化物は、石けんとの混合によって殺菌消毒効果が低下する。

2　ヨウ素系の殺菌消毒成分は、アルカリ性になると殺菌力が低下する。

3　アクリノールは、黄色の色素で、比較的刺激性が低く、創傷患部にしみにくい。

問243　正答：4

問244　正答：3

3　ポビドンヨードは、ヨウ素をポリビニルピロリドン(PVP)と呼ばれる担体に結合させて水溶性とし、徐々にヨウ素が遊離して殺菌作用を示すように工夫されたものである。

問245　正答：4

b　ウフェナマートは、末梢組織(患部局所)におけるプロスタグランジンの産生を抑える作用については必ずしも明らかにされておらず、炎症を生じた組織に働いて、細胞膜の安定化、活性酸素の生成抑制などの作用により、抗炎症作用を示すと考えられている。湿疹、皮膚炎、かぶれ、あせも等による皮膚症状の緩和を目的として用いられる。

c　ジフェンヒドラミン塩酸塩は、抗ヒスタミン成分で、湿疹、皮膚炎、かぶれ、あせも、虫さされ等による一時的かつ部分的な皮膚症状(ほてり・腫れ・痒み等)の緩和を目的とする。

問246　正答：3

1　ステロイド性抗炎症成分は、好ましくない作用として末梢組織の免疫機能を低下させる作用も示し、細菌、真菌、ウイルス等による皮膚感染や持続的な刺激感の副作用が現れることがある。

2　テシットデシチンは、局所麻酔成分で、適用された部位周辺の知覚神経に作用して刺激伝達を可逆的に遮断する。切り傷、擦り傷、掻き傷等の創傷面の痛みや、湿疹、皮膚炎、かぶれ、あせも、虫さされ等による皮膚の痒みを和らげることを目的とする。

問247　正答：1

1　インドメタシンには殺菌作用はないため、皮膚感染症に対しては効果がなく、痛みや腫れを鎮めることでかえって皮膚感染が自覚されにくくなる(不顕性化する)おそれがあるため、みずむし、たむし等又は化膿している患部への使用は避ける必要がある。

問248　正答：4

4　ヘパリン類似物質は、患部局所の血行を促すことを目的として配合される。

問249　正答：1

1　いぼに用いる製品については、医薬品としてのみ認められている。

問250　正答：4

4　クロラムフェニコールは、細菌のタンパク質合成を阻害することにより抗菌作用を示す。

問251　正答：4

a　スリッパやタオルなどを介して、他の保菌者やペットから皮膚糸状菌が感染することも多い。

d　湿疹とみずむし等の初期症状は類似していることが多く、湿疹に抗真菌作用を有する成分を使用すると、かえって湿疹の悪化を招くことがある。湿疹か皮膚糸状菌による皮膚感染かはっきりしない場合に、抗真菌成分が配合された医薬品を使用することは適当でない。

問252　正答：2

2　アモロルフィン塩酸塩は、抗真菌成分で、外皮用薬に配合される。皮膚糸状菌の細胞膜を構成する成分の産生を妨げることにより、その増殖を抑える。なお、イミダゾール系抗真菌薬として、オキシコナゾール硝酸塩、ネチコナゾール塩酸塩、ビホナゾール、スルコナゾール硝酸塩、エコナゾール硝酸塩、クロトリマゾール、ミコナゾール硝酸塩、チオコナゾールがある。

問253　正答：4

a　エストラジオール安息香酸エステルは、女性ホルモン成分である。脱毛は、男性ホルモンの働きが過剰であることも一因とされているため、女性ホルモンによる脱毛抑制効果を期待して用いられる。

b　カルプロニウム塩化物は、コリン作動成分で、頭皮の血管を拡張させて毛根への血行を促すことによる発毛効果が期待される。

問２５４　正答：１

1　「円形脱毛症」の疾患名を掲げた効能・効果は、医薬品においてのみ認められている。

問２５５　正答：２

b　ジブカイン塩酸塩：局所麻酔成分

d　フェノールは、粘膜刺激を生じることがあるため、歯以外の口腔粘膜や唇に付着しないように注意する必要がある。

問２５６　正答：４

4　オイゲノールは、齲蝕を生じた部分における細菌の繁殖を抑えることを目的とする。

問２５７　正答：３

1　内服で用いる歯槽膿漏薬は、抗炎症成分、ビタミン成分等が配合されたもので、外用薬と併せて用いると効果的である。

2　イソプロピルメチルフェノールは、殺菌消毒成分で、歯肉溝での細菌繁殖を抑える。

4　ビタミン E(トコフェロール類)は、歯周組織の血行を促す効果が期待される。

問２５８　正答：３

c　グリチルリチン酸二カリウムは、抗炎症成分で、歯周組織の炎症を和らげることを目的とする。

d　チモールは、歯肉溝での細菌の繁殖を抑えることを目的とする。

問２５９　正答：２

2　カルバゾクロムは、炎症を起こした歯周組織からの出血を抑える作用が期待される。

問２６０　正答：２

a　グリチルリチン酸二カリウムは、口腔粘膜の炎症を和らげることを目的とする。

問２６１　正答：２

2　アズレンスルホン酸ナトリウムは、口腔粘膜の組織修復を促す作用が期待される。

問２６２　正答：３

a　咀嚼剤は、噛むことにより口腔内でニコチンが放出され、口腔粘膜から吸収される。

c　禁煙補助剤は、喫煙を完全に止めたうえで使用する。

問２６３　正答：４

a　インスリン製剤を使用している人では、ニコチンがインスリンの血糖降下作用に拮抗して、効果を妨げるおそれがある。

d　ニコチンは交感神経系を興奮させることから、アドレナリン作動成分が配合された医薬品(鎮咳去痰薬、鼻炎用薬、痔疾用薬等)との併用により、その作用を増強させるおそれがある。

問２６４　正答：４

4　大量に使用しても禁煙達成が早まるものでなく、かえってニコチン過剰摂取による副作用のおそれがある。

問２６５　正答：２

2　うつ病と診断されたことのある人では、禁煙時の離脱症状により、うつ症状を悪化させることがあるため使用を避ける必要がある。

問２６６　正答：４

問２６７　正答：３

b　ビタミン B6 主薬製剤は、ピリドキシン塩酸塩又はピリドキサールリン酸エステルが主薬として配合された製剤で、口角炎(唇の両端の腫れ・ひび割れ)、口唇炎(唇の腫れ・ひび割れ)、口内炎、舌の炎症、湿疹、皮膚炎、かぶれ、ただれ、にきび・吹き出物、肌あれ、手足のしびれの症状の緩和、また、妊娠・授乳期、病中病後の体力低下時におけるビタミン B6 の補給に用いられる。

c　ビタミン C 主薬製剤は、アスコルビン酸、アスコルビン酸ナトリウム又はアスコルビン酸カルシウムが主薬として配合された製剤で、しみ、そばかす、日焼け・かぶれによる色素沈着の症状の緩和、歯ぐきからの出血・鼻血の予防、また、肉体疲労時、病中病後の体力低下時、老年期におけるビタミン C の補給に用いられる。

問２６８　正答：２

b　アスパラギン酸ナトリウムは、そのアスパラギン酸が生体におけるエネルギーの産生効率を高めるとされ、骨格筋に溜まった乳酸の分解を促す作用が期待される。

d　コンドロイチン硫酸ナトリウムは、そのコンドロイチン硫酸が軟骨組織の主成分で、軟骨成分を形成及び修復する働きがあるとされ、関節痛、筋肉痛等の改善を促す作用が期待される。

問２６９　正答：１

１　ビタミンB12は、赤血球の形成を助け、神経機能を正常に保つために重要な栄養素である。

問２７０　正答：３

３　ビタミンＤは、腸管でのカルシウム吸収及び尿細管でのカルシウム再吸収を促して、骨の形成を助ける栄養素である。

問２７１　正答：４

４　ヨクイニン(薏苡仁)：イネ科のハトムギの種皮を除いた種子を基原とする生薬で、肌あれやいぼに用いられる。

問２７２　正答：３

３　補中益気湯(ほちゅうえっきとう)：構成生薬としてカンゾウを含む。

問２７３　正答：５

証		しばり
虚実	実の病態	体力が充実
	虚実の尺度で中間の病態	体力中等度
	虚の病態	体力虚弱
	虚実の病態に関わらず幅広く	体力に関わらず
陰陽	陽の病態	のぼせぎみで顔色が赤く
	陰の病態	疲れやすく冷えやすい
気血水	水毒の病態	口渇があり、尿量が減少する
	血虚の病態	皮膚の色つやが悪く
五臓	脾胃虚弱の病態	胃腸虚弱
	肝陽上亢の病態	いらいらして落ち着きのない

問２７４　正答：２

２　漢方処方製剤は、生後３ヶ月未満の乳児には使用しない。

問２７５　正答：１

１　黄連解毒湯(おうれんげどくとう)：鼻出血、二日酔いに用いられる場合には、漫然と長期の使用は避け、5～6回使用しても症状の改善がみられないときは、いったん使用を中止して専門家に相談するなどの対応が必要である。

問２７６　正答：３

【偽アルドステロン症を生じる漢方】

- 葛根湯(かっこんとう)：【重副】偽アルドステロン症、肝機能障害
- 小青竜湯(しょうせいりゅうとう)：【重副】偽アルドステロン症、肝機能障害、間質性肺炎
- 清上防風湯(せいじょうぼうふうとう)：【重副】偽アルドステロン症、肝機能障害
- 防已黄耆湯(ぼういおうぎとう)：【重副】偽アルドステロン症、肝機能障害、間質性肺炎
- 防風通聖散(ぼうふうつうしょうさん)：【重副】偽アルドステロン症、肝機能障害、間質性肺炎
- 苓桂朮甘湯(りょうけいじゅつかんとう)：【重副】高血圧、心臓病、腎臓病の診断を受けた人では、偽アルドステロン症

問２７７　正答：３

３　清上防風湯は、構成生薬としてカンゾウを含む。マオウ、ダイオウは含まない。

問２７８　正答：３

３　ブシ(附子)：キンポウゲ科のハナトリカブト又はオクトリカブトの塊根を減毒加工して製したものを基原とする生薬で、心筋の収縮力を高めて血液循環を改善する作用を持ち、血液循環が高まることによる利尿作用のほか、鎮痛作用を示す。

問２７９　正答：１

１　カッコン(葛根)：マメ科のクズの周皮を除いた根を基原とする生薬で、解熱、鎮痙等の作用が期待される。

問２８０　正答：１

２　クレゾール石けん液は、結核菌を含む一般細菌類、真菌類に対して比較的広い殺菌消毒作用

を示すが、大部分のウイルスに対する殺菌消毒作用はない。

3　次亜塩素酸ナトリウムは、吐瀉物や血液等が床等にこぼれたときの殺菌消毒にも適しているが、有機物の影響を受けやすいので、殺菌消毒の対象物を洗浄した後に使用した方が効果的である。

4　イソプロパノールは、ウイルスに対する不活性効果がエタノールよりも低い。

問２８１　正答：１

b　エタノールは、粘膜刺激性があり、粘膜面や目の回り、傷がある部分への使用は避けることとされている。

d　サラシ粉は、酸性の洗剤・洗浄剤と反応して有毒な塩素ガスが発生する。

問２８２　正答：２

c　酸やアルカリが目に入った場合は、早期に十分な水洗がされることが重要であり、特にアルカリ性物質の場合には念入りに水洗する。中和の処置は、熱を発生して刺激をかえって強め、状態が悪化するおそれがあるため適切ではない。

問２８３　正答：３

3　塩素系殺菌消毒成分は、金属腐食性があるとともに、プラスチックやゴム製品を劣化させる。

問２８４　正答：３

a　フェノトリンには、シラミの刺咬による痒みや腫れ等の症状を和らげる作用はない。

d　ツツガムシの生息エリアに立ち入る際には、専ら忌避剤による対応が図られる。

問２８５　正答：４

a　クロルピリホスメチル：有機リン系殺虫成分

b　フェノトリン：ピレスロイド系殺虫成分

問２８６　正答：２

2　ペルメトリンは、神経細胞に直接作用して神経伝達を阻害することにより殺虫作用を示す。比較的速やかに自然分解して残効性が低いため、家庭用殺虫剤に広く用いられる。

問２８７　正答：２

2　トコジラミは、シラミの一種でなくカメムシ目に属する昆虫で、ナンキンムシとも呼ばれる。

問２８８　正答：５

問２８９　正答：４

a　忌避剤(スプレー剤)は、塗りむらがあると忌避効果が落ちるが、手で塗り拡げるなどして、必要以上に使用してはならない。

b　ディートを含有する忌避剤は、生後６ヶ月未満の乳児への使用を避けることとされている。

問２９０　正答：４

4　イカリジンは、年齢による使用制限がない忌避成分で、蚊やマダニなどに対して効果を発揮する。

問２９１　正答：２

悪性腫瘍、心筋梗塞や遺伝性疾患など重大な疾患の診断に関係するものは一般用検査薬の対象外である。

問２９２　正答：４

4　一般用検査薬に用いる検体は、尿、糞便、鼻汁、唾液、涙液など、採取に際して侵襲(採血や穿刺等)のないものである。

問２９３　正答：１

1　一般用検査薬は、専門的診断におきかわるものでない。

問２９４　正答：２

2　生体から採取された検体には予期しない妨害物質や化学構造がよく似た物質が混在することがあり、いかなる検査薬においても偽陽性(又は偽陰性)を完全に排除することは困難である。

問２９５　正答：５

○ 尿糖検査の場合、食後1～2時間等、検査薬の使用方法に従って採尿を行う。

○ 尿タンパクの場合、原則として早朝尿を検体とし、激しい運動の直後は避ける。

○ 尿糖・尿タンパク同時検査の場合、早朝尿を検体とするが、尿糖が検出された場合には、食後の尿について改めて検査して判断する。

問２９６　正答：２

b　尿中のhCGの有無を調べるものである。

c　一般的な妊娠検査薬は、月経予定日が過ぎて概ね１週目以降の検査が推奨されている。

問２９７　正答：３

a　検体としては、尿中 hCG が検出されやすい早朝尿が向いているが、尿が濃すぎると、かえって正確な結果が得られないこともある。

b　尿中 hCG の検出反応は、抗体や酵素を用いた反応であるため温度の影響を受けることがある。

問２９８　正答：３

b　妊娠検査薬の結果をもって直ちに妊娠しているか否かを断定することはできない。

＜第４章＞
薬事関係法規・制度

問２９９　正答：５

医薬品医療機器等法は、以下の規制等を行うことにより保健衛生の向上を図ることを目的としている(法第１条)。

- 医薬品、医薬部外品、化粧品、医療機器及び再生医療等製品の品質、有効性及び安全性の確保並びにこれらの使用による保健衛生上の危害の発生及び拡大の防止のために必要な規制を行うこと
- 指定薬物の規制に関する措置を講ずること
- 医療上特にその必要性が高い医薬品、医療機器及び再生医療等製品の研究開発の促進のために必要な措置を講ずること

問３００　正答：４

(参考)医薬品等を適正に使用するためには、医薬関係者が「有効性」と「安全性」に関する知識と理解を有することで必要十分であることが考慮され、関連事業者等とは異なり、「品質」に関する知識までは求められていない。

問３０１　正答：３

問３０２　正答：１

(参考)都道府県知事が行う試験は、登録販売者試験と呼ばれる。

(参考)都道府県知事の登録は、販売従事登録と呼ばれる。

問３０３　正答：２

２　複数の都道府県において販売従事登録を受けようと申請した者は、いずれか一つの都道府県知事の登録のみを受けることができる。(同時に複数の都道府県で販売従事登録を受けることはできない)

問３０４　正答：４

a　登録販売者は、登録販売者名簿の登録事項に変更を生じたときは、30日以内に、その旨を届けなければならない。

b　登録販売者は、一般用医薬品の販売又は授与に従事しようとしなくなったときは、30日以内

に、登録販売者名簿の登録の消除を申請しなければならない。

問３０５　正答：４

(参考)「機械器具等」については医薬品の範疇に含まれない。これらは医薬品ではなく、医療機器として規制の対象となっている。

問３０６　正答：１

(参考)日本薬局方に収められている物は、すべて医薬品である。

問３０７　正答：１

(参考)「許可」とは、一般的に禁止されている行為について、特定の場合に解除する行政庁の行為をいう。

(参考)「承認」とは、申請に係る物が有効かつ安全で、その品質が適切であって、医薬品として適当な物であるとした公認行為をいう。

問３０８　正答：１

不良医薬品の販売、製造等は禁止されており、製造販売元の製薬企業、製造業者のみならず、薬局及び医薬品の販売業においても適用される。

(参考)「不潔な物質」とは、実際には有害なものでないかもしれないが、感覚的な観点から非衛生的であると感じる物質をいう。

(参考)「病原微生物」とは、人又は動物の疾病の原因となり得る細菌、真菌又はウイルス等をいう。

問３０９　正答：１

１　日本薬局方に収載されている医薬品の中には、一般用医薬品として販売されている、又は一般用医薬品の中に配合されているものも少なくない。

(４　(参考)「模造に係る医薬品」とは、名称、表示、包装、添付される文書、組成、起源を故意に偽った医薬品のこと。具体的には、①表示された成分が含まれていない医薬品、②表示された成分以外の有効成分が含まれている医薬品、③表示とは異なる起源の有効成分が含まれている医薬品、④成分の量が表示と異なる医薬品が該当する。なお、治験等で用いられるプラセボは「模造に係る医薬品」に該当しない。)

問３１０　正答：１

(参考)「要指導医薬品を除く」とあるように、同一の品目が、一般用医薬品と要指導医薬品に重複して区分されることはない。

問３１１　正答：１

問３１２　正答：１

１　医療用医薬品とは、医師若しくは歯科医師によって使用され、又はこれらの者の処方箋若しくは指示によって使用されることを目的として供給される医薬品をいう。

問３１３　正答：２

○「薬剤師その他医薬関係者から提供された情報に基づく需要者の選択により使用されることを目的とする」という部分は、一般用医薬品の定義と同じである。

○「医療用医薬品において使用されていた有効成分が初めて配合されたもの」とは、いわゆるスイッチ OTC 医薬品を意味している。

○「既存の医薬品と明らかに異なる有効成分が配合されたもの」とは、いわゆるダイレクト OTC 医薬品を意味している。

(参考)要指導医薬品を簡潔に表現すると、本来は一般用医薬品に相当するものでありながら、その特性上、対面販売や薬学的指導が必要になる医薬品ということができる。

問３１４　正答：１

(参考)(a1)の要指導医薬品には、再審査指示を受けた医薬品が該当し、ダイレクト直後品目と呼ばれる。

(参考)(a1)の「調査期間」は、再審査のための調査期間をさす。

(参考)(a2)の要指導医薬品には、承認条件として安全性調査の実施を付された医薬品が該当し、スイッチ直後品目と呼ばれる。

(参考)(a2)の「調査期間」は、安全性調査のための調査期間をさす。

(参考)(B)の要指導医薬品には、追っかけ新医薬品(有効成分等が新医薬品と同一で、遅れて承認を受けた新医薬品)であってリスク評価の確定していないものが該当し、追っかけダイレクト直後品目、追っかけスイッチ直後品目と呼ばれる。

(参考)(B)の「期間の満了日までの期間」とは、先行して承認を受けた新医薬品の(a1)又は(a2)の期間の満了日までの期間をさす。

問３１５　正答：３

３　医療用医薬品の販売は、薬局及び卸売販売業者に限られる。

問３１６　正答：１

ｃ　毒薬又は劇薬は、14歳未満の者や安全な取扱いに不安のある者(睡眠薬の乱用、不当使用等が懸念される購入希望者等)には交付してはならない。

ｄ　毒薬は、鍵を掛けて貯蔵・陳列しなければならない。

問３１７　正答：１

劇薬については、直接の容器等に白地に赤枠、赤字をもって、当該医薬品の品名及び「劇」の文字が記載されていなければならない。

問３１８　正答：４

毒薬・劇薬を販売する場合には、その購入者等から、品名、数量、使用目的、譲渡年月日、譲受人の氏名、住所及び職業が記入され、署名又は記名押印された文書の交付を受ける必要がある。

問３１９　正答：４

４　毒薬又は劇薬は、要指導医薬品に該当することはあるが、現在のところ、毒薬又は劇薬で、一般用医薬品のものはない。

問３２０　正答：２

(参考)生物由来製品として、例えば、血液製剤やワクチンがある。

問３２１　正答：１

生物由来の原材料(有効成分に限らない)が用いられているものであっても、現在の科学的知見において、感染症の発生リスクの蓋然性が極めて低いものについては、指定の対象とならない。

問３２２　正答：１

ｂ　配置販売業者であっても、リスク区分ごとに陳列しなければならない。なお、配置販売業者は、購入者等の居宅等に医薬品をひと揃い収めた「配置箱」をあらかじめ預けておくが、この行為は、医薬品医療機器法上、陳列に該当する。

ｃ　第三類医薬品は、保健衛生上のリスクが比較的低い。ただし、日常生活に支障を来す程度ではないが、副作用等により身体の変調・不調が起こるおそれはある。

問３２３　正答：４

ｂ　第二類医薬品は、「その副作用等により日常生活に支障を来す程度の健康被害が生ずるおそれがある医薬品(第一類医薬品を除く)であつて厚生労働大臣が指定するもの」と規定されている。

ｃ　新たに一般用医薬品となった医薬品は、承認後の一定期間、第一類医薬品に分類される。

問３２４　正答：３

ｃ　いわゆるダイレクトOTC医薬品は、既存の医薬品と明らかに異なる有効成分が配合されたものをいう。

問３２５　正答：３

１　「製造業者の氏名又は名称及び住所」ではなく、『製造販売業者等の氏名又は名称及び住所』が法定表示事項である。

問３２６　正答：１

問３２７　正答：４

４　指定第二類医薬品にあっては、枠の中に「2」の数字

問３２８　正答：１

要指導医薬品、一般用医薬品の添付文書等の法定記載事項は、これに添付する文書又は容器等もしくは外箱等のいずれかに記載されていればよい。

問３２９　正答：１

(参考)記載禁止事項は、医薬品に添付する文書、その医薬品、その容器・被包及び内袋のいずれにも記載されていてはならない。

問３３０　正答：３

３　法定表示・記載事項は、邦文でされていなければならない。

問３３１　正答：２

問３３２　正答：２

(参考)「前項第２号又は第３号に規定する目的のために使用される物」とは、人の疾病の診断・治療・予防に使用されること、または、人の身体の構造・機能に影響を及ぼすことを目的とする医薬品をさす。つまり、医薬品の使用目的を併せ持つものは医薬部外品の範疇に含まれない。

問３３３　正答：２

a　医薬部外品の販売には許可は必要ではなく、一般の小売店で販売することができる。

d　医薬品は、医薬品以外のもの(医薬部外品を含む)と区別して陳列されなければならない。

問３３４　正答：４

４　不正表示医薬部外品の販売は禁止されている。

問３３５　正答：２

問３３６　正答：３

(参考)「その他これらに類似する方法」として、塗布(マニキュア等)、含嗽(水歯みがき等)がある。なお、首飾りや指輪、カツラは、これらに含まれないので、化粧品に該当しない。

問３３７　正答：３

３　人の身体の構造又は機能に影響を及ぼすことを目的とするものは化粧品に含まれない。

問３３８　正答：１

１　化粧品を製造販売する場合には、製造販売業の許可を受けた者が届け出る必要がある。

問３３９　正答：２

a　食品とは、医薬品、医薬部外品及び再生医療等製品以外のすべての飲食物をいう。

b　条件付き特定保健用食品は、現行の特定保健用食品の許可の際に必要とされる有効性の科学的根拠のレベルに達しないものの、一定の有効性が確認されるものについて、限定的な科学的根拠である旨の表示をすることを条件として許可された食品である。

c　健康食品という単語は、法令で定義された用語ではないが、一般に用いられている単語である。

問３４０　正答：５

○ 特定保健用食品とは、健康増進法に基づく許可又は承認を受けて、その摂取により特定の保健の目的が期待できる旨の表示をする食品である。

○ 栄養機能食品について、栄養成分の機能表示に関しては、消費者庁長官の許可は要さないが、その表示と併せて、当該栄養成分を摂取する上での注意事項を適正に表示することが求められている。

問３４１　正答：３

c　栄養機能食品には消費者庁長官の個別の審査を受けたものではない旨の表示が義務づけられる。

問３４２　正答：５

問３４３　正答：１

１　錠剤、丸剤、カプセル剤、顆粒剤、散剤等の形状については、食品である旨が明記されている場合に限り、当該形状のみをもって医薬品への該当性の判断がなされることはない。

問３４４　正答：２

２　機能性表示食品は、事業者の責任において科学的根拠に基づいた機能性を表示するものである。

問３４５　正答：５

(参考)「販売」とは、ある物について所有権を有する者が対価を得て、その物の所有権を他人に移転することをいう。

(参考)「授与」とは、ある物について所有権を有する者が対価を得ないで、その物の所有権を他人に移転することをいう。

(参考)「配置することを含む」とあるように、配置販売業において需要者の家庭に医薬品を預けておく行為は、医薬品が使用されて代金の請求権が発生しない限り、「販売」ではなく、「陳列」に該当する。

問３４６　正答：２

２　店舗販売業では、特定の購入者等の求めに応じて医薬品を分割販売(いわゆる「量り売り」、「零売」)することができる。ただし、不特定の購入者等へ販売等するために医薬品をあらかじめ分包することは、店舗販売業の許可の範囲では認められない。

問３４７　正答：２

分割販売される医薬品には、分割販売する薬局開設者又は医薬品の販売業者の責任において、以下の事項が記載されなければならない。

- 容器等への記載事項(法第 50 条)
- 一般用医薬品等の添付文書等への記載事項(法第 52 条第 2 項)
- 分割販売を行う者の氏名又は名称(規則第 210 条第 7 号)
- 分割販売を行う薬局、店舗又は営業所の名称及び所在地(規則第 210 条第 7 号)

※「営業所」とは、卸売販売業の営業所をいう。

問３４８　正答：２

b　店舗販売業者は、医薬品を配置販売することができない。

c　配置販売業者は、医薬品を店舗販売することができない。

問３４９　正答：１

1　薬局における医薬品の販売行為は、薬局の業務に付随して行われる行為であるので、医薬品の販売業の許可は必要としない。

問３５０　正答：３

a　薬局開設の許可は、その薬局の所在地の都道府県知事等から与えられる。

c　薬局は、医療法により、医療提供施設と位置づけられている。

d　薬局の管理者は、薬剤師でなければならない。

問３５１　正答：１

d　薬局開設者は、医薬品を配置販売することができない。

問３５２　正答：１

(参考)「その開設者が併せ行う医薬品の販売業に必要な場所を含む」とあるように、薬局では、医薬品の販売業の許可を受けていなくても、医薬品の販売業務を行うことができる。

問３５３　正答：１

1　薬局の所在地が保健所を設置する市にある場合においては、薬局開設の許可権者は、保健所を設置する市の市長のみとなる。

問３５４　正答：５

c　薬局開設者は、その薬局の管理者の意見を尊重するとともに、法令遵守のために措置を講ずる必要があるときは、当該措置を講じ、かつ、講じた措置の内容を記録し、これを適切に保存しなければならない。

問３５５　正答：２

a　他の医療提供施設と連携し、地域における薬剤及び医薬品の適正な使用の推進及び効率的な提供に必要な情報の提供及び薬学的知見に基づく指導を実施するために一定の必要な機能を有する薬局は、その所在地の都道府県知事の認定を受けて地域連携薬局と称することができる。

b　他の医療提供施設と連携し、薬剤の適正な使用の確保のために専門的な薬学的知見に基づく指導を実施するために必要な機能を有する薬局は、傷病の区分ごとに、その所在地の都道府県知事の認定を受けて専門医療機関連携薬局と称することができる。

問３５６　正答：２

薬剤師不在時間は、緊急時の対応のため一時的に薬局の薬剤師が不在になる時間が該当し、あらかじめ予定されている定期的な業務によって恒常的に薬剤師が不在となる時間は認められない。

問３５７　正答：１

c　薬剤師不在時間内であっても、登録販売者が販売できる医薬品は、第二類医薬品又は第三類医薬品である。薬局開設者は、薬剤師不在時間は、調剤室の閉鎖に加え、要指導医薬品陳列区画又は第一類医薬品陳列区画を閉鎖しなければならない(鍵をかけた陳列設備に要指導医薬品又は第一類医薬品を陳列する場合を除く)。

問３５８　正答：４

a　店舗販売業者の許可では、要指導医薬品又は一般用医薬品以外の医薬品の販売等は認められていない。

b　店舗販売業の許可は、店舗ごとに与えられる。

d　店舗管理者は、その店舗に勤務する他の従事者を監督するなど、その店舗の業務につき、必要な注意をしなければならない。

問３５９　正答：１

1　薬局開設又は医薬品販売業の許可申請者は、薬剤師又は登録販売者である必要はない。

問３６０　正答：５

c　店舗販売業者は、その店舗を、自ら実地に管理し、又はその指定する者に実地に管理させなければならない。

d　店舗管理者は、その店舗の所在地の都道府県知事の許可を受けた場合を除き、その店舗以外の場所で業として店舗の管理その他薬事に関する実務に従事する者であってはならない。

問３６１　正答：１

d　薬剤師が従事していても、店舗販売業の許可では調剤はできない。

問３６２　正答：３

問３６３　正答：２

	第二類又は第三類を販売する店舗の店舗管理者	第一類を販売する店舗の店舗管理者
登販 A	×	×
登販 B	○	×
登販 C	○	×
登販 D	○	×
登販 E	○	○

○登販 A　過去 5 年間のうち、従事期間が通算して 2 年に満たない登録販売者。ただし、登販 C、登販 D に該当する者を除く

○登販 B　過去 5 年間のうち、従事期間が通算して 2 年以上の登録販売者

○登販 C　過去 5 年間のうち、従事期間が通算して 1 年以上であり、継続的研修と追加的研修を修了している登録販売者

○登販 D　従事期間が通算して 1 年以上であり、かつ、過去に店舗管理者又は区域管理者としての業務の経験がある登録販売者

○登販 E　過去 5 年間のうち、従事期間Ⅱが通算して 3 年以上の登録販売者

※「2 年以上」とは、①従事期間が月単位で計算して、1 か月に 80 時間以上従事した月が 24 月以上であること、②従事期間が通算して 2 年以上であり、かつ、過去 5 年間において合計 1,920 時間以上であること、のいずれか

※「1 年以上」とは、①従事期間が月単位で計算して、1 か月に 160 時間以上従事した月が 12 月以上であること、②従事期間が通算して 1 年以上であり、かつ、過去 5 年間において合計 1,920 時間以上であること、のいずれか

※「3 年以上」とは、①従事期間Ⅱが月単位で計算して、1 か月に 80 時間以上従事した月が 36 月以上であること、②従事期間Ⅱが通算して 3 年以上であり、かつ、過去 5 年間において合計 2,880 時間以上であること、のいずれか

※「継続的研修」とは、毎年度受講する必要がある研修のこと

※「追加的研修」とは、店舗(区域)の管理及び法令遵守に関する追加的な研修のこと

※「従事期間」とは、①薬局、店舗販売業又は配置販売業において、一般従事者として、薬剤師又は登録販売者の管理及び指導の下に実務に従事した期間、②登録販売者として、業務(店舗管理者又は区域管理者としての業務を含む)に従事した期間のこと

※「従事期間Ⅱ」とは、①要指導医薬品又は第一類医薬品を販売・授与する薬局、②要指導医薬品又は第一類医薬品を販売・授与する店舗販売業(薬剤師が店舗管理者であるものに限る)、③第一類医薬品を配置販売する配置販売業(薬剤師が区域管理者であるものに限る)、において業務に従事した期間のこと

問３６４　正答：１

d　従事期間が通算して 1 年以上であり、かつ、過去に店舗管理者又は区域管理者として業務に従事した経験がある登録販売者は、店舗管理者になることができる。

問３６５　正答：１

b　配置販売業の許可は、配置しようとする区域をその区域に含む都道府県ごとに、その都道府県知事から与えられる。

問３６６　正答：４

4　区域管理者は、配置販売業者に対して必要な意見を書面により述べなければならない。

問３６７　正答：２

c　配置販売業の許可権は、都道府県知事のみに与えられている。

問３６８　正答：３

以下のいずれかに該当する登録販売者でなけれ

ば、第二類医薬品又は第三類医薬品を販売等する区域の区域管理者になることができない。

○ 過去 5 年間のうち、従事期間が通算して 2 年以上の登録販売者
○ 過去 5 年間のうち、従事期間が通算して 1 年以上であり、かつ、継続的研修と追加的研修を修了している登録販売者
○ 従事期間が通算して 1 年以上であり、かつ、過去に店舗管理者又は区域管理者として業務に従事した経験のある登録販売者

問３６９　正答：２

２　薬局開設者又は店舗販売業者は、要指導医薬品を使用しようとする者以外の者に対しては、医療機関等に販売する場合を除き、正当な理由なく要指導医薬品を販売してはならない。

問３７０　正答：５

ｄ　要指導医薬品を販売した薬剤師の氏名、当該薬局又は店舗の名称及び連絡先をこれを購入しようとする者に伝えること

問３７１　正答：４

問３７２　正答：２

問３７３　正答：４

薬局医薬品、要指導医薬品又は第一類医薬品を一般の生活者に販売したときは、その品名、数量等を記載した書面を 2 年間保存しなければならない。

問３７４　正答：２

問３７５　正答：３

(参考) 対面販売が義務づけられている医薬品は、特定販売に適さないといえる。

問３７６　正答：５

問３７７　正答：３

(参考) 指導が義務づけられている医薬品は、特定販売に適さないといえる。

問３７８　正答：１

問３７９　正答：２

(参考) 相談があった場合の情報提供は、すべての医薬品(薬局医薬品、要指導医薬品及び一般用医薬品)について義務づけられている。

問３８０　正答：２

問３８１　正答：２

２　当該要指導医薬品の特性、用法、用量、使用上の注意等の情報をこれを使用しようとする者の状況に応じて個別に提供し、必要な指導を行うこと

問３８２　正答：５

問３８３　正答：２

問３８４　正答：１

１　当該一般用医薬品を使用しようとする者がお薬手帳を所持する場合は、必要に応じ、当該お薬手帳を活用した情報の提供を行わせること

問３８５　正答：２

問３８６　正答：３

３　指定第二類医薬品については、陳列方法を工夫する等の対応が求められる。

問３８７　正答：２

問３８８　正答：４

薬局開設者又は店舗販売業者は、法第 57 条の 2 第 1 項の規定により、医薬品を他の物と区別して貯蔵し、又は陳列しなければならない。また、配置販売業者は、法第 57 条の 2 第 1 項の規定により、医薬品を他の物と区別して貯蔵し、又は陳列しなければならない。

※ 薬局開設者又は医薬品の販売業者は、医薬品を他の物と区別して貯蔵し、又は陳列しなければならない(法第 57 条の 2 第 1 項)。

(参考)「他の物」として、医薬部外品、化粧品、食品(保健機能食品を含む)、毒物、劇物、雑品等が該当する。

問３８９　正答：１

(参考)「要指導医薬品陳列区画」とは、要指導医薬品を陳列する陳列設備から 1.2 メートル以内の範囲をいう。

問３９０　正答：４

４　配置販売業者は、第一類医薬品、第二類医薬品及び第三類医薬品を混在させないように配置しなければならない。

問３９１　正答：３

３　薬局開設者又は店舗販売業者は、開店時間のうち、要指導医薬品を販売しない時間は、鍵をかけた陳列設備に要指導医薬品を陳列している場合を除き、要指導医薬品陳列区画を閉鎖しなければならない。

問３９２　正答：２

ａ　「勤務する薬剤師又は登録販売者の顔写真」ではなく、『勤務する薬剤師又は第 15 条第 2 項本文に規定する登録販売者以外の登録販売者もしくは同項本文に規定する登録販売者の別』となる。

※「第 15 条第 2 項本文に規定する登録販売者以外の登録販売者」とは、研修中の登録販売者以外の登録販売者をいう。いわゆる一人前の登録販売者のこと

※「同項本文に規定する登録販売者」とは、研修中の登録販売者をいう。

問３９３　正答：４

ａ　「取り扱う一般用医薬品の配置期限」ではなく、『取り扱う一般用医薬品の区分』

ｂ　「区域管理者の住所及び電話番号」ではなく、『区域管理者の氏名』

ｃ　「指定第二類医薬品の効能効果に関する解説」ではなく、『指定第二類医薬品の定義等に関する解説』

問３９４　正答：２

○「薬局製造販売医薬品」とは、薬局開設者が当該薬局における設備及び器具をもって製造し、当該薬局において直接消費者に販売し、又は授与する医薬品であって、厚生労働大臣の指定する有効成分以外の有効成分を含有しないものをいう。

問３９５　正答：２

ｄ　「の別及びその年齢」ではなく、『の別及びその氏名』

問３９６　正答：１

１　当該薬局又は店舗に貯蔵し、又は陳列している医薬品を販売しなければならない。

問３９７　正答：２

薬局開設者は、医薬品を購入したとき及び許可業者に販売したときは、次に掲げる事項を書面に記載しなければならない。

① 品名
② 数量
③ 購入等の年月日
④ 購入者等(取引先)の、(i)氏名又は名称、(ii)住所又は所在地、(iii)電話番号その他の連絡先
　※ 常時取引関係にある場合は、(ii)と(iii)の事項を省略できる。
⑤ ④の事項を確認するために提示を受けた資料
　※常時取引関係にある場合は省略できる。
⑥ 以下の場合にあっては、医薬品の取引の任に当たる自然人が、(i)購入者等と雇用関係にあること、(ii)購入者等から医薬品の取引の指示を受けたこと、を示す資料
- 購入者等が自然人であり、かつ、購入者等以外の者が医薬品の取引の任に当たる場合
- 購入者等が法人である場合

※ 購入者等が自然人であり、かつ、購入者等自らが医薬品の取引の任に当たる場合にあっては、⑥の資料を書面に記載する必要はない。

問３９８　正答：１

２　配置販売業者は、医薬品を譲り受けたときは、その譲り受けた者(取引先)と常時取引関係にある場合においては、譲り受けた者の住所又は所在地を書面に記載しなくてもよい。

３　「営業所の写真」ではなく、『許可証の写し』

(参考)「許可証の写し」とは、以下の許可に係る許可証の写しをいう。

- 薬局開設の許可
- 医薬品の製造販売業の許可
- 医薬品の製造業の許可
- 医薬品の販売業の許可
- 病院の開設の許可
- 診療所の開設の許可
- 飼育動物診療施設の開設の許可

４　「体外診断用医薬品を含む」ではなく、『体外

診断用医薬品を除く』

問３９９　正答：４

品名、数量等の法定事項を記録した書面は、許可を受けて業務を行う事業所ごとに、記載の日から３年間、保存しなければならない。

問４００　正答：３

○ 研修中の登録販売者とは､以下のいずれにも該当しない登録販売者をいう。
① 過去５年間のうち、従事期間が通算して２年以上ある登録販売者
② 過去５年間のうち、従事期間が通算して１年以上であり、かつ、継続的研修と追加的研修を修了している登録販売者
③ 従事期間が通算して１年以上であり､かつ､過去に店舗管理者又は区域管理者としての業務の経験がある登録販売者

3　薬局開設者、店舗販売業者又は配置販売業者は、研修中の登録販売者については、薬剤師又は登録販売者(研修中の登録販売者を除く)の管理及び指導の下に実務に従事させなければならない。

	研修中の名札	管理指導される側	管理指導する側
登販Ｙ	○	○	×
登販Ｚ	×	×	○

○登販Ｙ　研修中の登録販売者
○登販Ｚ　研修中の登録販売者以外の登録販売者

問４０１　正答：４

4　医薬品の購入履歴、ホームページの利用履歴に基づき、自動的に特定の医薬品の購入を勧誘する方法により医薬品を広告してはならない。

問４０２　正答：２

薬剤師又は登録販売者は、濫用等のおそれのある一般用医薬品については、確認事項を勘案し、適正な使用のため必要と認められる数量に限って販売する必要がある。

問４０３　正答：２

濫用等のおそれのあるものとして厚生労働大臣が指定する医薬品は、次に掲げるもの、その水和物及びそれらの塩類を有効成分として含有する製剤である。
- エフェドリン
- コデイン
- ジヒドロコデイン
- ブロモバレリル尿素
- プソイドエフェドリン
- メチルエフェドリン

問４０４　正答：１

問４０５　正答：２

a　承認前の医薬品の名称、製造方法、効能、効果、性能に関する広告は認められていない。

d　一般用医薬品の販売広告の規制には､POP広告(ポスター、ステッカー、ディスプレイ等による店頭・店内広告)が含まれる。

問４０６　正答：１

問４０７　正答：２

a　広告違反者に対して課徴金を納付させる命令は、厚生労働大臣が行う。

c　課徴金の額は、違反を行っていた期間中における対象商品の「売上額×4.5%」である。

問４０８　正答：１

1　販売広告に価格の表示や特定商品の名称と価格が特記表示されていることをもって直ちに不適当とみなされることはない。

問４０９　正答：４

a　承認されていない医薬品の効能効果に関する広告は認められない。

b　漢方処方製剤の効能効果は、配合されている個々の生薬成分が相互に作用しているため、それらの構成生薬の作用を個別に挙げて説明することも不適当である。

c　同一の成分を含む場合であっても、医療用医薬品の効能効果をうたって一般用医薬品の広告をしてはならない。

問４１０　正答：２

b　使用前・使用後に関わらず、図画・写真等を掲げることにより効能効果等の保証表現となる広告は認められない。

c　チラシやパンフレット等において、医薬品と、食品、化粧品等の医薬品ではない製品を同一紙面に掲載することは、原則として問題はない。

問４１１　正答：２

a　キャラクターグッズ等の景品類を提供して医薬品を販売することに関しては、不当景品類及び不当表示防止法の限度内であれば認められている。

d　薬局開設や店舗販売業の許可は、所定の構造設備等を整えた店舗ごとに与えられるものであり、許可を受けた店舗以外の場所で医薬品を販売し、授与し、販売・授与の目的で貯蔵し、陳列してはならない。

問４１２　正答：３

3　効能効果が重複する組み合わせ、販売側の都合や在庫処分等の目的による組み合わせ販売は、厳に認められない。

問４１３　正答：５

c（参考）収去とは、行政処分の一つで、ある物をある場所から強制的に取り去ることをいう。収去に伴い補償を行う必要はないと解されている。

問４１４　正答：５

a　都道府県知事等は、店舗販売業者が、医薬品医療機器法の規定等を遵守しているかどうかを確かめるために必要があると認めるときは、薬事監視員に、その帳簿書類等を検査させることができる。

b　都道府県知事等は、店舗販売業者に対して、その店舗が業務体制基準に適合しなくなった場合、当該基準に適合するように業務体制の整備を命ずることができる。

問４１５　正答：１

2　都道府県知事等は、従業者の解雇を命じることはできない。あくまで変更の命令である。

3　都道府県知事は、配置販売業者に命じていたのでは間に合わないような場合には、配置販売業者に加え、その配置員に対しても業務の停止が命じられる。ただし、配置員に対してのみ業務停止命令が下されることはない。

4　緊急命令の権限は、厚生労働大臣にのみ与えられている。

問４１６　正答：４

4　行政庁の命令がなくても、医薬品等の製造販売業者等が、その医薬品等の使用によって保健衛生上の危害が発生し、又は拡大するおそれがあることを知ったときは、これを防止するために廃棄、回収、販売の停止、情報の提供その他必要な措置を講じなければならない。

問４１７　正答：１

問４１８　正答：２

「頭痛、歯痛、抜歯後の疼痛」、「みずむし、たむし」は、医薬品の効能効果であり、医薬部外品の効能効果の範囲に含まれていない。

問４１９　正答：４

「止瀉」、「一時的な睡眠障害の緩和」は、医薬品の効能効果であり、医薬部外品の効能効果の範囲に含まれていない。

問４２０　正答：２

「ひび、しもやけ、あかぎれ、手足のあれの緩和」、「傷面の殺菌・消毒」は、医薬部外品の効能効果に該当し、化粧品の効能効果の範囲に含まれていない。

問４２１　正答：２

「毛髪にウェーブをもたせ、保つ」は、医薬部外品の効能効果に該当し、化粧品の効能効果の範囲に含まれていない。

問４２２　正答：１

表示内容	保健機能成分
おなかの調子を整える等	各種オリゴ糖、ラクチュロース、ビフィズス菌、各種乳酸菌、食物繊維
コレステロールが高めの方に適する等のコレステロール関係	キトサン、大豆たんぱく質、低分子化アルギン酸ナトリウム
歯の健康維持に役立つ等の歯関係	パラチノース、マルチトール、エリスリトール等

問４２３　正答：４

a　「ビタミンB12は、赤血球の形成を助ける栄養素です。」

d　「ビタミンEは、抗酸化作用により、体内の脂質を酸化から守り、細胞の健康維持を助ける栄養素です。」

＜第５章＞

医薬品の適正使用・安全対策

問４２４　正答：４

４　一般用医薬品の添付文書や製品表示に記載されている適正使用情報は、一般の生活者に理解しやすい平易な表現でなされている。

問４２５　正答：１

b　添付文書は、必要なときにいつでも取り出して読むことができるように保管される必要がある。

c　製品の特徴には、その製品の概要を知るために必要な内容が簡潔に記載されている。

問４２６　正答：１

１　添付文書は必要に応じて随時改訂される。

問４２７　正答：４

a　一般用医薬品の添付文書の使用上の注意は、「してはいけないこと」、「相談すること」及び「その他の注意」から構成されている。

問４２８　正答：３

⚠使用上の注意　☒してはいけないこと

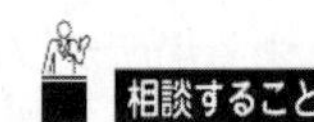

問４２９　正答：２

(参考)一般用黄体形成ホルモンキットとは、使用者が自ら尿検体を採取し、排卵日予測の補助として使用される一般用検査薬をいう。

問４３０　正答：４

問４３１　正答：４

４　「服用前後は飲酒しないこと」は、小児では通常当てはまらない内容といえるが、小児に使用される医薬品においても、その配合成分に基づく一般的な注意事項として記載されている。

問４３２　正答：３

問４３３　正答：２

２　乗物又は機械類の運転操作をする人は、「してはいけないこと」の記載対象となる。

問４３４　正答：１

１　「妊婦又は妊娠していると思われる人」については、「してはいけないこと」の項で「次の人は使用(服用)しないこと」として記載されている場合とは異なり、必ずしもヒトにおける具体的な悪影響が判明しているものでない。

問４３５　正答：１

○ 一般的な副作用は、そのまま使用を継続すると状態の悪化を招いたり、回復が遅れるおそれがある。また、一般的な副作用として記載されている症状であっても、発疹や発赤などのように、重篤な副作用の初期症状である可能性があるため記載される。

○ 重篤な副作用は、入院相当以上の健康被害につながるおそれがあるため、その初期段階において速やかに対処するため記載される。

問４３６　正答：４

問４３７　正答：３

３　養生訓は、必須記載ではない。

問４３８　正答：４

ａ　有効成分の名称として、一般的名称のあるものについては、その一般的名称が記載される。

問４３９　正答：２

ｃ　シロップ剤は特に変質しやすいため、開封後は冷蔵庫内に保管されるのが望ましい。

問４４０　正答：１

１　「効能又は効果」は、「適応症」として記載されている場合もある。

問４４１　正答：１

２　使用期限の表示について、法的な義務がない場合であっても、流通管理等の便宜上、外箱等に記載されるのが通常となっている。

３　配置販売される医薬品については、「配置期限」として記載される場合がある。

問４４２　正答：２

ｃ　１回服用量中0.1mLを超えるアルコールを含有する内服液剤について記載される。

問４４３　正答：２

問４４４　正答：２

ｂ　緊急安全性情報は、１ヶ月以内に情報伝達されるものである。

ｄ　小柴胡湯による間質性肺炎に関する緊急安全性情報(平成８年３月)のように、一般用医薬品にも関係する緊急安全性情報が発出されたこともある。

問４４５　正答：１

１　医薬品、医療機器又は再生医療等製品について一般的な使用上の注意の改訂情報よりも迅速な注意喚起や適正使用のための対応の注意喚起が必要な状況にある場合に作成される。

問４４６　正答：２

ｃ　厚生労働省が、医薬品の重要な副作用等に関する情報をとりまとめ、「医薬品・医療機器等安全性情報」として、広く医薬関係者向けに情報提供を行っている。

問４４７　正答：２

ｃ　総合機構ホームページには、一般用医薬品・要指導医薬品の添付文書情報が掲載される。

問４４８　正答：３

問４４９　正答：２

２　一般用医薬品等の場合、消費者がその使用時に添付文書情報の内容を直ちに確認できる状態を確保する必要があるため、紙の添付文書が同梱されている。

(参考)「一般用医薬品等」とは、一般用医薬品のほか、要指導医薬品及び薬局製造販売医薬品のこと

問４５０　正答：３

問４５１　正答：３

問４５２　正答：４

ａ　報告先は、厚生労働大臣である。なお、実務上は、法第68条の13第3項の規定により、報告書を総合機構に提出することとされている。

ｂ　登録販売者は、医薬品・医療機器等安全性情報報告制度に基づく報告を行う医薬関係者として位置づけられている。

問４５３　正答：２

問４５４　正答：１

b (参考) 報告先は、国(厚生労働大臣)である。なお、実務上は、法第68条の25第3項の規定により、報告書を総合機構に提出することとされている。

c　報告先は、厚生労働大臣である。なお、実務上は、法第68条の13第3項の規定により、報告書を総合機構に提出することとされている。

問455　正答：4

要指導医薬品や一般用医薬品であっても、既存の医薬品と明らかに異なる有効成分が配合されたものは、再審査制度の対象となる。

問456　正答：2

2　厚生労働大臣は、薬事・食品衛生審議会の意見を聴いて、必要な行政措置を講じている。

問457　正答：2

b　医薬品との因果関係が必ずしも明確でない場合であっても報告の対象となり得る。

d　医薬品の副作用は、使用上の注意に記載されているものだけとは限らない。

問458　正答：3

3　健康被害の情報に直接接した専門家1名から報告書が提出されれば十分である。

問459　正答：5

a　医薬品副作用被害救済制度は、製薬企業の社会的責任に基づく公的制度である。

c　給付費については、独立行政法人医薬品医療機器総合機構法の規定に基づいて、製造販売業者から年度ごとに納付される拠出金が充てられる。

問460　正答：3

問461　正答：1

問462　正答：3

c　障害年金は、医薬品の副作用により一定程度の障害の状態にある18歳以上の人の生活補償等を目的として給付されるものである。

d　遺族一時金は、生計維持者以外の人が医薬品の副作用により死亡した場合に、その遺族に対する見舞等を目的として給付されるものである。

問463　正答：4

a, d　遺族一時金、葬祭料：死亡のときから5年以内(遺族年金を受けることができる先順位者が死亡した場合には、その死亡のときから2年以内)

問464　正答：5

医薬品副作用被害救済制度による救済対象とならないものは、次のとおりである。

- 医薬品の不適正な使用による健康被害
- 軽度な健康被害
- 殺虫剤・殺鼠剤、殺菌消毒剤(人体に直接使用するものを除く)、一般用検査薬、一部の日局収載医薬品(精製水、ワセリン等)による健康被害
- 不良医薬品による健康被害
- 無承認無許可医薬品(個人輸入された医薬品を含む)による健康被害
- 生物由来製品を介した感染等による健康被害

問465　正答：3

1　医薬品を適正に使用して生じた健康被害であっても、特に医療機関での治療を要さずに寛解したような軽度のものについては給付対象に含まれない。

2　救済給付の対象は、添付文書や外箱等に記載されている用法・用量、使用上の注意に従って使用されていることが基本となる。医薬品の不適正な使用による健康被害については、救済給付の対象とならない。

問466　正答：3

3　医薬品の副作用であるかどうか判断がつきかねる場合でも給付請求を行うことは可能である。

問467　正答：2

c　医薬品PLセンターは、公平・中立な立場で申立ての相談を受け付け、交渉の仲介や調整・あっせんを行い、裁判によらずに迅速な解決に導くことを目的としている。

問468　正答：1

(参考)「アンプル剤」とは、ガラス管に薬液を充填し、その後に開口部を熱で溶融して密閉した剤形をいう。

問469　正答：3

○「インターフェロン製剤」とは、ウイルス性肝炎の治療などのため、医療機関で施用される注射薬(医療用医薬品)をいう。

問４７０　正答：３

３　一般用かぜ薬全般について、使用上の注意の改訂が指示された。

問４７１　正答：１

(参考)「禁忌」とは、その医薬品を使用してはいけない場合のこと。使用上の注意の『してはいけないこと』に該当する。

問４７２　正答：１

ａ　登録販売者においては、一般用医薬品の販売等に従事する医薬関係者(専門家)として、適切なセルフメディケーションの普及定着、医薬品の適正使用の推進のため、医薬品の適正使用のための啓発活動に積極的に参加、協力することが期待される。

ｄ　一般用医薬品の乱用をきっかけとして、違法な薬物の乱用につながることもあり、その場合、乱用者自身の健康を害するだけでなく、社会的な弊害を生じるおそれが大きい。

問４７３　正答：３

ｃ　以下の成分・薬効群等については、徐脈又は頻脈を引き起こし、心臓病の症状を悪化させるおそれがあるため、心臓病の診断を受けた人は「使用しないこと」とされている。

- プソイドエフェドリン塩酸塩
- 芍薬甘草湯(しゃくやくかんぞうとう)
- カフェインを含む成分を主薬とする眠気防止薬

問４７４　正答：５

５　理由：長期間服用した場合に、アルミニウム脳症及びアルミニウム骨症を発症したとの報告があるため

問４７５　正答：４

４　理由：メトヘモグロビン血症を起こすおそれがあるため

問４７６　正答：４

ｂ　理由：乳製カゼインを由来としているため

ｃ　理由：牛乳タンパクの主成分であり、牛乳アレルギーのアレルゲンとなる可能性があるため

問４７７　正答：１

１　理由：交感神経刺激作用により、尿の貯留・尿閉を生じるおそれがあるため

問４７８　正答：２

問４７９　正答：１

○ ブロモバレリル尿素、ロペラミド塩酸塩、ジフェンヒドラミン塩酸塩については、『眠気、目のかすみ、異常なまぶしさ』ではなく、「眠気等が懸念されるため、服用後、乗物又は機械類の運転操作をしないこと」と記載される。

問４８０　正答：１

１　理由：妊娠期間の延長、胎児の動脈管の収縮・早期閉鎖、子宮収縮の抑制、分娩時出血の増加のおそれがあるため

問４８１　正答：３

３　芍薬甘草湯(しゃくやくかんぞうとう)：体力に関わらず使用でき、筋肉の急激な痙攣を伴う痛みのあるもののこむらがえり、筋肉の痙攣、腹痛、腰痛に適すとされる。ただし、症状があるときのみの服用にとどめ、連用は避ける。まれに重篤な副作用として、肝機能障害のほか、間質性肺炎、うっ血性心不全や心室頻拍を生じることが知られており、心臓病の診断を受けた人では使用を避ける必要がある。構成生薬としてカンゾウを含む。

問４８２　正答：５

５　理由：腸管粘膜への刺激が大きくなり、腸管粘膜に炎症を生じるおそれがあるため

問４８３　正答：２

問４８４　正答：４

ａ　腸の急激な動きに刺激されて流産・早産を誘発するおそれがあるため、「妊婦又は妊娠していると思われる人はヒマシ油類を使用しないこと」とされている。

ｂ　海外において、長期連用した場合に精神神経症状が現れたとの報告があるため、ビスマスを含む止瀉薬については、「1週間以上継続して服

用しないこと」とされている。

問４８５　正答：１

問４８６　正答：４

問４８７　正答：２

２　理由：肝臓でグリコーゲンを分解して血糖値を上昇させる作用があり、糖尿病の症状を悪化させるおそれがあるため

問４８８　正答：１

１　理由：プロスタグランジン産生抑制作用によって消化管粘膜の防御機能が低下し、胃・十二指腸潰瘍、潰瘍性大腸炎、クローン病が再発するおそれがあるため

問４８９　正答：１

a,c　理由：肝機能障害を悪化させるおそれがあるため

問４９０　正答：５

a　理由：交感神経興奮作用により血圧を上昇させ、高血圧を悪化させるおそれがあるため

b　理由：甲状腺機能亢進症の主症状は、交感神経系の緊張等によってもたらされており、交感神経系を興奮させる成分は、症状を悪化させるおそれがあるため

c　理由：間質性肺炎の副作用が現れやすいため

d　理由：胃・十二指腸潰瘍を悪化させるおそれがあるため

問４９１　正答：２

２　理由：中枢神経系の興奮作用により、てんかんの発作を引き起こすおそれがあるため

問４９２　正答：４

問４９３　正答：４

b　理由：肝機能障害を起こすことがあるため

c　理由：抗コリン作用によって房水流出路（房水通路）が狭くなり、眼圧が上昇し、緑内障を悪化させるおそれがあるため

問４９４　正答：４

c　理由：心臓に負担をかけ、心臓病を悪化させるおそれがあるため

d　理由：過剰のアルミニウムイオンが体内に貯留し、アルミニウム脳症、アルミニウム骨症を生じるおそれがあり、また、使用する場合には、医療機関において定期的に血中アルミニウム、リン、カルシウム、アルカリフォスファターゼ等の測定を行う必要があるため

問４９５　正答：２

a　理由：肝機能障害を悪化させるおそれがあるため

c　理由：むくみ（浮腫）、循環体液量の増加が起こり、腎臓病を悪化させるおそれがあるため

問４９６　正答：２

２　理由：けいれんを誘発するおそれがあるため

問４９７　正答：３

３　理由：甲状腺ホルモンの吸収を阻害するおそれがあるため

問４９８　正答：４

問４９９　正答：１

c,d　報告期限：30日以内

問５００　正答：３

a　「患者氏名」ではなく、「患者イニシャル」

模試2回分 解答

模試 A

【医薬品に共通する特性と基本的な知識】

問1 正答：1

c 一般用医薬品の添付文書や製品表示に記載された内容をみただけでは、その効能、効果や副作用等について誤解や認識不足を生じることもあるので、その販売には専門家が関与し、適切な情報提供を行い、また、相談に対応することが不可欠である。

d 医薬品医療機器等法では、健康被害の発生の可能性の有無にかかわらず、異物等の混入、変質等がある医薬品を販売等してはならない旨を定めており、製造販売業者による製品回収等の措置がなされることもある。

問2 正答：2

d 医薬品は、市販後にも、医学・薬学等の新たな知見、使用成績等に基づき、その有効性、安全性等の確認が行われる仕組みになっている。

問3 正答：4

b 新規に開発される医薬品のリスク評価は、Good Laboratory Practice (GLP)の他に、医薬品毒性試験法ガイドラインに沿って毒性試験が厳格に実施されている。

d 医薬品の製造販売後の調査及び試験の実施の基準として Good Post-marketing Study Practice (GPSP)が制定されている。

問4 正答：5

a 機能性表示食品は、事業者の責任で科学的根拠をもとに疾病に罹患していない者の健康維持及び増進に役立つ機能を商品のパッケージに表示するものとして国に届出された食品であるが、国の個別の許可を受けたものではない。

問5 正答：1

世界保健機関(WHO)の定義によれば、医薬品の副作用とは、「疾病の予防、診断、治療のため、又は身体の機能を正常化するために、人に通常用いられる量で発現する医薬品の有害かつ意図しない反応」とされている。

問6 正答：3

b 医薬品の期待される有益な反応(主作用)以外の反応であっても、特段の不都合を生じないものであれば、通常、副作用として扱われることはない。

問7 正答：3

c 通常の免疫反応の場合、炎症やそれに伴って発生する痛み、発熱等は、人体にとって有害なものを体内から排除するための必要な過程であるが、アレルギーにおいては過剰に組織に刺激を与える場合も多い。

d 医薬品にアレルギーを起こしたことのない人でも、病気等に対する抵抗力が低下している状態などの場合、医薬品によるアレルギーを生じることがある。

問8 正答：1

b 「多く飲めば早く効く」等と短絡的に考えて、定められた用量を超える量を服用するなど、安易に医薬品を使用するような場合には、特に副作用につながる危険性が高い。

d 適正な使用がなされる限りは安全かつ有効な医薬品であっても、乱用された場合には薬物依存を生じることがある。

問9 正答：2

b 一度、薬物依存が形成されると、そこから離脱することは容易ではない。

d 医薬品の販売等に従事する専門家においては、必要以上の大量購入や頻回購入などを試みる不審な者には慎重に対処する必要があり、積極的に事情を尋ねる、状況によっては販売を差し控えるなどの対応が図られることが望ましい。

問10 正答：1

c カフェインやビタミンA等のように、食品中には医薬品の成分と同じ物質が存在する場合があり、それらを含む医薬品と食品を一緒に服用すると過剰摂取となるものがある。

d 生薬成分等については、食品として流通可能なもの(例:甘草)もあり、そうした食品を合わせて摂取すると、生薬成分が配合された医薬品の効き目や副作用を増強させることがある。

問11　正答：4

新生児、乳児、幼児、小児という場合には、おおよその目安として、「新生児：生後4週未満、乳児：生後4週以上1歳未満、幼児：1歳以上7歳未満、小児：7歳以上15歳未満」の年齢区分が用いられている。

問12　正答：5

a　乳児向けの用法用量が設定されている医薬品であっても、乳児は、基本的には医師の診療を受けることが優先され、一般用医薬品による対処は最小限にとどめることが望ましい。

d　乳幼児が誤って薬を大量に飲み込んだ、又は目に入れてしまったなどの誤飲・誤用事故の場合には、通常の使用状況から著しく異なるため、想定しがたい事態につながるおそれがある。このような場合には、一般用医薬品であっても高度に専門的判断が必要となることが多いので、応急処置等について関係機関の専門家に相談し、又は様子がおかしいようであれば医療機関に連れて行くなどの対応がなされることが望ましい。

問13　正答：3

a　高齢者は、基礎体力や生理機能の衰えの度合いについて個人差が大きく、年齢のみから一概にどの程度リスクが増大しているかを判断することは難しい。

b　高齢者が複数の医薬品を長期間にわたって使用する場合、副作用を生じるリスクが高くなる。

問14　正答：1

b　母体が医薬品を使用した場合に、血液-胎盤関門によって、どの程度医薬品の成分の胎児への移行が防御されるかは未解明のことも多い。

d　医薬品の種類によっては、体に吸収された医薬品の成分の一部が乳汁中に移行し、母乳を介して乳児が医薬品の成分を摂取することになる場合がある。

問15　正答：3

b　医療機関・薬局で交付された薬剤を使用している人については、登録販売者において一般用医薬品との併用の可否を判断することは困難なことが多く、その薬剤を処方した医師もしくは歯科医師又は調剤を行った薬剤師に相談するよう説明する必要がある。

問16　正答：4

a　医薬品に表示されている「使用期限」は、未開封状態で保管された場合に品質が保持される期限である。

c　医薬品は、適切な保管・陳列がなされたとしても経時変化による品質の劣化は避けられない。

d　医薬品に配合されている成分には、高温や多湿、光(紫外線)等によって品質の劣化を起こしやすいものが多い。

問17　正答：2

一般用医薬品の役割(対処範囲)は次のとおりである。

- 軽度な疾病に伴う症状の改善
- 生活習慣病等の疾病に伴う症状発現の予防(科学的・合理的に効果が期待できるものに限る)
- 生活の質(QOL)の改善・向上
- 健康状態の自己検査
- 健康の維持・増進
- その他保健衛生(衛生害虫の防除、殺菌消毒等)

問18　正答：1

1　一般用医薬品は、一般の生活者がその選択や使用を判断する主体であり、登録販売者は、第二類医薬品及び第三類医薬品の販売や情報提供等を担う観点から支援していくという姿勢で臨むことが基本となる。

問19　正答：5

a　サリドマイドは、催眠鎮静成分として承認された。

b　妊娠している女性がサリドマイド製剤を使用したことにより、出生児に四肢欠損、耳の障害等の先天異常(サリドマイド胎芽症)が発生した。

問20　正答：2

スモン訴訟は、整腸剤として販売されていたキノホルム製剤を使用したことにより、亜急性脊髄視神経症(スモン)に罹患したことに対する損害賠償訴訟である。1971年5月に国及び製薬企業を被告として提訴され、1977年10月に東京地裁において和解が成立して以来、各地の地裁及び高裁において和解が勧められ、1979年9月に全面和解が成立した。

【人体の働きと医薬品】

問２１　正答：３

a　歯の齲蝕が象牙質に達すると、神経が刺激されて、歯がしみたり痛みを感じるようになる。

d　唾液によって口腔内は pH がほぼ中性に保たれ、酸による歯の齲蝕を防いでいる。

問２２　正答：２

２　トリプシンは、胃で半消化されたタンパク質(ペプトン)をさらに細かく消化する酵素である。

問２３　正答：４

a　胆汁に含まれる胆汁酸塩(コール酸、デオキシコール酸等の塩類)は、脂質の消化を容易にし、また、脂溶性ビタミンの吸収を助ける。

b　腸内に放出された胆汁酸塩の大部分は、小腸で再吸収されて肝臓に戻される(腸肝循環)。

問２４　正答：２

c　肺胞は、粘液層や線毛により保護されておらず、肺胞まで異物や細菌が侵入してきたときには、肺胞マクロファージがそれらを貪食することによって排除する。

d　鼻腔から気管支までの呼気及び吸気の通り道を気道といい、そのうち咽頭・喉頭までの部分を上気道という。

問２５　正答：４

１　血漿は90%以上が水分からなり、アルブミン、グロブリン等のタンパク質のほか、微量の脂質、糖質、電解質を含む。

２　単球は白血球の約5%と少ないが最も大きく、強い食作用を持つ。好中球は最も数が多く、白血球の約60%を占める。

３　四肢を通る静脈では血流が重力の影響を受けやすいため、一定の間隔で存在する静脈弁が発達しており、血液の逆流を防いでいる。

問２６　正答：４

b　リンパ液は血漿とほとんど同じ成分からなるが、タンパク質が少なく、リンパ球を含む。

c　脾臓の主な働きは、古くなった赤血球を濾し取って処理することである。

問２７　正答：３

３　腎臓から膀胱を経て尿道に至る尿の通り道を尿路という。

問２８　正答：３

b　においに対する感覚は非常に鋭敏であるが順応を起こしやすく、同じにおいを継続して嗅いでいると次第にそのにおいを感じなくなる。

c　鼻腔は、薄い板状の軟骨と骨でできた鼻中隔によって左右に仕切られている。

問２９　正答：３

c　角質層は、細胞膜が丈夫な線維性のタンパク質(ケラチン)でできた板状の角質細胞と、セラミド(リン脂質の一種)を主成分とする細胞間脂質で構成されており、皮膚のバリア機能を担っている。

d　メラニン色素は、表皮の最下層にあるメラニン産生細胞(メラノサイト)で産生される。

問３０　正答：２

b　骨の基本構造は骨質、骨膜、骨髄、関節軟骨の四組織からなる。

c　骨の成長が停止した後も、一生を通じて破壊(骨吸収)と修復(骨形成)が行われている。

問３１　正答：４

b　脳において、血液の循環量は心拍出量の約15%、酸素の消費量は全身の約20%、ブドウ糖の消費量は全身の約25%と多い。

d　脊髄は脊椎の中にあり、脳と末梢の間で刺激を伝える。

問３２　正答：３

c　直腸の粘膜下には静脈が豊富に分布して通っており、坐剤の有効成分が容易に循環血液中に入る。

d　眼の粘膜に適用する点眼薬は、鼻涙管を通って鼻粘膜から吸収されることがある。

問３３　正答：２

b　複合体を形成している有効成分の分子は、薬物代謝酵素の作用で代謝されない。

d　複合体は腎臓で濾過されないため、有効成分が長く循環血液中に留まることとなり、作用が持続する原因となる。

問３４　正答：２

2　トローチ、ドロップは、飲み込まずに口の中で舐めて、徐々に溶かして使用する。

問３５　正答：４

c　皮膚粘膜眼症候群の発症機序の詳細は不明であり、また、発症の可能性がある医薬品の種類が多いため、発症の予測は極めて困難である。

d　皮膚粘膜眼症候群と中毒性表皮壊死融解症は、いずれも原因医薬品の使用開始後 2 週間以内に発症することが多いが、1ヶ月以上経ってから起こることもある。

問３６　正答：４

a　医薬品の使用が原因で血液中の好中球が減少し、細菌やウイルスの感染に対する抵抗力が弱くなって、突然の高熱、悪寒、喉の痛み、倦怠感等の症状を呈することがある。

b　医薬品の使用が原因で血液中の血小板が減少し、鼻血、歯ぐきからの出血、手足の青あざ(紫斑)や口腔粘膜の血腫等の内出血、経血が止まりにくい(月経過多)等の症状が現れることがある。

問３７　正答：１

1　副腎皮質からのアルドステロン分泌が増加していないにもかかわらず、体内に塩分(ナトリウム)と水が貯留し、体からカリウムが失われることによって生じる病態である。

問３８　正答：４

医薬品の使用が原因となって腎障害を生じることがある。尿量の減少、ほとんど尿が出ない、逆に一時的に尿が増える、むくみ(浮腫)、倦怠感、発疹、吐きけ・嘔吐、発熱、尿が濁る・赤みを帯びる(血尿)等の症状が現れたときは、原因と考えられる医薬品の使用を中止して、速やかに医師の診療を受ける必要がある。

問３９　正答：１

抗コリン作用がある成分が配合された医薬品によって、眼圧が上昇し(急性緑内障発作)、眼痛や眼の充血に加え、急激な視力低下を来すことがある。

なお、「抗コリン作用がある成分」として、以下の有効成分が該当する。

- 抗コリン成分
- ロートエキス
- 抗ヒスタミン成分
- ジフェニドール塩酸塩
- ペントキシベリンクエン酸塩

問４０　正答：５

a　接触皮膚炎は、医薬品が触れた皮膚の部分にのみ生じ、正常な皮膚との境界がはっきりしているのが特徴である。

b　光線過敏症の症状は、医薬品が触れた部分だけでなく、全身へ広がって重篤化する場合がある。

【薬事関係法規・制度】

問４１　正答：１

1　登録販売者試験の合格者が、医薬品の販売又は授与に従事しようとする場合には、都道府県知事の登録を受けなければならない。なお、都道府県知事の登録は、販売従事登録と呼ばれる。

問４２　正答：３

(参考)「不潔な物質」とは、実際には有害なものでないかもしれないが、感覚的な観点から非衛生的であると感じる物質をいう。

問４３　正答：２

薬剤師その他医薬関係者から提供された情報に基づく需要者の選択により使用されることを目的とする医薬品であって、医療用医薬品において使用されていた有効成分が初めて配合されたものや既存の医薬品と明らかに異なる有効成分が配合されたもののうち、その適正な使用のために薬剤師の対面による情報の提供及び薬学的知見に基づく指導が行われることが必要なものについて、薬事・食品衛生審議会の意見を聴いた上で、厚生労働大臣が要指導医薬品として指定している。

(参考)「薬剤師その他医薬関係者から提供された情

報に基づく需要者の選択により使用されることを目的とする」という部分は、一般用医薬品の定義と同じである。

(参考)「医療用医薬品において使用されていた有効成分が初めて配合されたもの」とは、いわゆるスイッチ OTC 医薬品を意味している。

(参考)「既存の医薬品と明らかに異なる有効成分が配合されたもの」とは、いわゆるダイレクト OTC 医薬品を意味している。

問44　正答：3

毒薬又は劇薬を、一般の生活者に対して販売又は譲渡する際には、当該医薬品を譲り受ける者から、品名、数量、使用目的、譲渡年月日、譲受人の氏名、住所及び職業が記入され、署名又は記名押印された文書の交付を受けなければならない。

(参考)「文書の交付を受けなければならない」とあるが、通常、毒薬又は劇薬を販売する者が、当該医薬品を譲り受ける者に書面を渡し、その空欄に法定事項を記入してもらった後、当該書面を回収することにより行われる。

問45　正答：4

b　第二類医薬品は、医薬品医療機器等法第 36 条の 7 第 1 項第 2 号において、「その副作用等により日常生活に支障を来す程度の健康被害が生ずるおそれがある医薬品(第一類医薬品を除く)であって厚生労働大臣が指定するもの」と規定されている。

d　第三類医薬品は、日常生活に支障を来す程度ではないが、副作用等により身体の変調・不調が起こるおそれはある。

問46　正答：3

医薬品に添付する文書、その容器等又は外箱等に記載されていてはならない事項として、医薬品医療機器等法第 54 条において概ね次のように規定されている。

- 当該医薬品に関し虚偽又は誤解を招くおそれのある事項
- 承認を受けていない効能、効果又は性能
- 保健衛生上危険がある用法、用量又は使用期間

問47　正答：1

1　医薬部外品には、医薬品的な効能効果を表示・標榜することが認められている。

問48　正答：5

a　食品とは、医薬品、医薬部外品及び再生医療等製品以外のすべての飲食物をいう。

d　機能性表示食品では、特定の保健の目的が期待できる(健康の維持及び増進に役立つ)という食品の機能性を表示することができるが、消費者庁長官の個別の許可を受けたものではない。

問49　正答：1

医薬品医療機器等法第 24 条第 1 項において、「薬局開設者又は医薬品の販売業の許可を受けた者でなければ、業として、医薬品を販売し、授与し、又は販売若しくは授与の目的で貯蔵し、若しくは陳列(配置することを含む)してはならない。」と規定されている。

問50　正答：2

b　薬局では、医療用医薬品のほか、要指導医薬品及び一般用医薬品を取り扱うことができる。

c　薬局の管理者は、その薬局の業務につき、薬局開設者に対し必要な意見を書面により述べなければならない。

問51　正答：2

b　第一類医薬品については、薬剤師により販売させなければならない。

c　店舗販売業者は、その店舗を、自ら実地に管理し、又はその指定する者に実地に管理させなければならない。

問52　正答：3

d　要指導医薬品を販売した薬剤師の氏名、当該薬局の名称及び当該薬局の電話番号その他連絡先を、その要指導医薬品を購入しようとする者に伝えること

問53　正答：3

	要指導医薬品	一般用医薬品		
		第一類	第二類	第三類
対面販売	義務	規制なし		

問54　正答：5

薬局開設者又は店舗販売業者は、要指導医薬品

に係る情報の提供及び指導を薬剤師に行わせるにあたっては、あらかじめ、次に掲げる事項を確認させなければならない。

① 年齢
② 他の薬剤又は医薬品の使用の状況
③ 性別
④ 症状
⑤ ④の症状に関して医師又は歯科医師の診断を受けたか否かの別及び診断を受けたことがある場合にはその診断の内容
⑥ 現にかかっている他の疾病がある場合は、その病名
⑦ 妊娠しているか否か及び妊娠中である場合は妊娠週数
⑧ 授乳しているか否か
⑨ 当該要指導医薬品に係る購入、譲受け又は使用の経験の有無
⑩ 調剤された薬剤又は医薬品の副作用その他の事由によると疑われる疾病にかかったことがあるか否か、かかったことがある場合はその症状、その時期、当該薬剤又は医薬品の名称、有効成分、服用した量及び服用の状況
⑪ その他情報の提供を行うために確認することが必要な事項

問５５　正答：２

２　薬局開設者又は店舗販売業者は、鍵をかけた陳列設備に陳列する場合等を除き、指定第二類医薬品を、情報提供を行うための設備から７メートル以内の範囲に陳列しなければならない。

問５６　正答：５

ｃ　現在勤務している薬剤師又は第十五条第二項本文に規定する登録販売者以外の登録販売者もしくは同項本文に規定する登録販売者の別及びその氏名

※「第十五条第二項本文に規定する登録販売者以外の登録販売者」とは、研修中の登録販売者以外の登録販売者をいう。いわゆる一人前の登録販売者のこと

※「同項本文に規定する登録販売者」とは、研修中の登録販売者をいう。

問５７　正答：３

ｂ　店舗販売業者は、医薬品を薬局開設者に販売したときは、その薬局開設者と常時取引関係にある場合を除き、薬局開設者の電話番号その他の連絡先を書面に記載しなければならない。

ｄ　許可事業者が、複数の事業所について許可を受けている場合には、当該許可事業者内の異なる事業所間の医薬品の移転であっても、移転先及び移転元のそれぞれの事業所ごとに、品名等の法定事項を記録しなければならない。

(参考) 同一法人の支店(例：あさひ薬局)から支店(例：ゆうひ薬局)に医薬品を移転する場合など、同一事業者の事業所間の医薬品の「移転」は、医薬品の「購入」「譲受」「販売」「授与」のいずれにも該当しないものの、医薬品の流通適正化の観点から、書面に品名等の法定事項を記録することが求められている。

問５８　正答：４

ａ　承認前の医薬品の名称、製造方法、効能、効果に関する広告は認められない。

ｂ　製薬企業等の依頼によりマスメディアを通じて行われるものも広告規制の対象となる。

ｃ　薬局、店舗販売業又は配置販売業において販売促進のため用いられるチラシやダイレクトメール、POP 広告についても広告規制の対象となる。

(参考)「POP 広告」とは、ポスター、ステッカー、ディスプレイ等による店頭・店内広告をいう。

問５９　正答：３

３　都道府県知事等は、必要があると認めるときは、当該職員に、その薬局開設者が医薬品を業務上取り扱う場所に立ち入り、無承認無許可医薬品、不良医薬品又は不正表示医薬品等の疑いのある物を、試験のため必要な最少分量に限り、収去させることができる。

(参考)「収去」とは、行政処分の一つで、ある物をある場所から強制的に取り去ることをいう。

問６０　正答：４

新範囲医薬部外品	効能効果の範囲
【健胃薬】胃のもたれ、食欲不振、食	食欲不振、胃弱、胃部膨満感・腹部膨満感、消化不良、

べすぎ、飲みすぎ等の諸症状を改善することを目的とする内用剤(煎じて使用するものを除く)	食べすぎ、飲みすぎ、胸やけ、胃もたれ、胸つかえ、吐きけ、胃のむかつき、むかつき、嘔気、悪心、嘔吐、栄養補給、栄養障害、健胃
【整腸薬】腸内の細菌叢を整え、腸運動を調節することを目的とする内用剤(煎じて使用するものを除く)	整腸、便通を整える、腹部膨満感、便秘、軟便
【消化薬】消化管内の食物等の消化を促進することを目的とする内用剤	消化促進、消化不良、食欲不振、食べすぎ、もたれ、胸つかえ、消化不良による胃部膨満感・腹部膨満感
【健胃消化薬】食欲不振、消化促進、整腸等の複数の胃腸症状を改善することを目的とする内用剤	食欲不振、胃弱、胃部膨満感・腹部膨満感、消化不良、消化促進、食べすぎ、飲みすぎ、胸やけ、もたれ、胸つかえ、健胃、むかつき、嘔気、悪心、嘔吐、吐きけ、栄養補給、栄養障害、整腸、便通を整える、便秘、軟便
【瀉下薬】腸内に滞留・膨潤することにより、便秘等を改善することを目的とする内用剤	整腸、軟便、腹部膨満感、便秘、痔、下痢軟便の繰り返し、便秘に伴う頭重・のぼせ・肌あれ・吹き出物・食欲不振・腹部膨満感、腸内異常発酵

(参考)平成16年に医薬品の一部について医薬部外品の区分変更が行われ、新たに医薬部外品となったものは「新範囲医薬部外品」と呼ばれている。ただし、胃腸薬のうち止瀉を目的とするものについては、医薬部外品への移行が認められなかった。これは、瀉下とは、本来、腸内に発生した有害物質を体外に排出する生理現象であり、これを止める薬(止瀉薬)を医薬部外品として一般の小売店での取扱いを認めることは、国民の健康を守る上でリスクが高いと判断されたためである。

【主な医薬品とその作用】

問６１　正答：２

a　かぜの約8割はウイルスの感染が原因であるが、それ以外に細菌の感染や、まれに冷気や乾燥、アレルギーのような非感染性の要因による場合もある。

c　かぜは、生体に備わっている免疫機構によってウイルスが消滅すれば自然に治癒する。

問６２　正答：１

2　イソプロピルアンチピリン：発熱を鎮め、痛みを和らげる(解熱鎮痛成分)

3　チペピジンヒベンズ酸塩：咳を抑える(鎮咳成分)

4　グアイフェネシン：痰の切れを良くする(去痰成分)

問６３　正答：１

2　半夏厚朴湯(はんげこうぼくとう)：体力中等度をめやすとして、気分がふさいで、咽喉・食道部に異物感があり、ときに動悸、めまい、嘔気などを伴う不安神経症、神経性胃炎、つわり、咳、しわがれ声、のどのつかえ感に適すとされる。

3　香蘇散(こうそさん)：体力虚弱で、神経過敏で気分がすぐれず胃腸の弱いもののかぜの初期、血の道症に適すとされる。

4　柴胡桂枝湯(さいこけいしとう)：体力中等度又はやや虚弱で、多くは腹痛を伴い、ときに微熱・寒気・頭痛・吐きけなどのあるものの胃腸炎、かぜの中期から後期の症状に適すとされる。

5　麻黄湯(まおうとう)：体力充実して、かぜのひきはじめで、寒気がして発熱、頭痛があり、咳が出て身体のふしぶしが痛く汗が出ていないものの感冒、鼻かぜ、気管支炎、鼻づまりに適すとされる。

問６４　正答：５

a　アスピリンは、ライ症候群の発生との関連性が示唆されているため、一般用医薬品では15歳未満の小児に対してはいかなる場合も使用しないこととなっている。

b　アスピリンやサザピリンは、成分名が「～ピリン」であっても非ピリン系に区分される。現在、イソプロピルアンチピリンが一般用医薬品で唯一のピリン系の解熱鎮痛成分である。

d　アセトアミノフェンは、定められた用量を超えて使用した場合や、日頃から酒類(アルコール)をよく摂取する人では肝機能障害を起こしやすい。

問６５　正答：１

a　解熱鎮痛薬は、頭痛の症状が軽いうちに服用するのが効果的ともいわれるが、症状が現れないうちに予防的に使用することは適切でなく、解熱鎮痛薬を連用することによって、かえって頭痛が常態化することがある。

b　アセトアミノフェンが配合された坐薬は、内服薬の解熱鎮痛薬やかぜ薬と併用されることのないよう注意する必要がある。

問６６　正答：１

c　ブロモバレリル尿素等の鎮静成分を大量摂取したときの応急処置は、通常の使用状況における場合とは異なり、高度な専門的判断を必要とする。

d　基本的に、不眠に対して一般用医薬品で対処することが可能なのは、特段の基礎疾患がない人における、睡眠リズムの乱れが原因の一時的な不眠や寝つきが悪い場合である。入眠障害、熟眠障害、中途覚醒、早朝覚醒等の症状が慢性的に続いている場合は、医療機関を受診させるなどの対応が必要である。

問６７　正答：２

c　ジメンヒドリナート(ジフェンヒドラミンテオクル酸塩)は、延髄にある嘔吐中枢への刺激や内耳の前庭における自律神経反射を抑える作用を示す。

d　ジフェニドール塩酸塩は、内耳にある前庭と脳を結ぶ神経(前庭神経)の調節作用のほか、内耳への血流を改善する作用を示す。

問６８　正答：４

4　気道粘膜に炎症を生じると、咳が誘発されるほか、気管や気管支が収縮して喘息を生じることがある。

問６９　正答：３

1　ジプロフィリン：気管支を拡げる(気管支拡張成分)

2　ブロムヘキシン塩酸塩：痰の切れを良くする(去痰成分)

4　ジメモルファンリン酸塩：中枢神経系に作用して咳を抑える(鎮咳成分)

問７０　正答：３

a　口腔咽喉薬は、口腔内又は咽頭部の粘膜に局所的に作用して、それらの部位の炎症による痛み、腫れ等の症状の緩和を主たる目的とするものである。

b　含嗽薬は、水で用時希釈又は溶解して使用するものが多いが、調整した濃度が濃すぎても薄すぎても効果が十分得られない。

問７１　正答：３

a　制酸薬としては、胃酸の働きを弱めるもの、胃液の分泌を抑えるものなどが用いられる。

d　乾燥水酸化アルミニウムゲルは、制酸成分で、中和反応によって胃酸の働きを弱める。

問７２　正答：１

c　ジアスターゼは、デンプンを糖に分解する作用を示し、炭水化物の消化促進効果を目的とする。

d　ウルソデオキシコール酸は、消化を助ける効果を期待して用いられるほか、肝臓の働きを高める作用もあるとされるが、肝臓病の診断を受けた人では、かえって症状を悪化させるおそれがある。

問７３　正答：３

1　八味地黄丸(はちみじおうがん)：体力中等度以下で、疲れやすくて、四肢が冷えやすく、尿量減少又は多尿でときに口渇があるものの下肢痛、腰痛、しびれ、高齢者のかすみ目、痒み、排尿困難、残尿感、夜間尿、頻尿、むくみ、高血圧に伴う随伴症状の改善、軽い尿漏れに適すとされる。

2　麻子仁丸(ましにんがん)：体力中等度以下で、ときに便が硬く塊状なものの便秘、便秘に伴う頭重、のぼせ、湿疹・皮膚炎、ふきでもの、食欲不振、腹部膨満、腸内異常醗酵、痔などの症状の緩和に適すとされる。

4　六君子湯(りっくんしとう)：体力中等度以下で、

胃腸が弱く、食欲がなく、みぞおちがつかえ、疲れやすく、貧血性で手足が冷えやすいものの胃炎、胃腸虚弱、胃下垂、消化不良、食欲不振、胃痛、嘔吐に適すとされる。

5　四物湯(しもつとう)：体力虚弱で、冷え症で皮膚が乾燥、色つやの悪い体質で胃腸障害のないものの月経不順、月経異常、更年期障害、血の道症、冷え症、しもやけ、しみ、貧血、産後あるいは流産後の疲労回復に適すとされる。

問７４　正答：４

4　硫酸マグネシウムは、腸内容物の浸透圧を高めることで糞便中の水分量を増し、また、大腸を刺激して排便を促す。

問７５　正答：４

a　ブチルスコポラミン臭化物が副交感神経系の働きを抑える作用は消化管に限定されないため、散瞳による目のかすみや異常な眩しさ、顔のほてり、頭痛、眠気、口渇、便秘、排尿困難等の副作用が現れることがある。

d　オキセサゼインには、局所麻酔作用のほか、胃液分泌を抑える作用もあるとされる。

問７６　正答：３

3　薬液を注入した後すぐに排便を試みると、薬液のみが排出されて効果が十分得られないことから、便意が強まるまでしばらく我慢する。

問７７　正答：３

b　ピペラジンリン酸塩は、アセチルコリン伝達を妨げて、回虫及び蟯虫の運動筋を麻痺させる作用を示す。なお、条虫の駆除を目的とする一般用医薬品はない。

問７８　正答：３

a　皮膚や粘膜に触れると局所麻酔作用を示す。

c　1 日用量中センソ 5mg を超えて含有する医薬品は劇薬に指定されている。

問７９　正答：４

1　銅は、ヘモグロビンの産生過程で鉄の代謝や輸送に重要な役割を持ち、補充した鉄分を利用してヘモグロビンが産生されるのを助ける。

2　コバルトは、赤血球ができる過程で必要不可欠なビタミン B12 の構成成分で、骨髄での造血機能を高める。

3　マンガンは、糖質・脂質・タンパク質の代謝をする際に働く酵素の構成物質で、エネルギー合成を促進する。

問８０　正答：３

a　三黄瀉心湯(さんおうしゃしんとう)は、構成生薬としてダイオウを含む。

問８１　正答：３

b　クロルヘキシジン塩酸塩は、殺菌消毒成分で、痔疾患に伴う局所の感染を防止する目的で用いられる。

c　ジブカイン塩酸塩は、局所麻酔成分で、痔に伴う痛み・痒みを和らげる目的で用いられる。

問８２　正答：５

a　ウワウルシ：ツツジ科のクマコケモモの葉を基原とする生薬で、利尿作用のほかに、経口的に摂取した後、尿中に排出される分解代謝物が抗菌作用を示し、尿路の殺菌消毒効果が期待される。

b　カゴソウ(夏枯草)：シソ科のウツボグサの花穂を基原とする生薬で、利尿作用が期待される。

問８３　正答：４

4　長期連用により血栓症を生じるおそれがあり、また、乳癌や脳卒中などの発生確率が高まる可能性もある。

問８４　正答：３

b　アレルゲンが皮膚や粘膜から体内に入り込むと、その物質を特異的に認識した免疫グロブリン(抗体)によって肥満細胞が刺激され、ヒスタミンやプロスタグランジンなどが遊離する。

d　減感作療法については医師の指導の下に行われるべきものであり、一般の生活者が自己判断によりアレルギーの治療目的でアレルゲンを含む食品を摂取して行うことは、症状の悪化や重篤なアレルギー症状を引き起こすおそれがあるため避ける必要がある。

問８５　正答：３

3　荊芥連翹湯(けいがいれんぎょうとう)：体力中等度以上で皮膚の色が浅黒く、ときに手足の裏に脂汗をかきやすく腹壁が緊張しているものの蓄膿症(副鼻腔炎)、慢性鼻炎、慢性扁桃炎、にきびに適すとされる。

問８６　正答：４

a　ケトチフェンフマル酸塩は、肥満細胞から遊離したヒスタミンが受容体と反応するのを妨げることにより、ヒスタミンの働きを抑える作用を示す。

b　クロモグリク酸ナトリウムは、肥満細胞からのヒスタミンの遊離を抑える作用を示す。

問８７　正答：１

1　洗眼薬は、目の洗浄、眼病予防(水泳のあと、埃や汗が目に入ったとき等)に用いられるもので、主な配合成分として涙液成分のほか、抗炎症成分、抗ヒスタミン成分等が用いられる。

問８８　正答：４

a　アクリノールは、比較的刺激性が低く、創傷患部にしみにくい。

d　フェノール(液状フェノール)は、細菌や真菌類のタンパク質を変性させることにより殺菌消毒作用を示す。

問８９　正答：４

a　好ましくない作用として、末梢組織の免疫機能を低下させる作用を示す。

d　短期間の使用であっても、患部が広範囲にわたっている人では適用部位を限るなど過度の使用を避けるべきである。

問９０　正答：３

3　イオウは、皮膚の角質層を構成するケラチンを変質させることにより角質軟化作用を示す。併せて抗菌、抗真菌作用も期待される。

問９１　正答：３

b　カルプロニウム塩化物は、末梢組織(適用局所)においてアセチルコリンに類似した作用(コリン作用)を示し、頭皮の血管を拡張、毛根への血行を促すことによる発毛効果を期待して用いられる。

c　カシュウ(何首烏)：タデ科のツルドクダミの塊根を基原とする生薬で、頭皮における脂質代謝を高めて余分な皮脂を取り除く作用のほか、強壮作用が期待される。

問９２　正答：２

1　内服で用いる歯槽膿漏薬は、抗炎症成分、ビタミン成分等が配合されたもので、歯槽膿漏薬の外用薬と併せて用いると効果的である。

3　内服で用いる歯槽膿漏薬には、炎症を起こした歯周組織からの出血を抑える作用を期待して、血液の凝固機能を正常に保つ働きがあるカルバゾクロムが配合されている場合がある。

4　内服で用いる歯槽膿漏薬には、歯周組織の血行を促す効果を期待して、ビタミンE(トコフェロール酢酸エステル等)が配合されている場合がある。

問９３　正答：２

c　口内炎や舌炎が長期間にわたって症状が長引いている場合には、口腔粘膜に生じた腫瘍である可能性がある。再発を繰り返す場合には、ベーチェット病などの可能性も考えられる。

問９４　正答：１

c　母乳を与える女性では、摂取されたニコチンにより乳児に影響が生じるおそれがあるため使用を避ける必要がある。

d　非喫煙者では、一般にニコチンに対する耐性がないため、吐きけ、めまい、腹痛などの症状が現れやすく、誤って使用することのないよう注意する必要がある。

問９５　正答：３

1　ヘスペリジンは、ビタミン様物質の一つで、ビタミンＣの吸収を助ける等の作用があるとされる。

2　コンドロイチン硫酸は、軟骨組織の主成分で、軟骨成分を形成及び修復する働きがあるとされる。

4　ガンマ-オリザノールは、米油及び米胚芽油から見出された抗酸化作用を示す成分である。

問９６　正答：１

c　虚実の概念で、虚実の尺度で中間の病態が適応となるものは、例えば「体力中等度で」と表現される。

d　陰陽の概念で、陰の病態を適応とするものは、

「疲れやすく冷えやすいものの」などの寒性の症状として表現される。

問９７　正答：４

a　黄連解毒湯(おうれんげどくとう)：体力中等度以上で、のぼせぎみで顔色赤く、いらいらして落ち着かない傾向のあるものの鼻出血、不眠症、神経症、胃炎、二日酔い、血の道症、めまい、動悸、更年期障害、湿疹・皮膚炎、皮膚のかゆみ、口内炎に適すとされる。

b　防已黄耆湯(ぼういおうぎとう)：体力中等度以下で、疲れやすく、汗のかきやすい傾向があるものの肥満に伴う関節の腫れや痛み、むくみ、多汗症、肥満症(筋肉にしまりのない、いわゆる水ぶとり)に適すとされる。

問９８　正答：５

a　次亜塩素酸ナトリウムは、強い酸化力により一般細菌類、真菌類、ウイルス全般に対する殺菌消毒作用を示す。

b　イソプロパノールは、ウイルスに対する不活性効果がエタノールよりも低い。

問９９　正答：３

b　フタルスリン：ピレスロイド系殺虫成分

c　ジクロルボス：有機リン系殺虫成分

問１００　正答：５

c　尿糖・尿タンパク同時検査の場合は早朝尿(起床直後の尿)を検体とするが、尿糖が検出された場合には食後の尿について改めて検査して判断する必要がある。

d　通常、尿は弱酸性であるが、食事その他の影響で中性～弱アルカリ性に傾くと、正確な検査結果が得られなくなることがある。

【医薬品の適正使用・安全対策】

問１０１　正答：５

b　登録販売者は、添付文書や製品表示に記載されている内容から、積極的な情報提供が必要と思われる事項に焦点を絞り、効果的かつ効率的な説明をすることが重要である。

問１０２　正答：２

d　「その他の注意」には、容認される軽微なものについて、「次の症状が現れることがある」として記載されている。

問１０３　正答：１

c,d　「してはいけないこと」には、小児では通常当てはまらない内容もあるが、小児に使用される医薬品においても、その医薬品の配合成分に基づく一般的な注意事項として記載されている。

問１０４　正答：４

４　「医師(又は歯科医師)の治療を受けている人」については、治療を行っている医師又は歯科医師にあらかじめ相談して、使用の適否について判断を仰ぐべきであり、特に、医療用医薬品を使用している場合には、その薬剤を処方した医師もしくは歯科医師、又は調剤を行った薬剤師に相談する必要がある。

問１０５　正答：１

c　「病気の予防・症状の改善につながる事項」(いわゆる「養生訓」)は、必須記載ではない。

d　「製造販売業者の名称及び所在地」には、販売を他社に委託している場合は、販売を請け負っている販社等の名称及び所在地も併せて記載されることがある。

問１０６　正答：１

b　「用法及び用量」には、年齢区分、1回用量、1日の使用回数等について一般の生活者に分かりやすく、表形式で示されるなど工夫して記載される。

d　「成分及び分量」には、尿や便が着色することがある旨の注意や、服用後、尿や便の検査値に影響を与えることがある場合の注意等がある場合には、当該項目に続けて、これと区別して記載される。

問１０７　正答：２

b　緊急安全性情報は、製造販売業者及び行政当局による報道発表、総合機構の医薬品医療機器情報配信サービスによる配信(PMDA メディナビ)、製造販売業者から医療機関や薬局等への直接配布、ダイレクトメール、ファックス、電子メール等による情報提供(1ヶ月以内)等により情報伝達される。

c　緊急安全性情報は、A4 サイズの黄色地の印刷物で、イエローレターとも呼ばれる。

(参考) 従前、緊急安全性情報は「ドクターレター」と呼ばれていたが、安全性速報(ブルーレター)制度が新設された際に、これと区別するために「イエローレター」という呼称に改められた。

問１０８　正答：１

総合機構ホームページには、添付文書情報、医薬品・医療機器等安全性情報のほか、要指導医薬品及び一般用医薬品に関連した以下の情報が掲載されている。

- 厚生労働省が製造販売業者等に指示した緊急安全性情報、「使用上の注意」の改訂情報
- 製造販売業者等や医療機関等から報告された、医薬品による副作用が疑われる症例情報
- 医薬品の承認情報
- 医薬品等の製品回収に関する情報
- 一般用医薬品・要指導医薬品の添付文書情報
- 患者向医薬品ガイド
- その他、厚生労働省が医薬品等の安全性について発表した資料

問１０９　正答：４

b　医薬品の販売等に従事する専門家においては、購入者等に対して科学的な根拠に基づいた正確なアドバイスを与え、セルフメディケーションを適切に支援することが期待されている。

問１１０　正答：３

a　医薬品の副作用等によるものと疑われる健康被害の発生を知った場合において、保健衛生上の危害の発生又は拡大を防止するため必要があると認めるときは、その旨を厚生労働大臣に報告しなければならない。なお、実務上は、総合機構に報告書を提出することとされている。

d　医薬品・医療機器等安全性情報報告制度は、1967 年 3 月より、約 3000 の医療機関をモニター施設に指定して、厚生省(当時)が直接副作用報告を受ける「医薬品副作用モニター制度」としてスタートした。

問１１１　正答：１

医療用医薬品で使用されていた有効成分を一般用医薬品で初めて配合したものについては、承認条件として承認後の一定期間(概ね 3 年)、安全性に関する使用成績の調査及び調査結果の報告が求められている。

問１１２　正答：４

4　医薬品・医療機器等安全性情報報告制度(法第 68 条の 10 第 2 項)において、報告期限は特に定められていない。

問１１３　正答：５

a　医療手当は、医薬品の副作用による疾病(入院治療を必要とする程度)の治療に伴う医療費以外の費用の負担に着目して給付されるものである。

b　医療費は、医薬品の副作用による疾病(入院治療を必要とする程度)の治療に要した費用(ただし、健康保険等による給付の額を差し引いた自己負担分)を実費補償するものである。

d　遺族一時金は、生計維持者以外の人が医薬品の副作用により死亡した場合に、その遺族に対する見舞等を目的として給付されるものである。

問１１４　正答：５

要指導医薬品又は一般用医薬品では、殺虫剤・殺鼠剤、殺菌消毒剤(人体に直接使用するものを除く)、一般用検査薬、一部の日局収載医薬品(精製水、ワセリン等)は、医薬品副作用被害救済制度の対象とならない。このほか、製品不良など、製薬企業に損害賠償責任がある場合や、無承認無許可医薬品(いわゆる健康食品として販売されたもののほか、個人輸入により入手された医薬品を含む)の使用による健康被害についても救済制度の対象から除外されている。

問１１５　正答：３

解熱鎮痛成分としてアミノピリン、スルピリンが配合されたアンプル入りかぜ薬の使用による重篤な副作用(ショック)で、1959 年から 1965 年までの間に計 38 名の死亡例が発生した。

アンプル剤は他の剤形(錠剤、散剤等)に比べて吸収が速く、血中濃度が急速に高値に達するため、通常用量でも副作用を生じやすいことが確認されたことから、1965 年、厚生省(当時)より関係製薬

企業に対し、アンプル入りかぜ薬製品の回収が要請された。

問１１６　正答：２

塩酸フェニルプロパノールアミン(PPA)含有医薬品は、鼻充血や結膜充血を除去し、鼻づまり等の症状の緩和を目的として、鼻炎用内服薬、鎮咳去痰薬、かぜ薬等に配合されていた。

2003年8月までに、PPAが配合された一般用医薬品による脳出血等の副作用症例が複数報告され、それらの多くが用法・用量の範囲を超えた使用又は禁忌とされている高血圧症患者の使用によるものであった。そのため、厚生労働省から関係製薬企業等に対して、使用上の注意の改訂、情報提供の徹底等を行うとともに、代替成分としてプソイドエフェドリン塩酸塩(PSE)等への速やかな切替えにつき指示がなされた。

問１１７　正答：４

４　理由：メトヘモグロビン血症を起こすおそれがあるため

問１１８　正答：１

ａ　理由：間質性肺炎の副作用が現れやすいため

ｂ　理由：甲状腺機能亢進症の主症状は、交感神経系の緊張等によってもたらされており、交感神経系を興奮させる成分は、症状を悪化させるおそれがあるため

問１１９　正答：２

ａ　理由：肝臓でグリコーゲンを分解して血糖値を上昇させる作用があり、糖尿病の症状を悪化させるおそれがあるため

ｃ　理由：心臓に負担をかけ、心臓病を悪化させるおそれがあるため

問１２０　正答：２

ｂ　30日以内の報告

ｄ　定期報告

模試　B

【医薬品に共通する特性と基本的な知識】

問１　正答：５

a　医薬品が人体に及ぼす作用は複雑、かつ、多岐に渡り、そのすべては解明されていない。

b　一般用医薬品は、医療用医薬品と比較すれば保健衛生上のリスクは相対的に低いと考えられる。

問２　正答：１

c　薬物用量の増加に伴い、無作用量から、最小有効量を経て治療量に至る。

d　LD_{50}は、薬物の毒性の指標として用いられる。

問３　正答：４

a　Good Laboratory Practice（GLP）は、医薬品の安全性に関する非臨床試験の基準である。

d　医薬品の製造販売後安全管理の基準としてGood Vigilance Practice（GVP）が定められている。

問４　正答：２

世界保健機関（WHO：World Health Organization）によれば、セルフメディケーションとは、「自分自身の健康に責任を持ち、軽度な身体の不調は自分で手当てする」こととされている。

問５　正答：３

b　薬物が生体の生理機能に影響を与えることを薬理作用という。

d　副作用は、容易に異変を自覚できるものとは限らない。

問６　正答：２

c　アレルギーは、内服薬だけでなく外用薬等でも引き起こされることがある。

問７　正答：１

アレルゲンとなり得る添加物として、黄色４号（タートラジン）、カゼイン、亜硫酸塩（亜硫酸ナトリウム、ピロ硫酸カリウム等）等が知られている。

問８　正答：４

c　一般用医薬品にも習慣性・依存性がある成分を含んでいるものがあり、そうした医薬品がしばしば乱用されることが知られている。

問９　正答：２

２　かぜ薬、解熱鎮痛薬、鎮静薬、鎮咳去痰薬、アレルギー用薬等では、成分や作用が重複することが多く、通常、これらの薬効群に属する医薬品の併用は避けることとされている。

問１０　正答：４

酒類（アルコール）をよく摂取する者では、肝臓の代謝機能が高まっていることが多い。その結果、肝臓で代謝されるアセトアミノフェンなどでは、通常よりも代謝されやすくなり、体内から医薬品が速く消失して十分な薬効が得られなくなることがある。

問１１　正答：３

a　小児は大人と比べて身体の大きさに対して腸が長く、服用した医薬品の吸収率が高い。

d　小児への使用を避けるべき医薬品を「子供だから大人用のものを半分にして飲ませればよい」として服用させるなど、安易に医薬品を使用するような場合には、特に副作用につながる危険性が高くなる。

問１２　正答：３

おおよその目安として65歳以上を高齢者としている。

問１３　正答：３

b　一般に高齢者は生理機能が衰えつつあり、特に、肝臓や腎臓の機能が低下していると医薬品の作用が　強く現れやすく、若年時と比べて副作用を生じるリスクが高くなる。

問１４　正答：４

a　便秘薬によっては、流産や早産を誘発するおそれがあるものがある。

b　妊婦が使用した場合における安全性に関する評価が困難であるため、妊婦の一般用医薬品の使用については「相談すること」としているものが多い。

c　胎盤には、胎児の血液と母体の血液とが混ざらない仕組み（血液－胎盤関門）がある。

問１５　正答：５

a　医薬品を使用したとき、結果的又は偶発的に薬理作用によらない作用を生じることをプラセボ効果(偽薬効果)という。

b　プラセボ効果は、医薬品を使用したこと自体による楽観的な結果への期待や、条件付けによる生体反応、時間経過による自然発生的な変化等が関与して生じると考えられている。

問１６　正答：４

一般用医薬品は、医薬品医療機器等法において「医薬品のうち、その効能及び効果において人体に対する作用が著しくないものであって、薬剤師その他の医薬関係者から提供された情報に基づく需要者の選択により使用されることが目的とされているもの(要指導医薬品を除く。)」と定義されている。

問１７　正答：４

一般用医薬品を販売時には、コミュニケーションを通じて次のポイントを確認する必要がある。

- その医薬品の購入目的
- その医薬品の使用者は誰か(当人か家族か)
- その医薬品の使用者は誰か(乳児、幼児、小児、高齢者、妊婦、授乳婦)
- その医薬品の使用者は医療機関で治療を受けているか
- その医薬品の使用者のアレルギー歴、副作用歴
- その医薬品の使用者が相互作用の原因となるものを摂取していないか
- その医薬品はすぐに使用されるのか、常備薬になるのか
- その医薬品を使用する症状は、いつ頃からか、その原因や患部の特定はなされているのか

問１８　正答：３

a　サリドマイド訴訟では、国及び製薬企業を被告として提訴され、1974年10月に和解が成立した。

d　サリドマイドによる薬害事件は、日本のみならず世界的にも問題となった。

問１９　正答：３

b　キノホルム製剤は、1958年頃から消化器症状を伴う特異な神経症状が報告されるようになり、米国では1960年にアメーバ赤痢への使用に限ることが勧告された。日本では、1970年8月になって、スモンの原因はキノホルムであるとの説が発表され、同年9月に販売が停止された。

問２０　正答：５

a　HIV訴訟とは、血友病患者が、ヒト免疫不全ウイルス(HIV)が混入した原料血漿から製造された血液凝固因子製剤の投与を受けたことにより、HIVに感染したことに対する損害賠償訴訟である。

b　CJD訴訟とは、脳外科手術等に用いられていたヒト乾燥硬膜を介してクロイツフェルト・ヤコブ病(CJD)に罹患したことに対する損害賠償訴訟である。

c　C型肝炎訴訟は、出産や手術での大量出血などの際に特定のフィブリノゲン製剤や血液凝固第IX因子製剤の投与を受けたことにより、C型肝炎ウイルスに感染したことに対する損害賠償訴訟である。

【人体の働きと医薬品】

問２１　正答：５

c　胃粘液に含まれる成分は、小腸におけるビタミンB12の吸収に重要な役割を果たしている。

d　胃内の滞留時間は、炭水化物主体の食品の場合には比較的短く、脂質分の多い食品の場合には比較的長い。

問２２　正答：１

d　膵臓は消化腺であるとともに、血糖値を調節するホルモン(インスリン及びグルカゴン)等を血液中に分泌する内分泌腺でもある。

問２３　正答：５

a　大腸の内壁粘膜には絨毛がない。

d　大腸の腸内細菌は、血液凝固や骨へのカルシウム定着に必要なビタミンK等の物質を産生している。

問２４　正答：３

3　喉頭の大部分と気管から気管支までの粘膜は線毛上皮で覆われている。

問２５　正答：２

a　アルブミンは、血液の浸透圧を保持する働きがあるほか、ホルモンや医薬品の成分等と複合体を形成して、それらが血液によって運ばれるときに代謝や排泄を受けにくくする。

c　リンパ液の流れは主に骨格筋の収縮によるものであり、流速は血流に比べて緩やかである。

問２６　正答：３

c　副腎皮質ホルモンの一つであるアルドステロンには、体内に塩分と水を貯留し、カリウムの排泄を促す作用がある。

問２７　正答：５

a　水晶体は、近くの物を見るときには丸く厚みが増し、遠くの物を見るときには扁平になる。

b　虹彩は、瞳孔を散大・縮小させることにより眼球内に入る光の量を調節している。

問２８　正答：２

b　小さな子供では、耳管が太く短くて、走行が水平に近いため、鼻腔からウイルスや細菌が侵入し感染が起こりやすい。

c　内耳は聴覚器官である蝸牛と、平衡器官である前庭の２つの部分からなる。

問２９　正答：２

b　真皮には、毛細血管や知覚神経の末端が通っている。

c　毛球の下端のへこんでいる部分を毛乳頭という。

問３０　正答：４

４　随意筋（骨格筋）は体性神経系（運動神経）に支配されるのに対して、不随意筋（平滑筋、心筋）は自律神経系に支配されている。

問３１　正答：４

b　脳の血管は末梢に比べて物質の透過に関する選択性が高く、タンパク質などの大分子や小分子でもイオン化した物質は血液中から脳の組織へ移行しにくい。

d　脊髄は、末梢からの刺激の一部に対して脳を介さずに刺激を返す場合があり、これを脊髄反射と呼ぶ。

問３２　正答：２

自律神経系が効果器に及ぼす作用は、次のとおりである。

効果器	交感神経系	副交感神経系
目	瞳孔散大	瞳孔収縮
唾液腺	少量の粘性の高い唾液を分泌	唾液分泌亢進
心臓	心拍数増加	心拍数減少
末梢血管	収縮 （→血圧上昇）	拡張 （→血圧降下）
気管、気管支	拡張	収縮
胃	血管の収縮	胃液分泌亢進
腸	運動低下	運動亢進
肝臓	グリコーゲンの分解（ブドウ糖の放出）	グリコーゲンの合成
皮膚	立毛筋収縮	—
汗腺	発汗亢進	—
膀胱	排尿筋の弛緩 （→排尿抑制）	排尿筋の収縮 （→排尿促進）

問３３　正答：１

a　有効成分は主に小腸で吸収される。

b　有効成分の吸収量や吸収速度は、消化管内容物や他の医薬品の作用によって影響を受ける。

問３４　正答：３

a　循環血液中に移行した有効成分は、多くの場合、標的となる細胞に存在する受容体、酵素、トランスポーターなどのタンパク質と結合し、その機能を変化させることで薬効や副作用を現す。

d　全身作用を目的とする医薬品の多くは、使用後の一定期間、その有効成分の血中濃度が、最小有効濃度と毒性が現れる濃度域（危険域、中毒域ともいう）の間の範囲（有効域、治療域ともいう）に維持されるよう、使用量及び使用間隔が定められている。

問３５　正答：５

a　外用液剤は、軟膏剤やクリーム剤に比べて、適用した表面が乾きやすいという特徴がある。

b　錠剤（内服）は、胃や腸で崩壊し、有効成分が溶出することが薬効発現の前提となるため、例外的な場合を除いて、口中で噛み砕いて服用してはならない。

問36　正答：1

1　原因物質によって発生頻度は異なる。

問37　正答：5

a　中毒性表皮壊死融解症は、38℃以上の高熱を伴って広範囲の皮膚に発赤が生じ、全身の 10% 以上に火傷様の水疱、皮膚の剥離、びらん等が認められ、かつ、口唇の発赤・びらん、眼の充血等の症状を伴う病態である。

d　両眼に現れる急性結膜炎は、皮膚や粘膜の変化とほぼ同時期又は半日～1 日程度先行して生じることが知られている。

問38　正答：2

b　精神神経症状は、医薬品の大量服用や長期連用、乳幼児への適用外の使用等の不適正な使用がなされた場合に限らず、通常の用法・用量でも発生することがある。

c　無菌性髄膜炎の予後は比較的良好であることがほとんどであるが、重篤な中枢神経系の後遺症が残った例も報告されている。

問39　正答：1

1　通常の肺炎が気管支又は肺胞が細菌に感染して炎症を生じたものであるのに対し、間質性肺炎は肺の中で肺胞と毛細血管を取り囲んで支持している組織(間質)が炎症を起こしたものである。

問40　正答：4

a　不整脈とは、心筋の自動性や興奮伝導の異常が原因で心臓の拍動リズムが乱れる病態である。

【薬事関係法規・制度】

問41　正答：3

医薬品医療機器等法第 1 条において、「この法律は、医薬品、医薬部外品、化粧品、医療機器及び再生医療等製品の品質、有効性及び安全性の確保並びにこれらの使用による保健衛生上の危害の発生及び拡大の防止のために必要な規制を行うとともに、指定薬物の規制に関する措置を講ずるほか、医療上特にその必要性が高い医薬品、医療機器及び再生医療等製品の研究開発の促進のために必要な措置を講ずることにより、保健衛生の向上を図ることを目的とする。」と定められている。

問42　正答：4

医薬品は、医薬品医療機器等法第 2 条第 1 項において次のように定義されている。

『医薬品とは、次に掲げる物をいう。

一　日本薬局方に収められている物

二　人又は動物の疾病の診断、治療又は予防に使用されることが目的とされている物であつて、機械器具等(機械器具、歯科材料、医療用品、衛生用品並びにプログラム(電子計算機に対する指令であって、一の結果を得ることができるように組み合わされたものをいう。以下同じ)及びこれを記録した記録媒体をいう。以下同じ)でないもの(医薬部外品及び再生医療等製品を除く。)

三　人又は動物の身体の構造又は機能に影響を及ぼすことが目的とされている物であって、機械器具等でないもの(医薬部外品、化粧品及び再生医療等製品を除く)』

問43　正答：3

要指導医薬品は、医薬品医療機器等法第 4 条第 5 項第 3 号において次のように規定されている。

『次のイからニまでに掲げる医薬品(専ら動物のために使用されることが目的とされているものを除く)のうち、その効能及び効果において人体に対する作用が著しくないものであって、薬剤師その他の医薬関係者から提供された情報に基づく需要者の選択により使用されることが目的とされるものであり、かつ、その適正な使用のために薬剤師の対面による情報の提供及び薬学的知見に基づく指導が行われることが必要なものとして、厚生労働大臣が薬事・食品衛生審議会の意見を聴いて指定するものをいう。

イ　その製造販売の承認の申請に際して第 14 条第 11 項に該当するとされた医薬品であって、当該申請に係る承認を受けてから厚生労働省令で定める期間を経過しないもの

ロ　その製造販売の承認の申請に際してイに掲げる医薬品と有効成分、分量、用法、用量、効能、効果等が同一性を有すると認められた医薬品であって、当該申請に係る承認を受けてから厚生労働省令で定める期間を経

過しないもの
ハ　第44条第1項に規定する毒薬
ニ　第44条第2項に規定する劇薬』

(参考)「薬剤師その他医薬関係者から提供された情報に基づく需要者の選択により使用されることを目的とする」という部分は、一般用医薬品の定義と同じである。

(参考)「イ」には、新医薬品であって承認を受けてから再審査期間を経過しないもの(ダイレクト直後品目)、新医薬品であって承認を受けてから安全性調査期間を経過しないもの(スイッチ直後品目)が該当する。

(参考)「「ロ」には、追っかけダイレクト直後品目、追っかけスイッチ直後品目が該当する。

(参考)要指導医薬品には、次の医薬品が該当することになる。

- ダイレクト直後品目(追っかけダイレクト直後品目を含む)
- スイッチ直後品目(追っかけ直後品目を含む)
- 毒薬指定品目
- 劇薬指定品目

問44　正答：1

1　店舗販売業では、一般用医薬品及び要指導医薬品以外の医薬品の販売は認められていない。

問45　正答：4

b　毒薬とは、毒性が強いものとして厚生労働大臣が薬事・食品衛生審議会の意見を聴いて指定する医薬品をいう。

問46　正答：2

1　『製造販売業者等の氏名又は名称及び住所』が法定表示事項である。

3　『一般用医薬品のリスク区分を示す字句』が法定表示事項である。

4　『日本薬局方に収載されている医薬品については「日本薬局方」の文字』が法定表示事項である。

(参考)「製造販売業者等」の『等』には、外国製造医薬品等特例承認取得者が該当する。医薬品の直接の容器等に医薬品の製造業者の氏名等が記載されている場合もあるが、これは法定表示事項ではなく、任意の記載である。

問47　正答：3

3　医薬品の法定表示事項は、邦文でされていなければならない。

問48　正答：3

医薬部外品のうち、(1)衛生害虫類(ねずみ、はえ、蚊、のみその他これらに類する生物)の防除のため使用される製品群(「防除用医薬部外品」の表示のある製品群)、(2)かつては医薬品であったが医薬部外品へ移行された製品群(「指定医薬部外品」の表示のある製品群)については、用法用量や使用上の注意を守って適正に使用することが他の医薬部外品と比べてより重要であるため、一般の生活者が購入時に容易に判別することができ、また、実際に製品を使用する際に必要な注意が促されるよう、各製品の容器や包装等に識別表示がなされている。

問49　正答：4

a　特定保健用食品は、健康増進法に基づく許可又は承認を受けて、食生活において特定の保健の目的で摂取をする者に対し、その摂取により当該保健の目的が期待できる旨の表示をする食品である。

b　機能性表示食品は、食品表示法に基づく食品表示基準に規定されている食品で、事業者の責任において科学的根拠に基づいた機能性を表示し、販売前に安全性及び機能性の根拠に関する情報などが消費者庁長官へ届け出られたものである。

問50　正答：1

c　薬局、店舗販売業及び卸売販売業では、特定の購入者等の求めに応じて医薬品の包装を開封して分割販売することができる。

d　分割販売される医薬品の容器等には、分割販売する薬局開設者又は医薬品の販売業者の責任において、以下の事項がそれぞれ表示又は記載されなければならない。

- 容器等への記載事項(法第50条)
- 一般用医薬品等の添付文書等への記載事項(法第52条第2項)
- 分割販売を行う者の氏名又は名称(規則第210条第7号)
- 分割販売を行う薬局、店舗又は営業所の名称及

び所在地(規則第 210 条第 7 号)

(参考)「分割販売を行う者の氏名又は名称」とは、薬局開設の許可を受けた者、店舗販売業の許可を受けた者、卸売販売業の許可を受けた者の氏名(例：山田一郎)又は名称(例：株式会社山田)をいう。

(参考)「分割販売を行う薬局、店舗又は営業所の名称及び所在地」とは、当該薬局、店舗又は営業所の名称(例：あさひ薬局、サンライズドラッグ日本橋店、メディセオ仙台支店)及び所在地をいう。

問５１　正答：２

1　医師もしくは歯科医師又は薬剤師が診療又は調剤に従事する他の医療提供施設と連携し、地域における薬剤及び医薬品の適正な使用の推進及び効率的な提供に必要な情報の提供及び薬学的知見に基づく指導を実施するために一定の必要な機能を有する薬局は、その所在地の都道府県知事の認定を受けて地域連携薬局と称することができる。

3　「健康連携薬局」ではなく、「健康サポート薬局」

4　薬剤師不在時間内に登録販売者が販売できる医薬品は、第二類医薬品又は第三類医薬品である。

問５２　正答：４

a　登録販売者(所定の条件を満たした者に限る)を第一類医薬品を販売する店舗の管理者とする場合には、店舗管理者を補佐する薬剤師を置かなければならない。

b　店舗管理者は、その店舗の所在地の都道府県知事等の許可を受けた場合を除き、その店舗以外の場所で業として店舗の管理その他薬事に関する実務に従事する者であってはならない。

c　以下のいずれかに該当する登録販売者でなければ、第二類医薬品又は第三類医薬品を販売等する店舗の店舗管理者になることができない。

○ 過去 5 年間のうち、従事期間が通算して 2 年以上の登録販売者

○ 過去 5 年間のうち、従事期間が通算して 1 年以上であり、かつ、継続的研修と追加的研修を修了している登録販売者

○ 従事期間が通算して 1 年以上であり、かつ、過去に店舗管理者又は区域管理者として業務に従事した経験のある登録販売者

※「継続的研修」とは、毎年度受講する必要がある研修のこと

※「追加的研修」とは、店舗の管理及び法令遵守に関する追加的な研修のこと

問５３　正答：２

薬局開設者は、第一類医薬品を販売等するにあたっては、次に掲げる方法により、薬剤師に販売等させなければならない。

- 情報の提供を受けた者が当該情報の提供の内容を理解したこと及び質問がないことを確認した後に、販売等させること
- 第一類医薬品を購入等しようとする者から相談があった場合には、情報の提供を行った後に、当該第一類医薬品を販売等させること
- 第一類医薬品を販売等した薬剤師の氏名、当該薬局の名称及び当該薬局の電話番号その他連絡先を、当該第一類医薬品を購入等しようとする者に伝えさせること

問５４　正答：１

薬局開設者は、要指導医薬品に関する情報の提供及び指導を、次に掲げる方法により、薬剤師に行わせなければならない。

- 薬局内の情報提供及び指導を行う場所で行わせること
- 要指導医薬品の特性、用法、用量、使用上の注意、当該要指導医薬品との併用を避けるべき医薬品その他の当該要指導医薬品の適正な使用のため必要な情報を、当該要指導医薬品を購入等しようとする者又は当該要指導医薬品を使用しようとする者の状況に応じて個別に提供させ、必要な指導を行わせること
- 当該要指導医薬品を使用しようとする者がお薬手帳を所持しない場合はその所持を勧奨し、当該者がお薬手帳を所持する場合は、必要に応じ、当該お薬手帳を活用した情報の提供及び指導を行わせること
- 要指導医薬品の副作用その他の事由によるものと疑われる症状が発生した場合の対応について説明させること
- 情報の提供及び指導を受けた者が当該情報の

提供及び指導の内容を理解したこと及び更なる質問の有無について確認させること
- 必要に応じて、当該要指導医薬品に代えて他の医薬品の使用を勧めさせること
- 必要に応じて、医師又は歯科医師の診断を受けることを勧めさせること
- 情報の提供及び指導を行った薬剤師の氏名を伝えさせること

問５５　正答：２

２　第一類医薬品を購入しようとする者から説明を要しない旨の意思の表明があり、薬剤師が、当該第一類医薬品が適正に使用されると判断した場合には、第一類医薬品を販売等する場合に行われる情報提供の義務は適用されない。

問５６　正答：２

２　特定販売を行うことについて広告をするときは、「第一類医薬品」「指定第二類医薬品」「第二類医薬品」「第三類医薬品」「薬局製造販売医薬品」の区分ごとに表示しなければならない。

問５７　正答：３

薬局及び店舗販売業の店舗の構造設備に係る基準として、医薬品の貯蔵設備を設ける区域が、他の区域から明確に区別されている必要がある（構造設備規則第１条第１項第９号、第２条第９号）。

問５８　正答：２

ａ　当該医薬品を購入しようとする者が若年者である場合にあっては、当該者の氏名及び年齢

（参考）「若年者」とは、高校生、中学生等を指す。

（参考）「適正な使用のため必要と認められる数量」とは、原則として一人一包装単位（一箱、一瓶等）であることを意味する。

問５９　正答：４

ａ　名称、製造方法、効能、効果又は性能に関する医薬品等の虚偽・誇大な広告を行った者に対して、厚生労働大臣が課徴金を納付させる命令を行う課徴金制度がある。

問６０　正答：１

ｃ　都道府県知事等は、店舗管理者について、その者に薬事に関する法令又はこれに基づく処分に違反する行為があったとき、又はその者が管理者として不適当であると認めるときは、店舗販売業者に対して、その店舗管理者の変更を命ずることができる。

ｄ　厚生労働大臣は、医薬品による保健衛生上の危害の発生又は拡大を防止するため必要があると認めるときは、店舗販売業者に対して、医薬品の販売又は授与を一時停止することその他保健衛生上の危害の発生又は拡大を防止するための応急措置を採るべきことを命ずることができる。

【主な医薬品とその作用】

問６１　正答：１

ｃ　かぜ薬は、ウイルスの増殖を抑えたり、ウイルスを体内から除去するものではなく、咳で眠れなかったり、発熱で体力を消耗しそうなときなどに、それら諸症状の緩和を図る対症療法薬である。

ｄ　発熱、咳、鼻水など症状がはっきりしている場合には、かぜ薬ではなく、解熱鎮痛薬、鎮咳去痰薬、鼻炎を緩和させる薬などを選択することが望ましい。

問６２　正答：４

１　エテンザミド：解熱鎮痛成分

２　ヨウ化イソプロパミド：抗コリン成分

３　メチルエフェドリンサッカリン塩：アドレナリン作動成分

５　グアヤコールスルホン酸カリウム：去痰成分

問６３　正答：３

ａ　月経そのものが起こる過程にプロスタグランジンが関わっている。

ｂ　プロスタグランジンは、病気や外傷があるときに活発に産生されるようになる。

ｄ　解熱鎮痛薬は、発熱や痛みの原因となっている病気や外傷を根本的に治すものではなく、病気や外傷が原因で生じている発熱や痛みを緩和するために使用される医薬品（内服薬）の総称である。

問６４　正答：１

ｃ　メトカルバモールは、骨格筋の緊張をもたら

す脊髄反射を抑制する作用があり、いわゆる「筋肉のこり」を和らげることを目的として用いられる。

d　解熱鎮痛成分の鎮痛作用を増強する効果を期待して、また、中枢神経系を刺激して頭をすっきりさせたり、疲労感・倦怠感を和らげることなどを目的として、カフェイン類が配合されている場合がある。カフェイン類が配合されていても、必ずしも鎮静成分の作用による眠気が解消されるわけではない。

問６５　正答：１

d　抗ヒスタミン成分は、ヒスタミンの働きを抑える作用以外に抗コリン作用も示す。

問６６　正答：４

a　カフェインは、脳に軽い興奮状態を引き起こし、一時的に眠気や倦怠感を抑える効果がある。

b　カフェインは、腎臓におけるナトリウムイオン(同時に水分)の再吸収を抑制し、利尿をもたらす。

問６７　正答：４

a　乳児は食道と胃を隔てている括約筋が未発達で、胃の内容物をしっかり保っておくことができず、胃食道逆流に起因するむずがり、夜泣き、乳吐きなどを起こすことがある。

d　小児鎮静薬を一定期間又は一定回数服用させても症状の改善がみられない場合は、その他の原因(例えば、食事アレルギーやウイルス性胃腸炎など)に起因する可能性も考えられるので、漫然と使用を継続せず医療機関を受診させるなどの対応が必要である。

問６８　正答：２

b　小児の呼吸抑制発生リスクを可能な限り低減する観点から、原則、コデイン類を含む医薬品を12歳未満の小児等に使用しないよう注意喚起を行うこと等の予防的な措置が行われている。

d　マオウは、交感神経系の刺激作用を持つため、気管支拡張作用の他に、心臓血管系や肝臓でのエネルギー代謝にも影響を与えることが考えられる。

問６９　正答：４

1　キョウニン(杏仁)：バラ科のホンアンズ、アンズ等の種子を基原とする生薬で、体内で分解されて生じた代謝物の一部が延髄の呼吸中枢、咳嗽中枢を鎮静させる作用を示すとされる。

2　セネガ：ヒメハギ科のセネガ又はヒロハセネガの根を基原とする生薬で、去痰作用が期待される。

3　ナンテンジツ(南天実)：メギ科のシロミナンテン(シロナンテン)又はナンテンの果実を基原とする生薬で、知覚神経・末梢運動神経に作用して咳止めの効果が期待される。

5　キキョウ(桔梗)：キキョウ科のキキョウの根を基原とする生薬で、痰又は痰を伴う咳に用いられる。

問７０　正答：３

a　噴射式の液剤では、息を吸いながら噴射すると気管支や肺に入ってしまうおそれがあるため、軽く息を吐きながら噴射することが望ましい。

d　ヨウ素系成分が配合された含嗽薬を使用した場合、結果的にヨウ素の摂取につながり、甲状腺におけるホルモン産生に影響を及ぼす可能性がある。

問７１　正答：４

a　制酸成分のうちアルミニウムを含む成分については、透析療法を受けている人が長期間服用した場合にアルミニウム脳症及びアルミニウム骨症を引き起こしたとの報告があるため、透析療法を受けている人では使用を避ける必要がある。また、透析治療を受けていない人でも、長期連用は避ける必要がある。

c　腎臓病の診断を受けた人では、ナトリウム、カルシウム、マグネシウム、アルミニウム等の無機塩類の排泄が遅れたり、体内に貯留しやすくなるため、制酸成分を主体とする胃腸薬を使用する前にその適否につき、治療を行っている医師又は処方薬の調剤を行った薬剤師に相談がなされるべきである。

問７２　正答：２

1　オウバク(黄柏)：ミカン科のキハダ又は *Phellodendron*(フェロデンドロン) *chinense*(キネンセ) Schneider(シュナイダー)の周皮を除いた樹皮を基原とする生薬で、苦味による健胃、腸粘膜のタンパク質と結合して不溶性の膜を形成して腸粘膜をひきしめる(収斂)、抗菌、抗炎症、血行促進等の作用が期待される。

3　センブリ(千振)：リンドウ科のセンブリの開花期の全草を基原とする生薬で、苦味による健胃作用が期待される。

4　ゲンチアナ：リンドウ科の*Gentiana lutea*（ゲンチアナ ルテア） Linné（リンネ）の根及び根茎を基原とする生薬で、苦味による健胃作用が期待される。

5　オウレン(黄連)：キンポウゲ科のオウレン、*Coptis chinensis*（コプティス キネンシス） Franchet（フランシェ）、*Coptis deltoidea*（コプティス デルトイデア） C.Y. Cheng（チェン） et Hsiao（シャオ）又は*Coptis teeta*（コプティス テータ） Wallich（ウォリッチ）の根をほとんど除いた根茎を基原とする生薬で、苦味による健胃、腸粘膜のタンパク質と結合して不溶性の膜を形成して腸粘膜をひきしめる(収斂)、抗菌、抗炎症等の作用が期待される。

問７３　正答：２

c　ロペラミド塩酸塩は、食べすぎ・飲みすぎによる下痢、寝冷えによる下痢の症状に用いられることを目的としており、食あたりや水あたりによる下痢については適用対象としていない。

問７４　正答：４

急な胃腸の痛みは、主として胃腸の過剰な動き(痙攣)によって生じる。消化管の運動は副交感神経系の刺激によって亢進し、また、副交感神経系は胃液分泌の亢進にも働く。そのため、副交感神経の伝達物質であるアセチルコリンと受容体の反応を妨げることで、その働きを抑える成分(抗コリン成分)が、胃痛、腹痛、さしこみを鎮めること(鎮痛鎮痙)のほか、胃酸過多や胸やけに対する効果も期待して用いられる。

問７５　正答：３

b　浣腸薬を繰り返し使用すると、直腸の感受性の低下(いわゆる慣れ)が生じて効果が弱くなる。

c　浣腸薬は一般に、直腸の急激な動きに刺激されて流産・早産を誘発するおそれがある。

問７６　正答：２

1　パモ酸ピルビニウムは、蟯虫の呼吸や栄養分の代謝を抑えて殺虫作用を示すとされる。

3　カイニン酸は、回虫に痙攣を起こさせる作用を示し、虫体を排便とともに排出させることを目的として用いられる。

4　サントニンは、回虫の自発運動を抑える作用を示し、虫体を排便とともに排出させることを目的として用いられる。

問７７　正答：３

1　センソ(蟾酥)：ヒキガエル科のアジアヒキガエル等の耳腺の分泌物を集めたものを基原とする生薬で、微量で強い強心作用を示す。

2　ジャコウ(麝香)：シカ科のジャコウジカの雄の麝香腺分泌物を基原とする生薬で、強心作用のほか、呼吸中枢を刺激して呼吸機能を高めたり、意識をはっきりさせる等の作用が期待される。また、緊張や興奮を鎮め、血液の循環を促す作用等を期待して用いられる。

4　ロクジョウ(鹿茸)：シカ科の*Cervus nippon*（セルブス ニッポン） Temminck（テミンク）、*Cervus elaphus*（セルブス エラフス） Linné（リンネ）、*Cervus canadensis*（セルブス カナデンシス） Erxleben（エルクスレーベン）又はその他同属動物の雄鹿の角化していない幼角を基原とする生薬で、強心作用の他、強壮、血行促進等の作用が期待される。

問７８　正答：１

c　リノール酸は、コレステロールと結合して、代謝されやすいコレステロールエステルを形成するとされ、肝臓におけるコレステロールの代謝を促す効果が期待される。

d　パンテチンは、LDL 等の異化排泄を促進し、リポタンパクリパーゼ活性を高めて、HDL 産生を高める作用があるとされる。

問７９　正答：４

b　摂取された栄養素からエネルギーが産生される際に、ビタミンＢ群とともに働く。

問８０　正答：１

1　肛門部にはもともと多くの細菌が存在しているが、肛門の括約筋によって外部からの細菌の侵入を防いでおり、血流量も豊富なため、それらの細菌によって感染症を生じることはあまりない。

問８１　正答：３

b　デカリニウム塩化物は、殺菌消毒成分で、痔疾患に伴う局所の感染を防止することを目的としている。

問８２　正答：５

1　牛車腎気丸(ごしゃじんきがん)：体力中等度以下で、疲れやすくて、四肢が冷えやすく尿量減少し、むくみがあり、ときに口渇があるものの下肢痛、腰痛、しびれ、高齢者のかすみ目、痒み、排尿困難、頻尿、むくみ、高血圧に伴う随伴症状の改善(肩こり、頭重、耳鳴り)に適すとされる。

2　八味地黄丸(はちみじおうがん)：体力中等度以下で、疲れやすくて、四肢が冷えやすく、尿量減少又は多尿でときに口渇があるものの下肢痛、腰痛、しびれ、高齢者のかすみ目、痒み、排尿困難、残尿感、夜間尿、頻尿、むくみ、高血圧に伴う随伴症状の改善(肩こり、頭重、耳鳴り)、軽い尿漏れに適すとされる。

3　六味丸(ろくみがん)：体力中等度以下で、疲れやすくて尿量減少又は多尿で、ときに手足のほてり、口渇があるものの排尿困難、残尿感、頻尿、むくみ、痒み、夜尿症、しびれに適すとされる。

4　猪苓湯(ちょれいとう)：体力に関わらず使用でき、排尿異常があり、ときに口が渇くものの排尿困難、排尿痛、残尿感、頻尿、むくみに適すとされる。

問８３　正答：２

a　ロラタジンは、肥満細胞から遊離したヒスタミンが受容体と反応するのを妨げることにより、ヒスタミンの働きを抑える作用を示す(抗ヒスタミン成分)。

問８４　正答：４

a　点鼻薬は局所(鼻腔内)に適用されるものであるが、成分が鼻粘膜を通っている血管から吸収されて循環血液中に入りやすく、全身的な影響を生じることがある。

c　一般用医薬品の鼻炎用点鼻薬の対応範囲は、急性又はアレルギー性の鼻炎及びそれに伴う副鼻腔炎で、蓄膿症等の慢性のものは対象となっていない。

問８５　正答：４

a　テトラヒドロゾリン塩酸塩は、交感神経系を刺激して鼻粘膜を通っている血管を収縮させることにより、鼻粘膜の充血や腫れを和らげることを目的とする。

c　クロモグリク酸ナトリウムは、アレルギー性でない鼻炎や副鼻腔炎に対して無効である。

問８６　正答：５

a　ナファゾリン硝酸塩：結膜を通っている血管を収縮させて目の充血を除去する(アドレナリン作動成分)

b　アズレンスルホン酸ナトリウム(水溶性アズレン)：炎症を生じた眼粘膜の組織修復を促す(組織修復成分)

d　プラノプロフェン：炎症の原因となる物質の生成を抑える作用を示し、目の炎症を改善する(抗炎症成分)

問８７　正答：３

3　アクリノールは、一般細菌類の一部(連鎖球菌、黄色ブドウ球菌などの化膿菌)に対する殺菌消毒作用を示すが、真菌、結核菌、ウイルスに対しては効果がない。

問８８　正答：２

d　ヘパリン類似成分は、血液凝固を抑える働きがあるため、出血しやすい人、出血が止まりにくい人、出血性血液疾患の診断を受けた人では使用を避ける必要がある。

問８９　正答：３

b　爪白癬は、爪内部に薬剤が浸透しにくいため難治性で、医療機関(皮膚科)における全身的な治療(内服抗真菌薬の処方)を必要とする場合が少なくない。

c　一般的に皮膚が厚く角質化している部分には、液剤が適している。

問９０　正答：５

a　歯痛薬は、歯の齲蝕による歯痛を応急的に鎮めることを目的とする一般用医薬品であり、歯の齲蝕が修復されることはない。

b　テーカインは、局所麻酔成分で、齲蝕により露出した歯髄を通っている知覚神経の伝達を遮断して痛みを鎮める。

問９１　正答：１

1　チモールは、殺菌消毒成分で、歯肉溝での細菌の繁殖を抑える。

問９２　正答：５

b　ニコチン置換療法は、ニコチンの摂取方法を喫煙以外に換えて離脱症状の軽減を図りながら徐々に摂取量を減らし、最終的にニコチン摂取をゼロにする方法である。

問９３　正答：３

b　ビタミンＤは、腸管でのカルシウム吸収及び尿細管でのカルシウム再吸収を促して、骨の形成を助ける栄養素である。

c　ビタミンＥは、体内の脂質を酸化から守り、細胞の活動を助ける栄養素であり、血流を改善させる作用もある。

問９４　正答：２

2　インヨウカク(淫羊藿)：メギ科のキバナイカリソウ、イカリソウ、*Epimedium brevicornum* Maximowicz、*Epimedium wushanense* T. S. Ying、ホザキイカリソウ又はトキワイカリソウの地上部を基原とする生薬で、強壮、血行促進、強精(性機能の亢進)等の作用が期待される。

問９５　正答：２

a　一般の生活者においては、「漢方薬はすべからく作用が穏やかで、副作用が少ない」などという誤った認識がなされていることがあり、副作用を看過する要因となりやすい。

問９６　正答：３

1　ショウマ(升麻)：キンポウゲ科の *Cimicifuga dahurica* Maximowicz、*Cimicifuga heracleifolia* Komarov、*Cimicifuga foetida* Linné又はサラシナショウマの根茎を基原とする生薬で、発汗、解熱、解毒、消炎等の作用が期待される。

2　ボウフウ(防風)：セリ科の *Saposhnikovia divaricata* Schischkinの根及び根茎を基原とする生薬で、発汗、解熱、鎮痛、鎮痙等の作用が期待される。

4　ブシ(附子)：キンポウゲ科のハナトリカブト又はオクトリカブトの塊根を減毒加工して製したものを基原とする生薬で、心筋の収縮力を高めて血液循環を改善する作用が期待される。

5　レンギョウ(連翹)：モクセイ科のレンギョウの果実を基原とする生薬で、鎮痛、抗菌等の作用が期待される。

問９７　正答：１

a　誤って飲み込んでしまった場合は、一般的な家庭における応急処置として、通常は多量の牛乳などを飲ませるが、手元に何もないときはまず水を飲ませる。

d　誤って皮膚に付着した場合、流水をかけながら着衣を取り、石けんを用いて流水で皮膚を十分に(15 分間以上)水洗する。酸やアルカリは早期に十分な水洗がなされることが重要であり、特にアルカリ性の場合には念入りに水洗する。中和剤は用いない。

問９８　正答：４

4　燻蒸処理を行う場合、ゴキブリの卵は医薬品の成分が浸透しない殻で覆われているため、殺虫効果を示さない。そのため 3 週間位後に、もう一度燻蒸処理を行い、孵化した幼虫を駆除する必要がある。

問９９　正答：５

a　殺虫剤使用にあたっては、殺虫作用に対する抵抗性が生じるのを避けるため、同じ殺虫成分を長期間連用せず、いくつかの殺虫成分を順番に使用していくことが望ましい。

b　オキサジアゾール系殺虫成分は、一般に有機リン系殺虫成分に比べて毒性が低い。

問１００　正答：１

c　経口避妊薬や更年期障害治療薬などのホルモン剤を使用している人では、妊娠していなくても尿中 hCG が検出されることがある。

d　一般用検査薬の販売を行う際には、専門的診断におきかわるものでないことについてわかり易く説明する必要がある。

【医薬品の適正使用・安全対策】

問１０１　正答：２

c　添付文書に記載されている「使用上の注意」、「してはいけないこと」及び「相談すること」の各項目の見出しには、それぞれ標識的マークが付されていることが多い。

d　販売名に薬効名が含まれているような場合(例：○○胃腸薬)には、薬効名の記載は省略されることがある。

問１０２　正答：２

⚠使用上の注意　⊗してはいけないこと

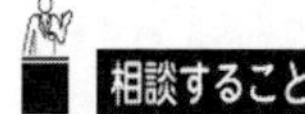

問１０３　正答：４

副作用については、まず一般的な副作用について関係部位別に症状が記載され、そのあとに続けて、 まに発生する重篤な副作用について副作用名ごとに症状が記載されている。

問１０４　正答：４

a　シロップ剤は変質しやすいため、開封後は冷蔵庫内に保管されるのが望ましいとされている。

c　錠剤、カプセル剤、散剤は、取り出したときに室温との急な温度差で湿気を帯びるおそれがあるため、冷蔵庫内での保管は不適当である。

問１０５　正答：２

a　適切な保存条件下で製造後 3 年を超えて性状及び品質が安定であることが確認されている医薬品については、使用期限の法的な表示義務はない。

b　使用期限の法的な表示義務がない場合であっても、流通管理等の便宜上、外箱等に記載されるのが通常となっている。

c　可燃性ガスを噴射剤としているエアゾール製品や消毒用アルコール等、危険物に該当する製品については、消防法に基づく注意事項（「火気厳禁」等)が表示されている。

問１０６　正答：５

b　厚生労働省からの命令、指示、製造販売業者の自主決定等に基づいて作成される。

問１０７　正答：２

２　医療用医薬品では、紙の添付文書の同梱が廃止され、電子的な方法によりその注意事項等情報が提供されている。

問１０８　正答：５

b　生物由来製品を製造販売する企業は、当該製品又はその原料・材料による感染症に関する最新の論文や知見に基づき、当該製品の安全性について評価し、その成果を定期的に厚生労働大臣に報告しなければならない。なお、実務上は、総合機構に報告書を提出することとされている。

問１０９　正答：３

b　医薬品との因果関係が必ずしも明確でない場合であっても報告の対象となり得る。

c　安全対策上必要があると認めるときは、医薬品の過量使用や誤用等によるものと思われる健康被害についても報告の対象となり得る。

問１１０　正答：３

総合機構においては、関係製薬企業又は国からの委託を受けて、裁判上の和解が成立したスモン患者に対して健康管理手当や介護費用の支払業務を行っている。

問１１１　正答：５

a　遺族年金：死亡のときから 5 年以内

b　医療手当：請求に係る医療が行われた日の属する月の翌月の初日から 5 年以内

問１１２　正答：４

a　医薬品副作用被害救済制度の対象とならないケースのうち、製品不良など、製薬企業に損害賠償責任がある場合には、医薬品 PL センターへの相談が推奨される。

c　医薬品又は医薬部外品に関する苦情(健康被害以外の損害を含む)について相談を受け付けている。

d　消費者が製造販売元の企業と交渉するにあたって、交渉の仲介や調整・あっせんを行い、裁判によらずに迅速な解決に導くことを目的としている。

問１１３　正答：３

2003 年 5 月までに、一般用かぜ薬の使用によると疑われる間質性肺炎の発生事例が、計 26 例報告された。

それ以前も一般用かぜ薬の使用上の注意において、「5〜6 回服用しても症状が良くならない場合には服用を中止して、専門家に相談する」等の注意がなされていたが、それらの注意に加えて、「まれに間質性肺炎の重篤な症状が起きることがあり、その症状は、かぜの諸症状と区別が難しいため、症状が悪化した場合には服用を中止して医師の診療を受ける」旨の注意喚起がなされることとなった。

問114　正答：2

c　一般用医薬品の乱用をきっかけとして、違法な薬物の乱用につながることもあり、その場合、乱用者自身の健康を害するだけでなく、社会的な弊害を生じるおそれが大きい。

問115　正答：5

5　理由：長期間服用した場合に、アルミニウム脳症及びアルミニウム骨症を発症したとの報告があるため

問116　正答：2

a　理由：タンニン酸アルブミンは、乳製カゼインを由来としているため

c　理由：カゼインは牛乳タンパクの主成分であり、牛乳アレルギーのアレルゲンとなる可能性があるため

問117　正答：5

a　理由：二次充血、鼻づまり等を生じるおそれがあるため

b　理由：一定期間又は一定回数使用しても症状の改善がみられない場合は、他に原因がある可能性があるため

c　理由：長期連用により、アルミニウム脳症及びアルミニウム骨症を生じるおそれがあるため

d　理由：副腎皮質の機能低下を生じるおそれがあるため

問118　正答：2

2　理由：プロスタグランジン産生抑制作用によって消化管粘膜の防御機能が低下し、胃・十二指腸潰瘍、潰瘍性大腸炎、クローン病が再発するおそれがあるため

問119　正答：1

a　理由：肝臓における代謝が円滑に行われず、体内への蓄積によって副作用が現れやすくなるため

b　理由：肝機能障害を悪化させるおそれがあるため

問120　正答：5

d　理由：けいれんを誘発するおそれがあるため

別 冊

登録販売者試験対策問題・パターン分析＆模試２回分

手引き(令和５年４月)対応

ISBN978-4-8408-1616-8 C3047

矢印の方向に引くと、取り外すことができます。